**Bases do cuidar
em gerontologia**

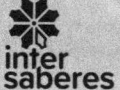

Bases do cuidar em gerontologia

Adriana de Oliveira Christoff
Ana Paula Hey
Cristiano Caveião
Edilceia Domingues do Amaral Ravazzani

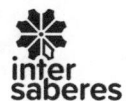

Rua Clara Vendramin, 58 . Mossunguê . CEP 81200-170
Curitiba . PR . Brasil . Fone: (41) 2106-4170
www.intersaberes.com . editora@intersaberes.com

Conselho editorial
Dr. Alexandre Coutinho Pagliarini
Dr.ª Elena Godoy
Dr. Neri dos Santos
Dr. Ulf Gregor Baranow

Editora-chefe
Lindsay Azambuja

Gerente editorial
Ariadne Nunes Wenger

Assistente editorial
Daniela Viroli Pereira Pinto

Preparação de originais
FZ Editoria

Edição de texto
Caroline Rabelo Gomes
Mycaelle Albuquerque Sales
Palavra do Editor

Capa
Sílvio Gabriel Spannenberg (*design*)
Monkey Business Images/Shutterstock (imagem)

Projeto gráfico
Charles L. da Silva (*design*)
Smileus e dibrova/Shutterstock (imagens)

Diagramação
Conduta Design

Designer responsável
Sílvio Gabriel Spannenberg

Iconografia
Maria Elisa Sonda
Regina Claudia Cruz Prestes

Dados Internacionais de Catalogação na Publicação (CIP)
(Câmara Brasileira do Livro, SP, Brasil)

Bases do cuidar em gerontologia / Cristiano Caveião... [et al.]. Curitiba: InterSaberes, 2022.

Outros autores: Adriana de Oliveira Christoff, Edilceia Domingues do Amaral Ravazzani e Ana Paula Hey

Bibliografia.
ISBN 978-65-5517-283-6

1. Envelhecimento 2. Geriatria 3. Gerontologia 4. Idosos – Cuidados 5. Idosos – Nutrição 6. Idosos – Saúde e higiene I. Caveião, Cristiano. II. Christoff, Adriana de Oliveira. III. Ravazzani, Edilceia Domingues do Amaral. IV. Hey, Ana Paula.

21-90185   CDD-612.67
NLM-WT 104

Índices para catálogo sistemático:
1. Envelhecimento: Gerontologia: Ciências médicas   612.67
2. Envelhecimento: Gerontologia: Ciências médicas   WT-104

Cibele Maria Dias – Bibliotecária – CRB-8/9427

1ª edição, 2022.
Foi feito o depósito legal.

Informamos que é de inteira responsabilidade dos autores a emissão de conceitos.

Nenhuma parte desta publicação poderá ser reproduzida por qualquer meio ou forma sem a prévia autorização da Editora InterSaberes.

A violação dos direitos autorais é crime estabelecido na Lei n. 9.610/1998 e punido pelo art. 184 do Código Penal.

Sumário

13 *Prefácio*
15 *Apresentação*
17 *Como aproveitar ao máximo este livro*

Capítulo 1
21 **Introdução ao cuidado em gerontologia**
25 1.1 Envelhecimento biológico e psicossocial e necessidades espirituais em pessoas idosas
33 1.2 Necessidades de cuidados em gerontologia
41 1.3 Prevenção e controle no aparecimento de doenças
48 1.4 Promoção de saúde, reabilitação e autocuidado
52 1.5 Cuidados gerais

Capítulo 2
59 **Necessidades de cuidados específicos em gerontologia**
62 2.1 Necessidades específicas da pele em pessoas idosas
67 2.2 Cuidados com a pele em pessoas idosas
71 2.3 Negligência e maus-tratos
75 2.4 Planejamento do ambiente e do espaço para pessoas idosas
78 2.5 Educação em saúde em gerontologia

Capítulo 3
83 **Avaliação e plano de cuidados em gerontologia**
85 3.1 Avaliação: conceitos, tipos, testes e plano de atenção gerontológica
94 3.2 Estado funcional
118 3.3 Condições médicas ou clínicas
135 3.4 Saúde mental (cognição e humor)/psíquica
139 3.5 Funcionamento social/ambiental

Capítulo 4
155 **Avaliação em gerontologia**
158 4.1 Avaliação da incontinência
162 4.2 Avaliação de risco ambiental
167 4.3 Avaliação familiar e da rede de suporte social

171   4.4 Avaliação da fragilidade
176   4.5 Elaboração de relatórios técnicos de avaliação gerontológica e orientações para anotações em prontuários

Capítulo 5
181 Farmacologia voltada para o envelhecimento
184   5.1 A origem dos fármacos
186   5.2 Princípios e conceitos básicos em farmacologia
197   5.3 Farmacodinâmica
198   5.4 Efeitos colaterais e adversos dos fármacos
201   5.5 Medicamentos considerados impróprios para pessoas idosas
206   5.6 Interações medicamentosas
208   5.7 Considerações gerais sobre alguns medicamentos de uso comum em geriatria

Capítulo 6
213 Nutrição em gerontologia
215   6.1 Nutrição e envelhecimento
216   6.2 Necessidades energéticas
221   6.3 Vitaminas e minerais
223   6.4 Recomendações e fontes alimentares de micronutrientes
224   6.5 Hidratação
224   6.6 Impactos da nutrição no envelhecimento

229   *Considerações finais*
231   *Lista de siglas*
235   *Referências*
249   *Respostas*
253   *Sobre os autores*

Aqueles últimos anos de vida podem ser difíceis, mas também redentores. Enquanto cuidamos de nossos pais, ensinamos nossos filhos a cuidar de nós. Enquanto vemos nossos pais envelhecerem, aprendemos a envelhecer com coragem e dignidade. Se esses anos forem bem aproveitados, o velho e o novo podem se ajudar a crescer.

    Mary Pipher em *Another Country:*
    Navigating the Emotional Terrain of Our Elders

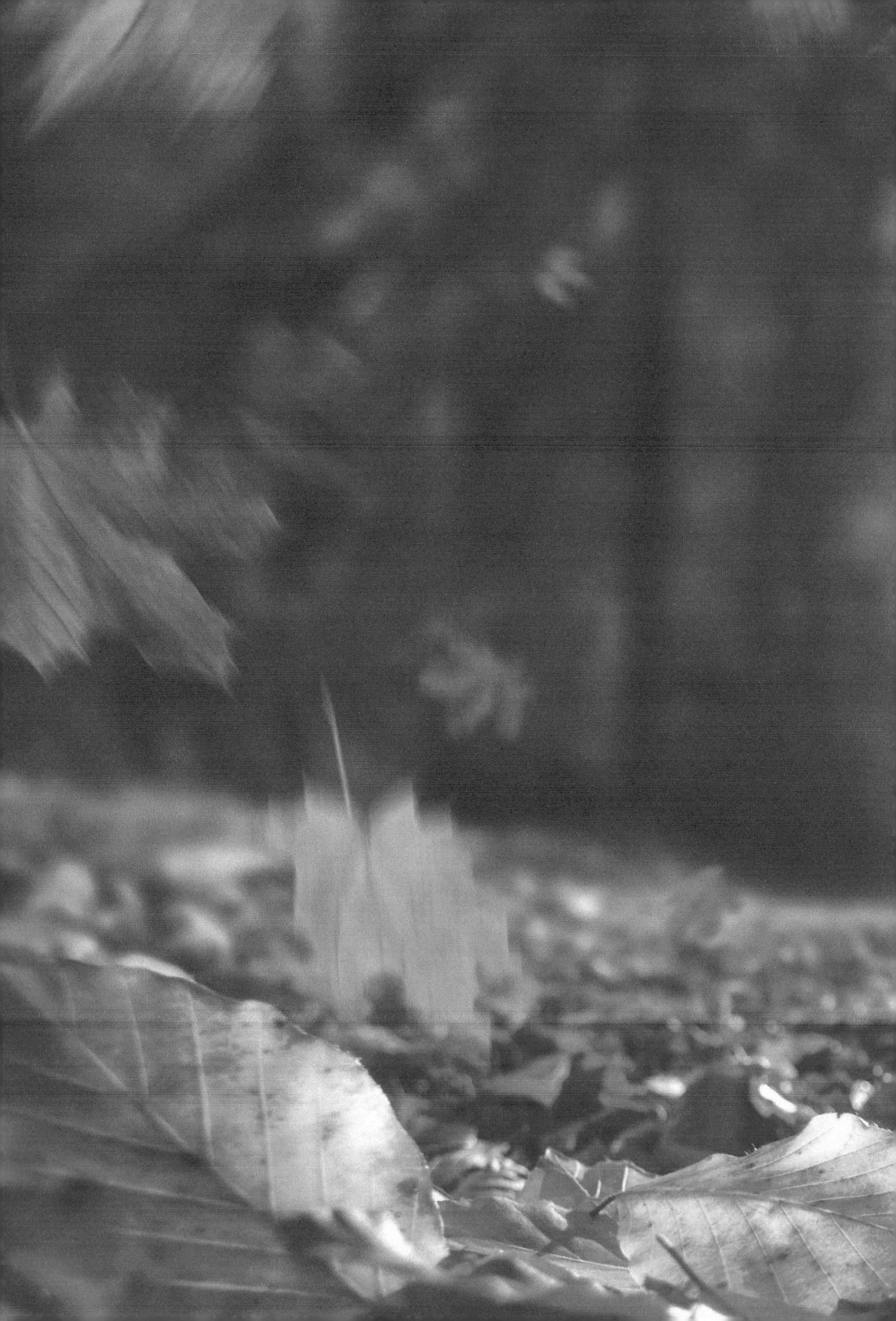

Dedico esta obra a cada pessoa idosa que tive a honra de atender no serviço de farmácia clínica, pois, com elas, pude aprender que a farmacologia para esse grupo é especial de várias formas e que, quando feita com carinho e dedicação, contribui para melhorar a qualidade de vida desses indivíduos, que nos ensinam não só a pensar, mas também a ser pessoas melhores.

Adriana de Oliveira Christoff

Às múltiplas vozes que contribuíram e contribuem para minha constituição singular.

À voz dos meus pais, da minha família, de afetos e desafetos, de escritores e artistas, de professores, de diversos grupos sociais, de diferentes períodos da história.

Às vozes que ecoam na alegria e na dor, no trabalho e no descanso, no silêncio e no barulho, na vida, na morte e no luto.

Às vozes que permitem a escuta e a resposta, a espera e a ação, que permitem a transformação infinda.

A todas as vozes.

Ana Paula Hey

Dedico esta importante obra aos futuros profissionais e aos profissionais que embasam seu trabalho na leitura deste material, para que possam compreender melhor as necessidades de cuidados da pessoa idosa, bem como fazer uso dos instrumentos de avaliação com o propósito de elevar a qualidade de vida dessa população.

Aos colegas autores desta obra, pois, juntos, como equipe multiprofissional, podemos levar o conhecimento aos que amam a gerontologia.

Cristiano Caveião

Dedico esta obra à minha família, marido e filha, que compreenderam os momentos de ausência para sua produção; especialmente à minha mãe, que, com seus 85 anos, sempre me apoia e é uma entusiasta da nutrição.

Edilceia Domingues do Amaral Ravazzani

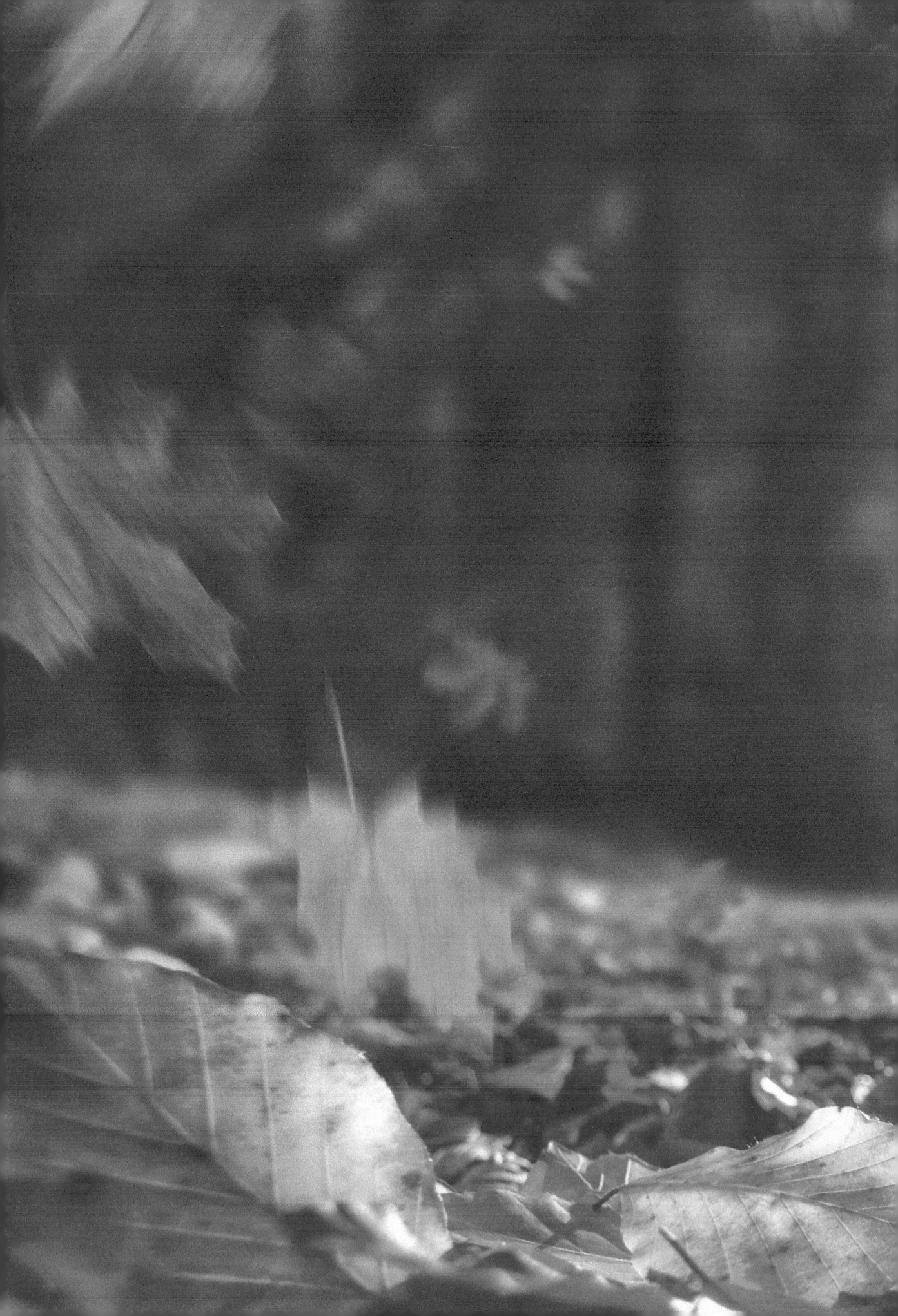

Agradeço a Deus pelo dom da vida e pela oportunidade do conhecimento, da saúde e do discernimento.

Aos meus pais, que sempre foram meu exemplo de vida, dignidade, humildade e amor.

Ao meu marido, Paulo, pelo apoio incondicional, e aos meus filhos, Gabriela e Pedro Henrique, que despertam o que há de melhor em mim.

Adriana de Oliveira Christoff

Ao Prof. Cristiano Caveião, pela concepção desta obra.

Aos editores, meus sinceros agradecimentos.

Ana Paula Hey

Ao chanceler do Centro Universitário Internacional Uninter, Prof. Wilson Picler, ao magnífico reitor, Prof. Dr. Benhur Etelberto Gaio, ao Prof. Dr. Jorge Bernardi e ao diretor da Escola Superior de Saúde, Biociências, Meio Ambiente e Humanidades, Prof. Dr. Rodrigo Berté, por acreditar no meu potencial profissional e permitir o desenvolvimento dele em sua maravilhosa equipe.

Aos professores com quem convivi durante minha graduação, que incentivaram a cada dia a realização de um sonho: ser professor. Também a todos os professores que estiveram comigo na trajetória da vida.

Aos colegas de profissão da área da gerontologia, que fazem do cuidado ao próximo esta nobre profissão.

Por fim, agradeço à equipe dedicada da Editora InterSaberes, sobretudo à nossa querida editora-chefe, Lindsay Azambuja.

Cristiano Caveião

Agradeço a Deus, em quem deposito minha fé, que me capacitou.

Aos idealizadores desta obra, por me possibilitarem contribuir, por meio do conhecimento da nutrição, para a capacitação de profissionais que buscam garantir a qualidade de vida no processo do envelhecimento.

Edilceia Domingues do Amaral Ravazzani

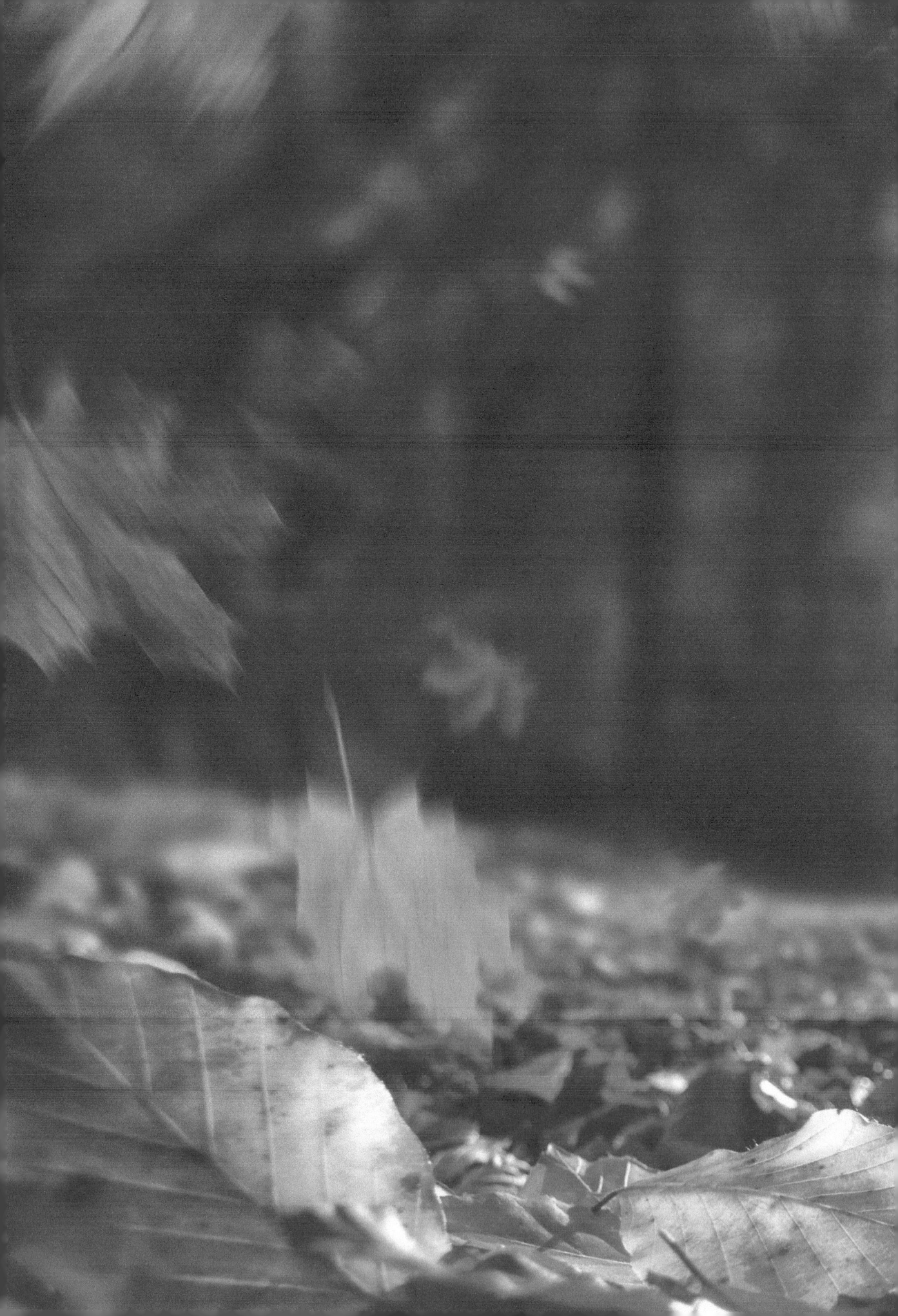

Prefácio

O envelhecimento populacional observado no Brasil no início do século XXI configura uma das conquistas mais notáveis e um dos maiores desafios jamais pensados pela humanidade, que se desdobra em todos os aspectos da sociedade, incluindo mercado de trabalho, demanda por bens e serviços (como educação, moradia, transporte e saúde), cuidados a longo prazo, proteção social, informação, comunicação, estruturas familiares e vínculos intergeracionais, razão pela qual o olhar à pessoa idosa deve ser sempre ampliado.

Reconhecer que a pessoa idosa tem características diferenciadas em relação a um adulto jovem suscita estratégias individualizadas na abordagem à saúde, em que conceitos como independência e autonomia devem ser valorizados. Para promover o envelhecimento saudável e melhorar a qualidade de vida, são necessárias mudanças fundamentais não apenas das ações que tomamos, mas da forma como pensamos a idade e o envelhecimento.

Pretende-se, com esta obra, repensar as atitudes negativas sobre a pessoa idosa, atitudes estas que raramente são confrontadas. A estereotipagem (a forma como pensamos), o preconceito (a forma como sentimos) e a discriminação (a forma como agimos) em relação às pessoas com base em sua idade, ou a discriminação por idade, levam a efeitos deletérios sobre a saúde e a qualidade de vida.

Diante disso, é essencial revermos nossas práticas profissionais, preparar os serviços de saúde e planejar alternativas para o atendimento integral à pessoa idosa, e este livro trabalha justamente a ampliação desses conhecimentos. Se almejamos o envelhecimento como uma experiência positiva, este deverá então vir acompanhado de oportunidades contínuas de saúde, de participação e de segurança.

Há neste documento as bases do cuidar em gerontologia, trazendo uma visão global, e não segmentada, das condições de saúde vinculadas à prevenção, à promoção e à avaliação da pessoa idosa, além de aspectos importantes referentes às suas necessidades.

Clovis Cechinel
Médico Geriatra
Mestre em Enfermagem pela Universidade Federal do Paraná (UFPR)

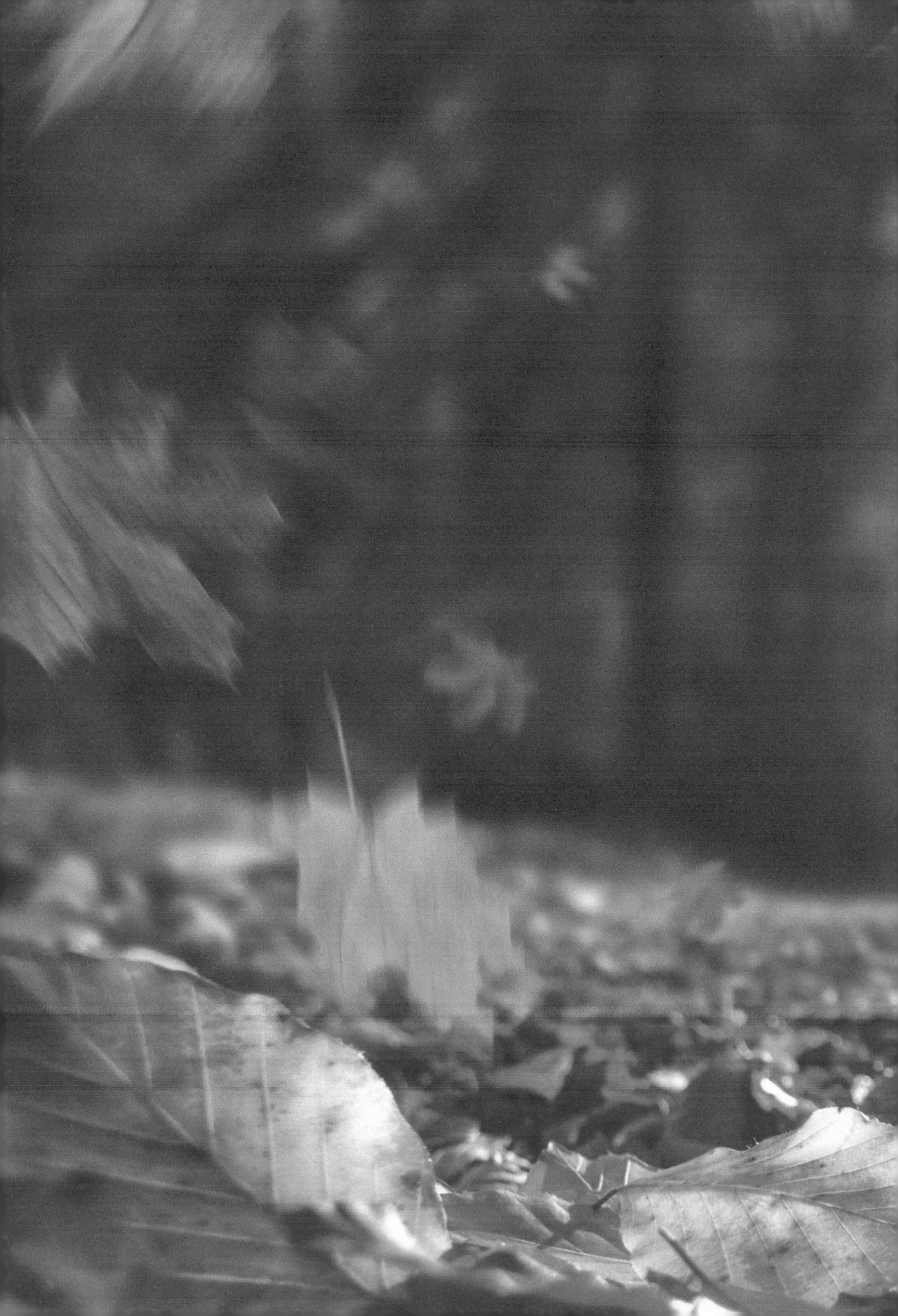

Apresentação

A pessoa idosa apresenta diversas necessidades de cuidado, que diferem das observadas nos demais ciclos de vida. Nesse sentido, os conteúdos aqui apresentados visam proporcionar ao leitor maior aprofundamento em alguns aspectos próprios do envelhecimento humano, permitindo compreender as necessidades de cuidados, as avaliações realizadas em gerontologia, as particularidades farmacológicas e as demandas nutricionais específicas relativas à pessoa idosa.

O **primeiro capítulo** apresenta uma introdução ao cuidado em gerontologia. Nele são descritas as necessidades biopsicossociais, espirituais e de cuidado sentidas por essa população, bem como as formas de prevenção e de controle no aparecimento de doenças, a promoção e a reabilitação da saúde e o autocuidado. Para finalizá-lo, são comentados os principais cuidados que os profissionais da área devem dedicar para uma atenção especial direcionada a esse segmento social.

No **segundo capítulo** são abordadas as necessidades de cuidados específicos relacionados com a pele das pessoas idosas, bem como as situações de negligência e de maus-tratos. São apresentadas, ainda, informações importantes sobre as necessidades de alterações ambientais (domicílio) nos locais em que a pessoa idosa se encontra inserida. Por fim, discute-se um papel relevante na gerontologia, que é o da educação em saúde.

No **terceiro capítulo** são descritos e conceituados a avaliação e os testes aplicados às pessoas idosas, assim como a forma de elaboração do plano de atenção gerontológica. São explicadas, além disso, a avaliação do estado funcional da pessoa idosa e as principais escalas internacionais e nacionais que podem subsidiar a realização da Avaliação Geriátrica Ampla (AGA).

O **quarto capítulo**, por sua vez, pode ser entendido como complementar ao anterior: nele, discorre-se sobre as avaliações relacionadas à incontinência, ao risco ambiental, à família e à rede de suporte social, bem como sobre o modo de registro nos relatórios técnicos.

No **quinto capítulo** são enfocadas as questões farmacológicas, incluindo os conceitos gerais em farmacologia, a origem dos fármacos, seus principais efeitos colaterais e adversos, além da identificação daqueles que são impróprios para a utilização em pessoas idosas, em contraponto aos principais fármacos usados por essa população.

Para finalizar esta obra, no **sexto capítulo** são examinados temas relacionados à nutrição e ao envelhecimento humano: principais necessidades energéticas, macronutrientes (carboidratos, proteínas e lipídeos), vitaminas e minerais e seus impactos no envelhecimento.

Cada um dos capítulos está, portanto, estruturado de modo a abranger um amplo leque de conteúdos, possibilitando o entendimento das mudanças e das adequações essenciais ao envelhecimento, visto que esse é o ponto crucial no processo do cuidar.

Bons estudos!

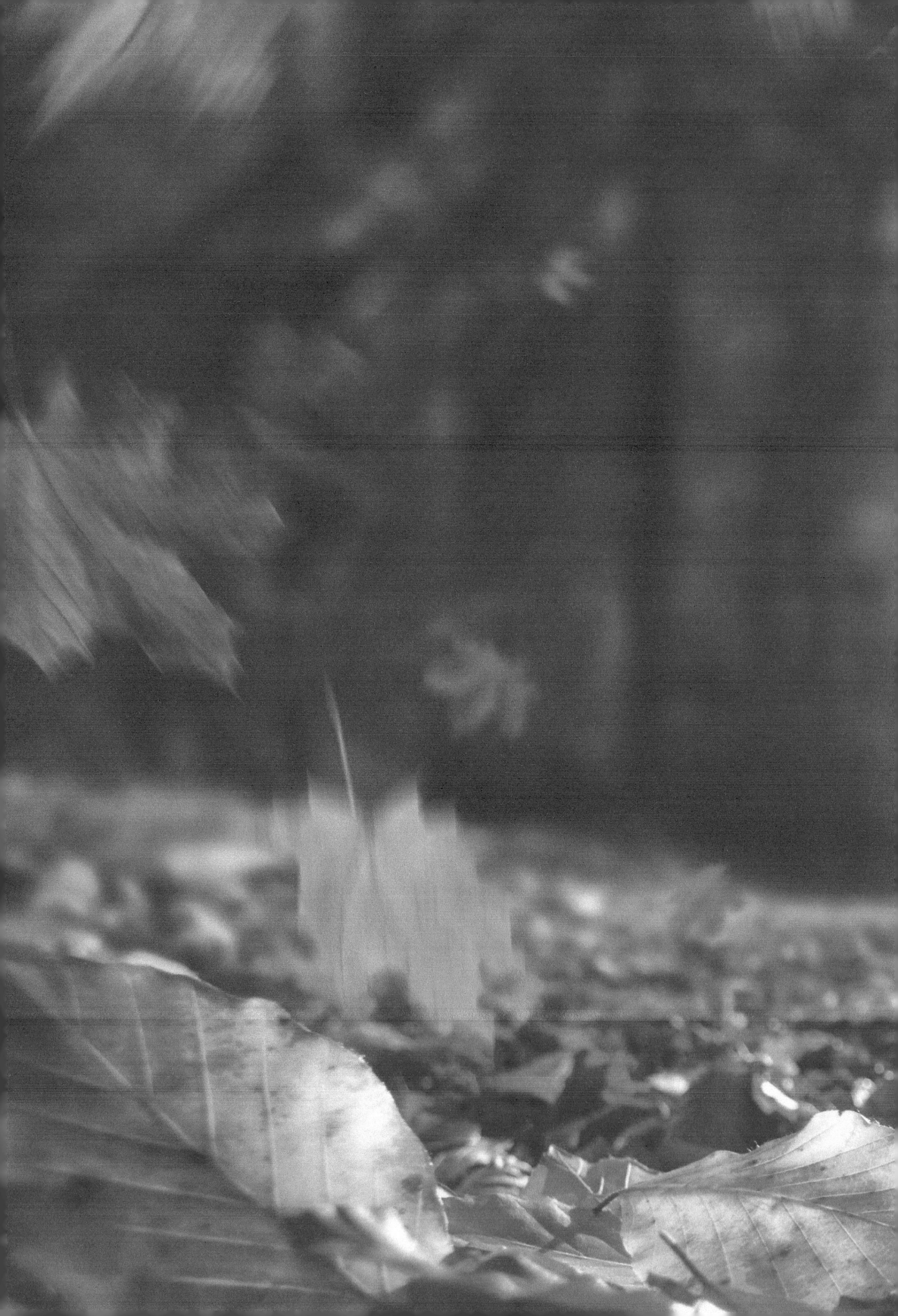

Como aproveitar ao máximo este livro

Empregamos nesta obra recursos que visam enriquecer seu aprendizado, facilitar a compreensão dos conteúdos e tornar a leitura mais dinâmica. Conheça a seguir cada uma dessas ferramentas e saiba como estão distribuídas no decorrer deste livro para bem aproveitá-las.

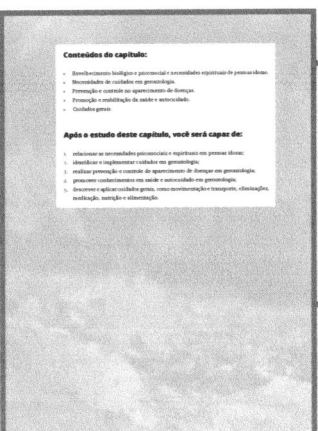

Conteúdos do capítulo:

Logo na abertura do capítulo, relacionamos os conteúdos que nele serão abordados.

Após o estudo deste capítulo, você será capaz de:

Antes de iniciarmos nossa abordagem, listamos as habilidades trabalhadas no capítulo e os conhecimentos que você assimilará no decorrer do texto.

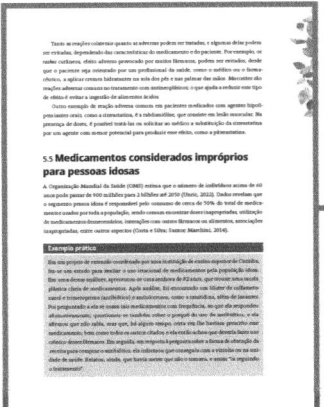

Exemplo prático

Nesta seção, articulamos os tópicos em pauta a acontecimentos históricos, casos reais e situações do cotidiano a fim de que você perceba como os conhecimentos adquiridos são aplicados na prática e como podem auxiliar na compreensão da realidade.

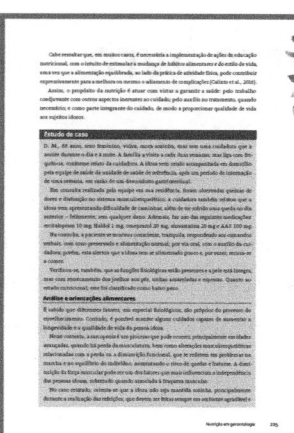

Estudo de caso

Nesta seção, relatamos situações reais ou fictícias que articulam a perspectiva teórica e o contexto prático da área de conhecimento ou do campo profissional em foco com o propósito de levá-lo a analisar tais problemáticas e a buscar soluções.

Síntese

Ao final de cada capítulo, relacionamos as principais informações nele abordadas a fim de que você avalie as conclusões a que chegou, confirmando-as ou redefinindo-as.

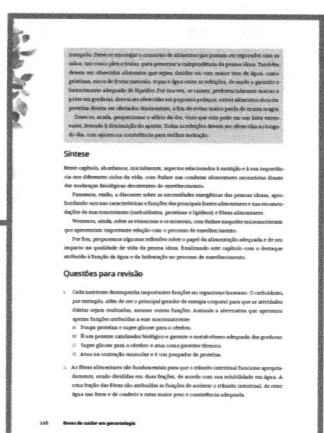

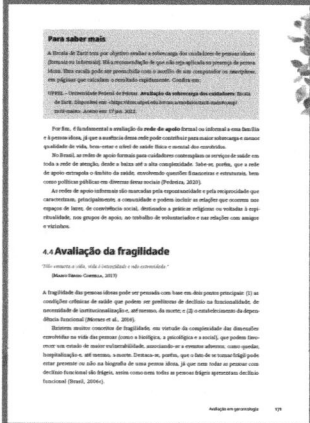

Para saber mais

Sugerimos a leitura de diferentes conteúdos digitais e impressos para que você aprofunde sua aprendizagem e siga buscando conhecimento.

Questões para revisão

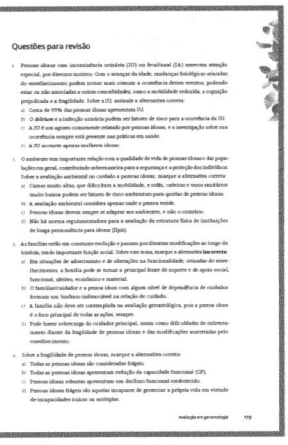

Ao realizar estas atividades, você poderá rever os principais conceitos analisados. Ao final do livro, disponibilizamos as respostas às questões para a verificação de sua aprendizagem.

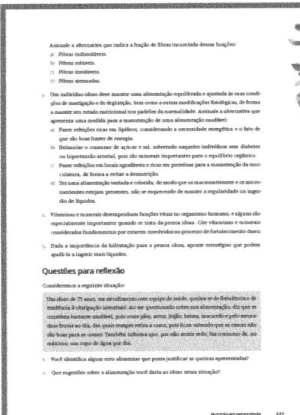

Questões para reflexão

Ao propormos estas questões, pretendemos estimular sua reflexão crítica sobre temas que ampliam a discussão dos conteúdos tratados no capítulo, contemplando ideias e experiências que podem ser compartilhadas com seus pares.

Capítulo 1
Introdução ao cuidado em gerontologia

Cristiano Caveião

Conteúdos do capítulo:

- Envelhecimento biológico e psicossocial e necessidades espirituais de pessoas idosas.
- Necessidades de cuidados em gerontologia.
- Prevenção e controle no aparecimento de doenças.
- Promoção e reabilitação da saúde e autocuidado.
- Cuidados gerais.

Após o estudo deste capítulo, você será capaz de:

1. relacionar as necessidades psicossociais e espirituais em pessoas idosas;
2. identificar e implementar cuidados em gerontologia;
3. realizar prevenção e controle do aparecimento de doenças em gerontologia;
4. promover conhecimentos em saúde e autocuidado em gerontologia;
5. descrever e aplicar cuidados gerais, como movimentação e transporte, eliminações, medicação, nutrição e alimentação.

O mundo encontra-se em constante transformação, em vários aspectos: nas questões ambientais e econômicas, no mercado de trabalho, no campo político, nas políticas públicas e sociais, na saúde dos indivíduos, entre outros. Um desses pontos concerne ao envelhecimento populacional vertiginoso, verificado nas últimas décadas, com especial destaque nos países em desenvolvimento, como o Brasil.

Segundo o Censo Demográfico de 2010, nesse ano a população brasileira era de 190.755.799 habitantes (IBGE, 2010). Estima-se que o crescimento populacional no país tenha ocorrido ordeiramente e, com ele, o envelhecimento populacional. A seguir, a Tabela 1.1 apresenta a estimativa da população geral e de pessoas idosas, o que evidencia a necessidade de capacitação de profissionais para a atuação global no que tange ao envelhecimento humano, visto que em 2050 esse grupo representará cerca de 21,87% de toda a população nacional.

Tabela 1.1 – Estimativa da população idosa no Brasil

ANO	POPULAÇÃO GERAL	PESSOAS IDOSAS
2020	211.755.692	9,3%
2030	224.868.462	13,54%
2040	231.919.922	17,41%
2050	232.933.276	21,87%

Fonte: Elaborado com base em IBGE, 2010.

Paralelamente ao crescimento populacional, observa-se a transição epidemiológica, que sofre influência das mudanças de padrão da morbimortalidade. Isso decorre da troca da mortalidade decorrente de doenças infecciosas pela relacionada a doenças crônico-degenerativas, mais comuns em pessoas idosas. Do mesmo modo, o envelhecimento altera o perfil das doenças, o que se verifica, por exemplo, nas doenças crônicas não transmissíveis (DCNTs).

As DCNTs podem ser agrupadas em duas categorias:

1. **Congênitas**
   - São condições com que o indivíduo nasce ou que surgem nos primeiros meses após o nascimento. Exemplos: cardiopatias congênitas, fenilcetonúria e espinha bífida.

2. **Não congênitas ou infecciosas**
   - Têm origem, habitualmente, em organismos invasores. Nesse caso, é como se hospedeiro (corpo) e invasor (infecção) chegassem a um equilíbrio temporário. Seu tratamento é lento e, às vezes, inexistente.

As DCNTs são multifatoriais, ou seja, comumente resultam de diversos fatores, como ambientais, fisiológicos, genéticos e comportamentais[1]. Estima-se, ainda, que dietas restritas de nutrientes e ausência de atividade física contribuam para um sistema imunológico mais debilitado e, por conseguinte, suscetível a infecções. Outros fatores preponderantes são o sexo, a idade, a genética, o grau de escolaridade e, até mesmo, a poluição do ar.

As DCNTs são representadas pelas seguintes doenças:

1. Diabetes mellitus.
2. Doenças cardiovasculares.
3. Neoplasias.
4. Doenças respiratórias.
5. Obesidade.
6. Osteoporose.
7. Hipertensão.

Cabe ressaltar que os fatores para o aparecimento das DCNTs são modificáveis e dependem exclusivamente da prevenção e da promoção de saúde, aliadas ao desejo, por parte do indivíduo, de aderir às recomendações dos profissionais de saúde.

As doenças respiratórias, as doenças cardiovasculares, a diabetes mellitus e as neoplasias são as principais DCNTs e apresentam quatro fatores em comum: (1) tabagismo; (2) falta de atividade física; (3) uso nocivo do álcool; e (4) alimentação não saudável.

Apesar de não representarem um risco imediato à vida do indivíduo, as DCNTs podem prejudicar, a médio e longo prazos, a qualidade de vida das pessoas idosas, que necessitarão, consequentemente, de maiores cuidados de serviços de média e de alta complexidade para tratar os males do convívio com essas patologias.

As condições crônicas acabam se manifestando de forma mais expressiva na população idosa e, embora, em geral, não sejam fatais, tendem a comprometer significativamente a qualidade de vida dessa população, já que são profundas influenciadoras do processo de incapacidade, isto é, quando determinada situação, aguda ou crônica, afeta a funcionalidade da pessoa idosa.

Assim, as condições de saúde são determinantes do grau de independência das pessoas idosas, que passam a requerer cuidados constantes de profissionais de saúde, da família ou de cuidadores, aumentando notadamente os custos financeiros.

Mas, afinal, como se definem esses cuidados? Segundo Waldow (1998, p. 61),

> o cuidado humano consiste em uma forma de viver, de ser, de se expressar. É uma postura ética e estética frente ao mundo. É um compromisso com o estar no mundo e contribuir com o bem-estar geral, na preservação da natureza, da dignidade humana e da nossa espiritualidade; é contribuir na construção da história, do conhecimento, da vida.

---

1 Os fatores comportamentais emanam do estilo de vida do indivíduo quando este é (ou foi) usuário de drogas lícitas ou ilícitas.

Nessa direção, o cuidado requer o conhecimento das necessidades psicossociais e espirituais do indivíduo, alicerçado nas necessidades de cuidado, de prevenção e de controle no aparecimento de doenças, na promoção da saúde e do autocuidado. Nessa fase de vida, a pessoa idosa apresenta, ainda, demandas especiais relacionadas ao cuidado. Todos esses detalhes serão discutidos na sequência.

1.1 Envelhecimento biológico e psicossocial e necessidades espirituais em pessoas idosas

Em complemento ao exposto, consideremos, inicialmente, a **hierarquia de necessidades de Maslow**[2], um esquema, dividido hierarquicamente, no qual as necessidades de mais baixo nível precisam ser satisfeitas antes das necessidades de mais alto nível. A teoria da motivação de Maslow fundamenta-se na motivação por necessidades não satisfeitas, categorizando as necessidades em cinco tipos, elencados na Figura 1.1, a seguir.

Figura 1.1 – Hierarquia das necessidades humanas

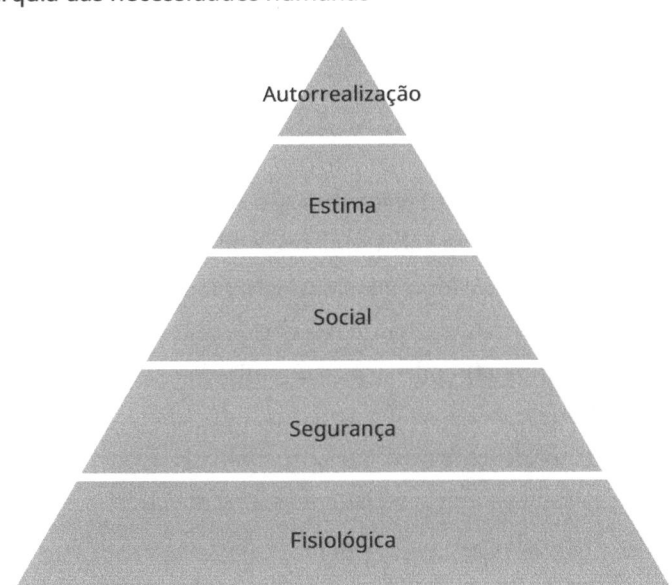

Fonte: Elaborado com base em Maslow, 1943.

As necessidades fisiológicas, por estarem na base da pirâmide, precisam ser saciadas para que o indivíduo possa se concentrar na seguinte – no caso, a segurança –, e assim sucessivamente. Quando uma das necessidades não é propriamente suprida, apresenta-se uma **incongruência**. Já quando todas estão de acordo, abre-se espaço para a **autorrealização**,

---

2   Abraham Harold Maslow, psicólogo americano, foi uma das mais marcantes autoridades da psicologia humanista, que estuda o comportamento humano e as forças que o influenciam.

que é um aspecto da felicidade do indivíduo. Adiante, na Figura 1.2, acompanhe os detalhes de cada uma delas para melhor compreendê-las e aliá-las às necessidades do envelhecimento humano.

Figura 1.2 – Descrição das necessidades humanas

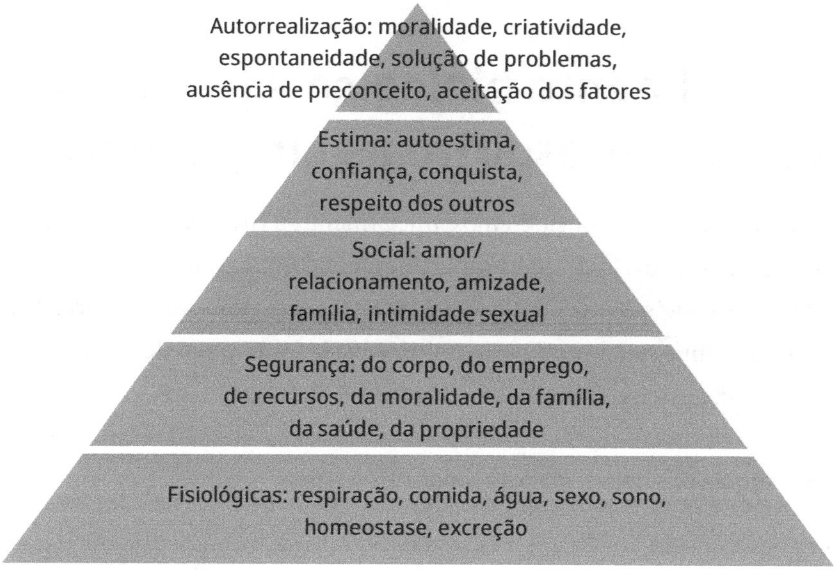

Autorrealização: moralidade, criatividade, espontaneidade, solução de problemas, ausência de preconceito, aceitação dos fatores

Estima: autoestima, confiança, conquista, respeito dos outros

Social: amor/relacionamento, amizade, família, intimidade sexual

Segurança: do corpo, do emprego, de recursos, da moralidade, da família, da saúde, da propriedade

Fisiológicas: respiração, comida, água, sexo, sono, homeostase, excreção

Fonte: Elaborado com base em Maslow, 1943.

As necessidades fisiológicas e as de segurança são consideradas primárias, enquanto as demais são secundárias. Para poder alcançar uma necessidade superior, o indivíduo precisa ter as inferiores satisfeitas total ou parcialmente. Os quatro primeiros níveis da pirâmide podem ser supridos por fatores extrínsecos, ou seja, externos. A necessidade de autorrealização, por sua vez, nunca é saciada completamente – quanto mais ela é satisfeita, mais se intensifica.

Após a criação da pirâmide, Maslow lhe atribuiu mais três necessidades, visto que algumas pessoas podem tê-las totalmente satisfeitas: necessidade de aprendizado (ou cognitiva), necessidade de satisfação estética e necessidade de transcendência.

A **necessidade de aprendizado** relaciona-se com os desejos do indivíduo de conhecer e entender o mundo à sua volta, os demais indivíduos e a natureza. Já a **necessidade de satisfação estética** refere-se às necessidades de beleza, de simetria e de arte, de modo geral, pois o indivíduo costuma buscar seguir os padrões de beleza vigentes. A **necessidade de transcendência**, por fim, engloba a fé, a espiritualidade, a conexão com a natureza e a aceitação da mortalidade.

A longevidade sempre foi algo amplamente desejado pelos indivíduos e, graças ao avanço da medicina e das descobertas científicas, ela se tornou possível. Muitas pessoas, no entanto, não realizam um preparo para o envelhecimento, que traz necessidades psicossociais específicas. Assim, uma interpretação do envelhecimento apenas centrada na passagem dos anos do corpo biológico acaba deixando de lado os aspectos biopsicossociais.

Cumpre observar que, embora a idade biológica esteja atrelada ao envelhecimento orgânico, o processo de envelhecimento não ocorre ao mesmo tempo: cada sistema corporal envelhece em momentos distintos. Os sistemas corporais sofrem transformações que ocasionam a redução de seu funcionamento normal; por consequência, a capacidade de se autorregular torna-se cada vez menos eficaz.

É importante considerar ainda alguns fatores individuais, como a família, o quadro de saúde, as condições temperamentais e os fatores sociais (classe econômica, trabalho, entre outros), que também interferem no fator envelhecimento, o que inclui tanto o envelhecimento biológico, decorrente da vulnerabilidade crescente, quanto o envelhecimento psicossocial, relativo aos papéis sociais adequados às expectativas da sociedade, além do envelhecimento psicológico, definido pela regulação do próprio indivíduo.

As teorias psicossociais visam explicar o envelhecimento relacionado à função cognitiva, como a inteligência, a memória, as emoções e a capacidade de enfrentar as alterações sociais. É importante que a pessoa idosa possa se manter ativa para assim alcançar maior satisfação e manter a autoestima e a saúde.

O envelhecimento psicossocial é objeto, dessa forma, de três perspectivas centrais:

1. **Teoria do desengajamento**: o envelhecimento é considerado um processo de afastamento da vida, que ocorre em conjunto com o isolamento social.
2. **Teoria da atividade**: o envelhecimento precisa ser negado até as últimas possibilidades e, em caso de perdas, estas devem ser substituídas imediatamente por novos e diferentes interesses.
3. **Teoria da continuidade**: o envelhecimento requer o uso da capacidade de cada pessoa para que seja possível manter todos os padrões de comportamento anteriores.

1.1.1 Envelhecimento biológico

O envelhecimento biológico relaciona-se com as alterações biológicas e funcionais transcorridas nos sistemas corporais durante essa etapa. Ele é natural e pode ocorrer associado a processos mórbidos. Ainda, é inexorável, irreversível e ativo continuamente, desde o nascimento.

Esse processo acontece de duas maneiras:

1. **Envelhecimento estrutural**: compreende alterações funcionais e anatômicas nos seguintes aspectos:
    - celular e global;
    - pele;
    - pelos e tegumentos;
    - sistema locomotor.

2. **Envelhecimento funcional**: abrange alterações ligadas à dieta e aos hábitos de vida, de forma contínua, em cada indivíduo, com alterações anatômicas e funcionais do(s):

- sistema cardiovascular;
- sistema respiratório;
- sistema urinário;
- sistema gastrointestinal;
- sistema neurológico.
- órgãos do sentido;
- sistema reprodutor;
- sistema endócrino.

Dessa maneira, o processo de envelhecimento é único, e diversos são os fatores que colaboram para sua ocorrência. Os hábitos saudáveis nos diferentes ciclos de vida, por exemplo, permitem que ele aconteça de modo positivo para os indivíduos.

1.1.2 Envelhecimento psicossocial

Todos os sujeitos são orientados por um ciclo biológico, e o envelhecimento culmina na redução gradativa da possibilidade de sobrevivência, que é seguida por alterações na aparência física, no comportamento, nas experiências e no papel social. Assim, todas as tensões psicológicas e sociais são capazes de apressar as deteriorações associadas a esse processo.

Um conceito largamente utilizado é o de **idade psicológica**, que diz respeito à relação existente entre a idade cronológica e as capacidades psicológicas, tais como percepção, aprendizagem e memória, as quais prenunciam o potencial de funcionamento futuro do indivíduo.

Alguns pontos merecem ênfase ao se pensar no envelhecimento psicossocial: mudanças de papel e estilos de vida; problemas de relacionamento familiar; formas de lidar com o luto; reduzida autoestima; ansiedade e depressão; comportamento agressivo; problemas com a sexualidade; abuso e violência contra a pessoa idosa.

1.1.2.1 Envelhecimento psicológico

Associado ao envelhecimento dos sistemas corporais, também ocorre o envelhecimento psíquico do ser humano, que precisa adaptar-se às mudanças físicas, sociais e de imagem corporal dele resultantes, as quais estão atreladas às imposições de uma sociedade pouco tolerante.

As características das personalidades podem ser exacerbadas, porém não sofrem modificações com a idade, no caso de indivíduos sadios. Pressupõe-se que o equilíbrio psicológico seja fruto de recursos psicoemocionais, desenvolvidos ao longo da vida, e que possa proporcionar à pessoa idosa o desempenho satisfatório de sua capacidade de adaptação a mudanças.

A pessoa idosa, contudo, pode ter dificuldade de adaptação diante de rearranjos em seus hábitos de vida em razão da redução de sua capacidade funcional (CF). Assim, o envelhecimento, sob o prisma psicológico, ocorre diretamente relacionado com fatores intrínsecos[3] e extrínsecos[4] da vida.

Como o envelhecimento se constitui em um processo natural e dinâmico, é fundamental ter em mente que o indivíduo poderá assumir diferentes psicodinamismos, que englobam a adaptação, a regressão, o isolamento ou a negação da realidade. A **adaptação** manifesta o equilíbrio que deve existir na assimilação ou na incorporação do meio ao "eu", ou seja, o indivíduo apropia-se do resultado da interação com o meio. A **regressão**, por sua vez, pode ser identificada quando existe a abdicação de todos os interesses por parte do sujeito. Já o **isolamento** ocorre quando o indivíduo se distancia de suas vivências afetivas pela via da **negação**, caracterizada pela ausência de aceitação da realidade, situação na qual o indivíduo nega sua existência.

Essa percepção depende de todas as expectativas e do conhecimento prévio de quem percebe, mas também das informações que se encontram disponíveis no próprio estímulo. Assim, a percepção de um fato ou até mesmo de um estímulo depende da forma pela qual o indivíduo o recebeu e o interpretou, bem como dos recursos acessíveis para isso. Logo, a percepção varia de um indivíduo para outro.

O envelhecimento psíquico não ocorre naturalmente, de modo progressivo, muito menos inexoravelmente, como efeito do tempo decorrido; por outro lado, ele se relaciona com o passar do tempo e com o esforço que o indivíduo fez para buscar o autoconhecimento e o sentido da vida.

1.1.2.2 Envelhecimento social

A idade social é definida pelos hábitos adquiridos e, também, pelo *status* social vivenciado pelo indivíduo, o qual estabelece vínculo com as pessoas de sua idade, que fazem parte de sua cultura e de seu grupo social. Um indivíduo pode ser mais velho ou mais jovem, dependendo de como ele se comporta segundo uma classificação esperada para a sua idade em uma sociedade ou cultura particular.

A aferição da idade social está relacionada com *performances* individuais de papéis sociais e envolve características como tipo de vestimenta, hábitos e linguagem, além de respeito social por parte de outras pessoas em posição de liderança. Ela também tem relação com as idades cronológica e psicológica.

No que se refere aos aspectos social e cultural, o envelhecimento está diretamente ligado ao modo como a sociedade enxerga seus antepassados e a si mesma. Nesse sentido, urge notar que a saída do mercado produtivo, bem como os defasados valores das aposentadorias e o natural enfraquecimento da saúde, prejudica a condição de vida das pessoas idosas e a garantia de sua manutenção. Assim, é fundamental compreender que esse segmento da

---

3   Aspectos não modificáveis (sexo, idade, genética, presença de patologias crônicas, entre outros).
4   Aspectos mutáveis (ambiente, residência, hábitos de vida, entre outros).

população precisa acessar e exercer todos os seus direitos civis e políticos, além de ter uma elevada participação em questões que lhe são inerentes perante a sociedade.

Uma explicação para a desconsideração da figura da pessoa idosa pauta-se estritamente na análise econômica, visto que esse indivíduo não é mais considerado produtivo para a sociedade e, consequentemente, deixa de ser visualizado pela perspectiva econômica. Assim, o papel que a sociedade lhe impõe dificulta sua adaptação à velhice, o que acaba por induzi-lo ao isolamento.

Nesse momento, a família desempenha um papel crucial para a aceitação do envelhecimento, e a falta desse apoio pode ocasionar diversas desordens psíquicas. Além da família, vizinhos e amigos têm grande importância no dia a dia da pessoa idosa, pois, muitas vezes, podem assumir o papel de cuidadores. Diante disso, compete aos profissionais de saúde fornecer suporte e orientação para que a assistência e o planejamento do cuidado sejam adequados.

É importante estimular a pessoa idosa para o convívio com a família e com os demais grupos sociais, para que se possa, assim, promover um envelhecimento de qualidade. O mesmo vale no que se refere ao incentivo para a realização de atividades que a façam se sentir útil e que lhe propiciem prazer e bem-estar.

Portanto, o envelhecimento social deve ser concebido como um processo relacionado às modificações dos papéis sociais, as quais ocorrem naturalmente nesse ciclo de vida. Os comportamentos, contudo, devem corresponder aos respectivos papéis predeterminados. Existem papéis que acabam sendo graduados pela idade e tipicamente associados a essa etapa da vida. Nesse sentido, por exemplo, diferentes padrões de fala e de vestimenta são esperados de pessoas em diferentes idades.

1.1.3 Necessidades espirituais em pessoas idosas

Primeiramente, é fundamental definir os conceitos de espiritualidade, religião e religiosidade, com base nas perspectivas de diversos autores.

Quadro 1.1 – Diferenças entre espiritualidade, religião e religiosidade

Espiritualidade	Compreende uma procura pessoal com vistas ao entendimento de questões relacionadas à vida, ao seu sentido, às relações com o sagrado ou com o metafísico, que podem ou não levar a práticas religiosas ou, até mesmo, à formação de comunidades religiosas.
Religião	Trata-se de um sistema organizado de crenças, práticas, rituais e símbolos, apresentados para a facilitação do acesso ao sagrado, ao transcendente (nesse caso, Deus, uma força maior, a verdade suprema etc.).
Religiosidade	Diz respeito ao quanto um indivíduo acompanha e pratica uma religião e crê nela. Nesse caso, pode ter um caráter organizacional (em que existe a participação na igreja ou em um templo religioso) ou não organizacional (rezar, ler livros, assistir a programas religiosos etc.).

Fonte: Elaborado com base em Lama; Cutler, 2000; Koenig; McCullough; Larson, 2001; Lawler; Younger, 2002; Lucchetti et al., 2011; Zenevicz; Moriguchi; Madureira, 2013.

Verifica-se que, apesar das convergências e divergências observadas, esses conceitos encontram-se interligados.

É salutar, nesse sentido, diferenciar espiritualidade e religião, visto que são conceitos comumente utilizados de maneira indiferenciada. Vale destacar que a espiritualidade se mostra relevante, principalmente no que diz respeito ao processo de envelhecimento, por se tratar de uma busca pessoal de significado para a vida. Ela pode reduzir a sensação de perda de controle e esperança, podendo ser um recurso de *coping*, que auxilia na aceitação da doença, na segurança e no otimismo diante de possíveis tratamentos, além de preparar para a ideia de finitude.

A palavra *espiritualidade* é oriunda do latim *spiritus*, que descende da língua hebraica, *rúah*, e significa "vento" ou "sopro" (Lama; Cutler, 2000; Koenig; McCullough; Larson, 2001; Lawler; Younger, 2002; Lucchetti et al., 2011; Zenevicz; Moriguchi; Madureira, 2013). Destarte, por meio da força, do dinamismo, da energia e da vida, a espiritualidade encontra-se envolta no espírito e no Universo, no modo de viver e de construir a vida.

Para avaliar a espiritualidade, pode-se recorrer à escala elaborada pelos pesquisadores Pinto e Pais-Ribeiro (2007), combinando-se a dimensão espiritual do *Quality of Life Cancer Survivor* (QOL-CS) e a subescala da espiritualidade do *World Health Organization Quality of Life Questionnaire* (WHOQOL), apoiados nos dados clínicos. A subescala da espiritualidade compreende cinco itens que são organizados em uma escala de Likert de 5 pontos, variando entre 1 ("não concordo") e 4 ("plenamente de acordo"). Pontuações mais elevadas indicam maior concordância e maior espiritualidade.

Para saber mais

Para saber mais sobre a escala elaborada por Pinto e Pais-Ribeiro, confira:

PINTO, C.; PAIS-RIBEIRO, J. L. Construção de uma escala de avaliação da espiritualidade em contextos de saúde. **Arquivos de Medicina**, Porto, v. 21, n. 2, p. 47-53, mar. 2007. Disponível em: <http://scielo.pt/scielo.php?script=sci_arttext&pid=S0871-34132007000200002&lng=pt&nrm=iso&tlng=pt>. Acesso em: 18 jan. 2022.

Sabemos que, com o avançar da idade, todos estamos propensos ao surgimento de doenças decorrentes de alterações fisiológicas, psíquicas, emocionais e ambientais, as quais suscitam maior reflexão sobre a existência, sobre o "viver a vida" e, também, sobre a morte. Assim, apoiada no contexto existencial, a espiritualidade pode ser mirada na velhice com o fito de superar situações adversas e encontrar significado para a vida.

A espiritualidade refere-se à qualidade do que ou de quem é espiritual e objetiva o desenvolvimento pleno e harmonioso das capacidades espirituais relacionadas ao intelecto e à compreensão (raciocínio, percepção, memória e imaginação), ao sentimento e ao coração (afeto, compaixão, amor, bondade). A espiritualidade "avoluma" os seres humanos para que possam superar os desafios da vida, sempre impulsionando para além do sentido meramente racional.

Ordinariamente, percebe-se que nas pessoas idosas a espiritualidade, a religião e a religiosidade assumem um papel voltado à proteção contra a depressão e a angústia espiritual (Nunes et al., 2017). Estima-se que a religiosidade possa acalmar o espírito e que a crença em uma divindade possa gerar a esperança de felicidade; nesse sentido, a espiritualidade e a religiosidade podem ser uma explicação saudável para o bem-estar do corpo e da alma (Nunes et al., 2017).

O envelhecimento não apenas se encontra atrelado às modificações físicas, que representam o tempo, as oportunidades de aprendizado e o ganho de sabedoria, para os que apreenderam a lição de vida; traz consigo também o encanto, a sapiência e a tristeza, construindo diversas oportunidades, como trabalho e alegrias, que enlaçam o sentido da vida. Junto a isso figura a espiritualidade, que faz parte da idiossincrasia do indivíduo durante sua jornada, uma vez que envolve, entre outras atividades, o perceber, o pensar, o conceber, o sentir, o manifestar da fé e o acreditar.

A religiosidade remete à conexão transcendental da alma com a divindade e com as modificações resultantes dela. Está relacionada com uma atitude, uma ação interna, uma expansão da consciência, um contato do individual com os sentimentos e pensamentos superiores e com o fortalecimento, o amadurecimento que esse contato pode ser capaz de conferir à personalidade (Elias; Giglio; Pimenta, 2008).

Nessa direção, vários estudos destacam uma correlação entre espiritualidade, qualidade de vida, bem-estar e maior funcionalidade dos sistemas corporais (Wong; Fry, 1998; Koenig; McCullough; Larson, 2001; Pargament et al., 2004).

As reduções da mortalidade associada às doenças crônico-degenerativas também podem estar ligadas à maior prática religiosa. Para Rocha e Ciosak (2014), o manejo da doença crônica na pessoa idosa, se atrelado à espiritualidade, acaba interferindo, de modo extremamente positivo, no enfrentamento dessa enfermidade, favorecendo a resiliência e a melhor qualidade de vida.

A religião e a espiritualidade, portanto, são recursos amplamente usados pelas pessoas idosas para lidar com diversos problemas, principalmente doenças. A espiritualidade, naturalmente, emerge de uma necessidade em comum e, por consequência, possibilita à pessoa idosa encontrar-se, reunir-se, integrar-se e administrar o que é impossível dominar e vencer, como os enigmas que cercam o princípio e o fim das coisas.

O envelhecimento, quando ocorre harmonicamente com a espiritualidade, possibilita aproveitar a vida como uma consonância, sempre com sensibilidade e melodia, com momentos intensos, emocionantes e transformadores.

As pessoas idosas apresentam diferentes necessidades espirituais, que às vezes podem se sobrepor, o que não é o mesmo que ter necessidades psicológicas. A averiguação das necessidades espirituais da pessoa idosa pode contribuir para a concentração de todos os recursos necessários relacionados: ao aconselhamento espiritual, ao ato de frequentar templos religiosos, à participação em atividades religiosas e à interação social com os membros de uma comunidade religiosa (Balbinotti, 2009).

Com o avançar do ciclo de vida e com a proximidade da finitude, as necessidades espirituais se ampliam, tornando-se ainda mais inevitável para os profissionais de saúde trabalhar com ela, alinhados à transformação do processo de vida.

1.2 Necessidades de cuidados em gerontologia

Com o progressivo crescimento da longevidade em todo o mundo, é fundamental proporcionar às pessoas idosas o bem-estar e a dignidade até o fim da vida, o que configura um grande desafio para os profissionais de saúde e para os governantes.

A área da gerontologia é nitidamente visualizada quando ligada ao processo do cuidar. De modo geral, o conceito de cuidado é muito abstrato quando não contextualizado. Trata-se de um processo dinâmico constituído por ações planejadas com base na realidade da pessoa idosa e de sua família. Essa prática pode ser vislumbrada nos diversos níveis de atuação para o cuidado da vida e da saúde da pessoa idosa, cujo objetivo é a promoção da saúde individual e, também, coletiva, com vistas a um envelhecimento saudável.

Todo cuidado precisa ser pautado em um referencial teórico, por meio do qual o profissional adquire uma visão holística do ser humano. Sua efetivação deve ser norteada pelas necessidades humanas básicas, como aquelas descritas por Maslow.

Além dessa, existem diversas outras teorias, que, contudo, convergem para o mesmo princípio: o cuidado humano, perpassando as demandas básicas, psicobiológicas, psicossociais, psicoespirituais, culturais, assim como valores, crenças e modos de vida e de autocuidado. Ao identificar as necessidades de cuidado, é sempre importante traçar as metas para o tratamento e determinar os cuidados específicos a serem aplicados.

A pessoa idosa pode apresentar muitas necessidades de cuidado, porém algumas são mais evidentes e comuns nessa população, a saber:

- alterações na deglutição;
- perda auditiva;
- adaptação de ambientes;
- funções motoras;
- transtornos comportamentais e psicológicos;
- inclusão social.

É essencial conhecer melhor cada uma delas para facilitar sua identificação, bem como o planejamento dos cuidados. Antes de tudo, vale considerar três conceitos que podem auxiliar na leitura desta seção:

- **Cuidado**: perigo, advertência, ameaças ou qualquer tipo de problema.
- **Cuidador**: pessoa ou profissional que zela, cuida, toma conta de alguém.
- **Cuidado**: atenção especial, que requer preocupação, vigilância, zelo, em suma, atenção de alguém.

1.2.1 Alterações na deglutição

A deglutição é uma função natural que transporta a saliva e os alimentos desde a cavidade oral até o estômago. Quanto a isso, cumpre observar alguns fatores, como as habilidades cognitivas da pessoa idosa durante as refeições e sua percepção dos utensílios manuseados e dos alimentos. Além desses, é preciso atentar para os fatores psicossociais, a porção dos alimentos ingeridos, a postura durante as refeições e o local onde elas ocorrem. Todos esses fatores podem proporcionar uma deglutição segura.

A deglutição abrange quatro fases: (1) preparatória oral; (2) oral; (3) faríngea; e (4) esofágica. As **fases preparatória oral** e **oral** (itens 1, 2 e 3 da Figura 1.3) ocorrem voluntariamente e são responsáveis pela mastigação, pela manipulação do alimento na boca, pelo seu posicionamento e pela condução até a faringe. Já as **fases faríngea** e **esofágica** (itens 4, 5 e 6 da Figura 1.3) ocorrem de maneira involuntária e envolvem uma sequência complexa de movimentos coordenados, que direcionam o bolo alimentar para o estômago. Durante a fase faríngea, observa-se o fechamento completo e automático da glote na deglutição, o que impede a entrada de substâncias na via aérea.

Figura 1.3 – Fases da deglutição

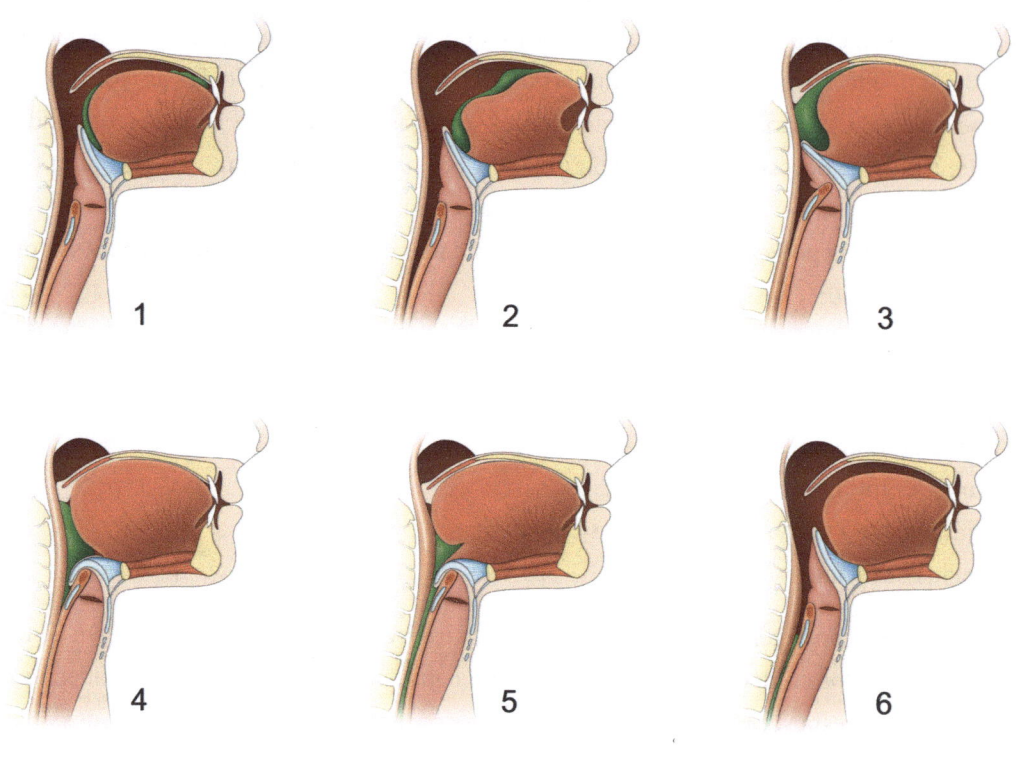

Aldona Griskeviciene/Shutterstock

A deglutição é um processo simples, mas o aparecimento de alterações orais pode interferir na rotina e, consequentemente, na qualidade de vida da pessoa idosa, visto que o estado nutricional ou pulmonar é afetado por mudanças fisiológicas. No que se refere à aceitação alimentar, as modificações nas papilas gustativas e a percepção olfativa podem ser exemplo dessa condição.

Algumas características estão presentes no envelhecimento, como redução da forma e dos movimentos dos lábios, da língua e da bochecha; redução do olfato e do paladar; e redução da produção de saliva. Além disso, a gengiva torna-se mais fina, há redução da dentição natural e diminuição da força mastigatória, bem como alterações das estruturas da faringe e do esôfago. Esses aspectos, via de regra, não consistem em alterações importantes, porém, quando associados a doenças vasculares e do aparelho digestivo ou, até mesmo, à utilização de medicamentos, podem interferir na deglutição.

Muito comum em pessoas idosas após um comprometimento neurológico (demências), mecânico ou psicogênico, a **disfagia** é um distúrbio evidenciado por alterações em qualquer fase da deglutição, interferindo significativamente nos aspectos nutricionais.

É possível identificá-la pelos seguintes sinais e sintomas:

- dificuldade em deglutir a saliva, com escape desta pelos lábios;
- dificuldade de mastigação, com escape de alimentos pela boca;
- dificuldade em deglutir os alimentos, que permanecem parados na boca;
- tosse ou engasgos durante ou logo após a deglutição;
- pigarro frequente;
- alterações da voz após a deglutição;
- sensação de alimento "parado na garganta";
- cansaço ou alteração da respiração após as refeições;
- diminuição do desejo de alimentar-se;
- aumento dos episódios de tosse e secreções após as refeições.

Perante casos de disfagia, os profissionais da fonoaudiologia, com o apoio da equipe multidisciplinar, precisam definir a via alimentar mais adequada para a pessoa idosa. Entre elas estão a via oral (ingestão do alimento pela boca), a via enteral (utilização de sonda nasoenteral, nasogástrica, gastrostomia ou jejunostomia) e a via mista (utilização concomitante das vias oral e enteral, com predomínio da via enteral).

Ainda, eles precisam escolher as consistências alimentares, para que a pessoa idosa tenha segurança durante a alimentação: dieta geral (alimentos duros, mastigáveis, como pão francês, carnes, legumes crus); dieta branda (alimentos com consistência normal, bastante cozidos e em pedaços pequenos); dieta pastosa (alimentos em forma de purê, pasta ou creme); dieta líquida engrossada (vitaminas de frutas, mingau, iogurte – todos com espessantes); dieta líquida (alimentos como chás, café, água e caldos).

Atrelados à via e ao tipo de dieta, os utensílios usados para a alimentação podem facilitar esse processo. O prato fundo favorece a independência da pessoa idosa, visto que sua borda impede que os alimentos caiam do recipiente. A colher de sobremesa, por exemplo, ajuda a pessoa idosa a colocar pequenas quantidades de comida na boca. A ingestão de líquidos, por sua vez, pode ocorrer por meio de copos, colher ou canudo, conforme a necessidade de deglutição. Outro detalhe importante são as toalhas de mesa, cujo excesso de estampas pode distrair ou confundir durante a refeição.

Caso os utensílios citados não permitam uma alimentação adequada, o fonoaudiólogo pode, ainda, recomendar a utilização de seringas de 60 ml para a administração dos alimentos, se a pessoa idosa tiver dificuldade em abrir a boca – nesse caso, adere-se à dieta pastosa.

Deve-se levar em consideração também o posicionamento da pessoa idosa para que a alimentação seja segura: a manutenção da postura mais ereta possível, por exemplo, facilita bastante o processo. Importante lembrar que a pessoa idosa não pode ser alimentada deitada; se isso for inevitável, a cabeceira precisa estar elevada entre 45 e 90 graus, com apoio de travesseiro. O mesmo deve ocorrer em relação à alimentação via enteral, para que haja a prevenção do refluxo gastroesofágico.

Ademais, o espaço da alimentação precisa ser calmo, devendo-se evitar as distrações. Esse momento não deve transcorrer com pressa, mas com tranquilidade e, por conseguinte, prazer.

1.2.2 Perda auditiva

A detecção precoce da perda auditiva viabiliza que ela seja corrigida por meio de dispositivos, podendo a pessoa idosa manter sua qualidade de vida. As principais queixas desse público quanto a isso são: "Não precisa gritar, eu não sou surdo!"; "Eu ouço, mas não entendo"; "Não ouço ao telefone e a televisão"; "Tenho um barulho constante no ouvido"; "Não compreendo quando muitas pessoas falam ao mesmo tempo".

O parecer sobre a alteração auditiva envolve avaliação médica, avaliação audiológica (exame de audiometria) e exames complementares, como avaliações das respostas do cérebro a estimulações especiais (potencial evocado auditivo). O exame de audiometria identifica a intensidade mínima na qual a pessoa idosa percebe cada tipo de som (grave e agudo).

Há cinco tipos de perda auditiva:

1. **Condutiva**: compromete as estruturas responsáveis pela condução das ondas sonoras. Nesse caso, a pessoa idosa ouve bem os sons mais fortes, sem desconforto. Pode, no entanto, apresentar sensação de ouvido tampado, associada a dores e secreção.
2. **Mista**: as estruturas afetadas são as da condução (orelha média) e da decodificação das ondas sonoras (orelha interna). Nesse caso, há o aparecimento dos sintomas característicos de perda sensorial.
3. **Neurossensorial**: compromete as estruturas responsáveis (orelha interna) pela discriminação do som, amplificação do som fraco e diminuição do forte. Há dificuldade de ouvir sons fracos e desconforto diante dos fortes, com dificuldade de compreensão durante a conversação.
4. **Central**: afeta as vias auditivas centrais e as estruturas do sistema nervoso central (SNC). Verificam-se dificuldade de interpretação de informações complexas, alterações da percepção sonora, compreensão oral comprometida e, até mesmo, distúrbios de comportamento.

5. **Funcional**: decorre de causas emocionais – de necessidade financeira, por exemplo –, após exposição a ruído excessivo.

Outros comprometimentos da orelha externa podem ocasionar um déficit auditivo, como a presença de rolha de cera ou algum corpo estranho. Nesses casos, ambos precisam ser removidos por profissional habilitado, para que a audição possa ser restabelecida.

Naturalmente, a audição envelhece, e o termo empregado para essa condição, quando ocorre a perda auditiva neurossensorial, que pode afetar os dois ouvidos, é **presbiacusia**. Ela apresenta evolução lenta e progressiva, sendo às vezes percebida quando atinge graus muito elevados. Seu início ocorre com a perda das frequências altas, prejudicando a compreensão da fala, quando esta é muito rápida. Assim, a perda das informações acústicas reduz a probabilidade de entendimento da fala, levando a um maior tempo de processamento para sua interpretação. Nesse caso, é comum a pessoa idosa isolar-se.

Para melhorar a qualidade de vida, a pessoa idosa pode fazer uso de **próteses auditivas**, que são dispositivos eletrônicos que amplificam e modificam o som de forma a substituir as funções do sistema auditivo periférico. As próteses são classificadas como: retroauriculares (ficam atrás da orelha e precisam de um molde para fixar-se); intra-auriculares (alocadas dentro do canal auditivo, ocupando também o pavilhão auricular); intracanal (inseridas em todo o canal auditivo); e microcanal (inseridas totalmente dentro do canal). Vale lembrar que esses dispositivos necessitam de atenção especial: evitar quedas; não molhar; guardar em local seco; evitar exposição à umidade e a fontes de calor. Além disso, devem ser retirados no banho e para dormir.

Embora não resolvam todos os problemas relacionados à perda auditiva, as próteses trazem muitos benefícios para a qualidade de vida da pessoa idosa, já que são capazes de corrigir a extensão dessa perda.

1.2.3 Adaptação de ambientes

O ambiente no qual a pessoa idosa se encontra é constituído por aspectos físicos, sensoriais, cognitivos, afetivos, espirituais, climáticos e funcionais. A adequação de um ambiente permite a esse sujeito, com base em suas necessidades, executar suas atividades de modo eficiente. Esse local não pode ser considerado somente em termos estéticos, a aparência, mas também em termos funcionais (as necessidades que supre), pautados no nível de disfunção da pessoa idosa.

Em se tratando da população idosa, há duas possibilidades de ambientes: as **instituições de longa permanência para idosos (Ilpis)** e os **domiciliares**. Ambos apresentam as mesmas especificidades; o que os diferencia são os espaços coletivos e a circulação de profissionais de saúde. Em todos, é necessário pensar nos aspectos voltados às necessidades de cada um. Esses ambientes visam facilitar a realização das tarefas e estimular sua feitura, de maneira segura, sem riscos, proporcionando independência e autonomia.

Dessa forma, espera-se que o ambiente ofereça segurança, facilidade de circulação, acessibilidade e uso, que permita a conservação de energia da pessoa idosa, a comunicação, a proteção e a privacidade. Sempre que for identificada alguma situação de insegurança, de risco, de restrição de acesso e de escolhas, em que haja a presença de desconforto e a limitação do desempenho, isso significa que o ambiente não se encontra adequado e precisa de modificações.

Para proceder às adequações, é essencial considerar o uso e o sentido do espaço, os hábitos de vida, os valores culturais e religiosos, o grau de dependência, a CF (pessoa idosa ativa, frágil ou dependente), além dos valores financeiros despendidos. Essas modificações podem concentrar-se em aspectos como:

- estrutura física;
- mobiliário;
- objetos pessoais ou decorativos;
- organização do mobiliário e diposição;
- equipamentos de tecnologia assistiva.

No Quadro 1.2, a seguir, elencamos os principais pontos de atenção, com as características ideais do mobiliário e do ambiente.

Quadro 1.2 – Características do espaço físico em ambientes para pessoas idosas

Cadeira	• Sua altura precisa permitir que as costas fiquem apoiadas no encosto e que se coloque o pé no chão. • Deve contar com apoio de braços. • Não pode ser plástica.
Sofá ou poltrona	• Precisa permitir que se apoiem os pés no chão, sem almofadas soltas. • Deve contar com apoio de braços. • Deve ser estável para se levantar e se sentar.
Mesas	• Deve possibilitar que se apoiem os cotovelos de modo que o ombro fique em posição neutra. • Deve permitir que se fique próximo à mesa, sem pressionar o abdômen. • Seus cantos precisam ser arredondados. • Sua altura deve estar entre 71 e 74 cm, caso se utilize cadeira de rodas.
Cama	• Deve possibilitar, quando sentado, que se apoiem os pés no chão. • Sua altura máxima deve ficar entre 45 e 50 cm. • Deve ter cabeceira para recostar-se (preferencialmente, com regulagem de altura). • Seus cantos precisam ser arredondados.
Barras de apoio	• Devem ser inseridas no banheiro para que seja possível sentar e levantar com tranquilidade.
Piso antiderrapante	• Seu uso deve ser predominante, evitando-se pisos que não tenham aderência à sola do sapato. • Em complemento, devem contar com fitas antiderrapantes.
Escadas	• Nelas devem ser instaladas fitas antiderrapantes.
Iluminação	• Deve ser preferencialmente branca. • Em ambientes como quartos, pode-se manter uma iluminação noturna, para que se possa acessar o banheiro. • Deve-se proporcionar ambientes com boa iluminação natural.
Tapetes	• Seu uso deve ser evitado.

Fonte: Elaborado com base em Gonzaga; Benevides, 2009.

Cabe aos profissionais da área da gerontologia indicar as adequações necessárias aos espaços ou mobiliários, conforme a necessidade de cada pessoa idosa ou da Ilpi, sempre preservando a privacidade dela e sua integridade.

1.2.4 Funções motoras

O sistema locomotor é composto de 212 músculos; cada um deles conta com um nervo motor que o interliga ao cérebro, sendo dividido em vários ramos para controlar todas as funcionalidades. Quando o indivíduo nasce, observam-se movimentos chamados de *reflexos primitivos*, desenvolvidos nos primeiros meses de vida; com o passar do tempo, são desenvolvidos a postura controlada e os movimentos voluntários. Passa-se, então, a aprender o controle da postura, do movimento voluntário, das habilidades específicas, da marcha ereta e dos movimentos precisos e especializados, que serão utilizados ao longo da vida.

O sistema locomotor também acompanha o processo de envelhecimento, sofrendo transformações estruturais. Importante destacar que o envelhecimento do sistema locomotor distingue-se de seu amadurecimento. No primeiro caso, as alterações são influenciadas não só pelo avanço da idade, mas também pelas doenças, como as demências. É necessário considerar ainda as diferenças individuais, pois cada ser humano é único. Dessa forma, duas pessoas podem ter a mesma idade cronológica, mas mobilidades distintas.

As modificações estão relacionadas com a amplitude do movimento e o tipo de marcha, quando então há a troca por passos curtos e mais lentos, podendo ainda estar associadas ao arrastar dos pés. Os membros superiores perdem também a amplitude e acabam mantendo-se mais próximos ao corpo. Existe, ainda, a redução dos reflexos de proteção e equilíbrio, visto que ocorre nas células a diminuição da excitabilidade, tornando-se, assim, mais lentificadas.

Tudo isso deixa a pessoa idosa mais propensa à queda, bem como à possibilidade de perda total ou parcial de sua CF de locomoção, de alimentação e de mobilidade, passando a necessitar, desse modo, de um cuidador.

Com o envelhecimento humano, as principais alterações no sistema locomotor envolvem:

- **Fraqueza muscular**: ocorre a redução ou diminuição da mobilidade, quando a pessoa idosa passa a enfrentar dificuldade para se movimentar.
- **Degeneração das articulações**: as articulações apresentam-se enrijecidas, com amplitude de movimento reduzida. Nesses casos, por exemplo, a pessoa idosa pode não conseguir levantar o braço para se vestir.
- **Insuficiência circulatória nas fibras musculares**: diante de pequenos percursos, a musculatura dos membros inferiores apresenta fadiga.
- **Postura inadequada**: as cadeias musculares não trabalham em harmonia, o que leva a inadequações de postura, com o aparecimento de dores musculares. Há, nesse caso, as lombalgias ou cervicalgias (ocasionadas pelo encurtamento de músculos e pelo envelhecimento da fibra muscular).

As alterações anatômicas que acontecem no corpo envolvem até mesmo a redução da estatura, dado que as estruturas vertebrais perdem água, densidade óssea e cartilagens, passando, assim, por redução e perda hormonal. Todas essas modificações fazem parte da biomecânica corporal, culminando no aumento da suscetibilidade a quedas e no início da fragilidade, do declínio da saúde da pessoa idosa e, até mesmo, na morte.

1.2.5 Transtornos comportamentais e psicológicos

Qualquer indivíduo pode, ao longo dos ciclos de vida, apresentar alterações de comportamento. Comumente, as pessoas idosas podem passar pelos seguintes estados: quadros demenciais, estado confusional agudo (*delirium*) e depressão.

1.2.5.1 Quadros demenciais

Trata-se de transtornos mentais mais frequentes em pessoas idosas, com grave prejuízo à memória e alterações de personalidade, impactando o dia a dia. Em geral, seu início é sutil, intensificando-se gradualmente. A principal causa é a doença de Alzheimer, que leva à perda progressiva das células cerebrais. Um quadro demencial, contudo, pode decorrer de outros fatores, como acidente vascular encefálico (AVE).

Ordinariamente, seu diagnóstico é difícil e exige a realização de exames laboratoriais e de imagem. Os principais sintomas são:

- **Prejuízo da memória**: enfraquecimento da memória recente e, com o passar do tempo, da memória dos fatos passados.
- **Desorientação**: prejuízo da orientação temporal (a pessoa idosa confunde dias, meses, anos) ou da espacial (referente à localização; perde-se com frequência).
- **Alterações de linguagem**: esquecimento de palavras, nomes de objetos e dificuldade de expressão.
- **Alterações de cálculo**: dificuldade para a realização de contas e o controle do dinheiro.
- **Pensamento concreto**: dificuldade de compreensão do sentido figurado de algumas frases, expressões e provérbios.
- **Alucinações**: delírio auditivo ou visual.
- **Delírios**: ideias irreais, nas quais a pessoa idosa pode acreditar, não aceitando ser convencido do contrário (por exemplo, perseguição por extraterrestres).
- **Agitação psicomotora**: irritação, com episódios de agressividade verbal ou física.

Sempre que ocorre a suspeita de um quadro de demência, é necessário realizar o Miniexame do Estado Mental (MEEM), cujos testes poderão auxiliar nessa avaliação. Além deste, também é muito utilizado o Teste do Desenho do Relógio (TDR).

1.2.5.2 Estado confusional agudo (*delirium*)

Trata-se de um quadro confusional agudo, em que a modificação do comportamento ocorre de modo súbito, ou seja, de um momento para o outro, com o sujeito passando a apresentar uma série de alterações mentais, que incluem:

- **Rebaixamento do nível de consciência**: sonolência; nesse caso, pode ser aplicada a Escala de Coma de Glasgow.
- **Alteração da atenção**: grande dificuldade de concentração e de manutenção do foco de atenção.
- **Alucinações visuais**: visualização de objetos inexistentes ou, até mesmo, confusão de objetos reais com os ilusórios.
- **Discurso desconexo**: ideias expressas verbalmente sem sentido, sem relação umas com as outras.

Tradicionalmente caracterizado como de evolução oscilante, esse quadro pode ocorrer de maneira repentina e desaparecer rapidamente, retornando mais tarde. Pode ainda se originar em algumas patologias, como infecções, diabetes descompensada, desidratação, infarto agudo do miocárdio (IAM), traumatismo cranioencefálico, insuficiência renal, insuficiência hepática, AVE, uso de medicamentos e síndrome de abstinência de álcool ou drogas.

1.2.5.3 Depressão

Trata-se de um transtorno mental altamente incapacitante, que requer tratamento, pois pode evoluir para outros transtornos. Seus principais sintomas são: humor depressivo; perda de interesse ou prazer; diminuição da energia; redução do peso; insônia; dificuldade de concentração; ideias de culpa ou desvaloração; lentificação psicomotora; desejo de morte; e ideação suicida.

1.3 Prevenção e controle no aparecimento de doenças

A palavra *prevenção*, segundo o dicionário (Prevenção, 2022), é conceituada como "Conjunto de atividades e medidas que, feitas com antecipação, busca evitar um dano ou mal: prevenção de incêndios, prevenção de doenças. [...] Ação ou efeito de prevenir, de prever por antecipação". Assim, a prevenção visa ao resultado em benefício para as pessoas.

A prevenção envolve o retardo do aparecimento de doenças crônicas, permitindo um controle adequado, que minimize o impacto no estado funcional da pessoa idosa. É importante observar que a prevenção das incapacidades decorrentes do processo de envelhecimento depende das modificações dos fatores de risco associados ao estilo de vida das pessoas.

Epidemiologicamente, as patologias como diabetes e hipertensão são as principais responsáveis por grande parte dessas incapacidades.

Os gerontólogos precisam trabalhar com a prevenção do aparecimento do distúrbio da função, ou seja, prevenir a situação de dependência funcional. Isso remete à gerontologia preventiva, que pode propiciar uma longevidade com qualidade de vida.

O envelhecimento ativo depende de alguns fatores, tais como: tabagismo, hipertensão arterial, etilismo, hipercolesterolemia, obesidade, alimentação inadequada, sedentarismo, iatrogenia por fármaco, comportamento sexual não seguro e deficiência de vitaminas.

O envelhecimento é um processo orgânico e pode ser normal ou patológico. Suas repercussões podem dificultar a identificação de algumas doenças, portanto é fundamental conhecer as alterações que ocorrem no envelhecimento normal.

De modo geral, existem três níveis de prevenção, expostos no Quadro 1.3.

Quadro 1.3 – Níveis de prevenção

Primária	Remoção de causas e fatores de risco de um problema de saúde, antes que ele ocorra. Primeiro nível – dividido em dois planos: (1) prevenção de agravos (promoção, educação em saúde e vacinas); e (2) antecipação diagnóstica. Segundo nível: programas de *screening*, triagem e rastreamento na detecção precoce de doenças não transmissíveis.
Secundária	Detecção de um problema de saúde em fase inicial, para reduzir ou prevenir sua disseminação ou suas consequências a longo prazo. Dividida em dois níveis: (1) diagnóstico e tratamento precoce; e (2) limitação da invalidez.
Terciária	Atuação que visa à redução dos prejuízos funcionais decorrentes de um problema agudo ou crônico. Inclui medidas de reabilitação. Organizada em duas vertentes: (1) remediação de sequelas oriundas das doenças; e (2) inclusão de pessoas idosas que desenvolverão agravos já previsíveis.

Fonte: Elaborado com base em Brasil, 2013b.

Em síntese, a prevenção primária está ligada aos estilos de vida, como a alimentação, a psicologia, a genética, a ecologia e a atividade física. Já a prevenção secundária está relacionada com o diagnóstico precoce, associado ao estilo de vida. A prevenção terciária, por sua vez, está vinculada à prevenção de recidiva, ao exame periódico e ao tratamento adequado, associados ao estilo de vida.

Dessa forma, um modelo de atenção para a saúde da pessoa idosa requer a composição de todos os níveis de prevenção, a fim de que tanto a pessoa idosa saudável quanto a pessoa idosa fragilizada possam ser adequadamente tratadas, com base em suas reais necessidades.

É fundamental ter em mente que o envelhecimento traz consigo a modificação da composição corporal. No adulto jovem, a massa muscular representa 30% do peso; o tecido adiposo, 10%; a massa óssea, também 10%; e a água, 50%. Já na pessoa idosa, a massa muscular representa 15% do peso, enquanto o tecido adiposo representa 35%; a massa óssea, 8%; e a água, 42% (Santos; Machado; Leite, 2010; Berlezi; Pillatt; Franz, 2019). Essa perda de massa muscular, óssea e água e o aumento da gordura podem acarretar vários problemas, como desidratação, quedas, fraturas, perda de mobilidade e de força, além de dificuldade de locomoção.

O Quadro 1.4 sintetiza as principais alterações corporais para que, posteriormente, possam ser focadas as alterações no aparecimento de doenças.

Quadro 1.4 – Alterações corporais em pessoas idosas

Pele e pelos	• Alterações da disposição das fibras elásticas e diminuição da espessura da pele e subcutânea, das glândulas sudoríparas e sebáceas, dos melanócitos e das alças capilares da derme, dos bulbos capilares e dos pelos em geral (com exceção de narinas, orelhas e sobrancelhas).
	• Nesse caso, a pessoa idosa apresenta uma pele mais fina, que é mais propensa ao trauma e ao aparecimento de lesões decorrentes de manipulação mínima. Há maior dificuldade de manutenção da temperatura corporal. Com a redução das glândulas sebáceas, a pele se torna ressecada.
Sistema nervoso	• Redução das células nervosas, do peso cerebral em até 10%, dos neurotransmissores, do fluxo sanguíneo em 20% e da eficácia na reparação de nervos periféricos.
	• Essas alterações levam à lentificação da capacidade de adquirir, armazenar e recordar informações.
Sistema sanguíneo	• Redução da resposta medular às agressões agudas, da imunidade e da produção de anticorpos.
	• As alterações na temperatura corporal da pessoa idosa, como 0,6 grau acima ou abaixo da temperatura normal, já podem ser consideradas indício de infecção.
Trato respiratório	• Redução da capacidade de expansão pulmonar.
	• Na redução da oxigenação, a frequência respiratória e cardíaca não aumenta.
	• Diminuição da capacidade de tosse e de expectoração de secreções.
	• A disfagia pode levar ao aparecimento de pneumonia de aspiração.
Sistema cardiovascular	• Dilação da artéria aorta com deposição de cálcio, o que torna sua parede mais rígida e menos complacente.
	• Aumento da pressão sistólica, com possibilidade de AVE e infarto do miocárdio.
	• Nos casos de infecção ou dor, a frequência cardíaca aumenta com menor intensidade, o que dificulta a identificação do quadro.
	• É necessário realizar a estratificação do risco cardiovascular.
Trato gastrointestinal	• Discreta redução do paladar e da produção de saliva. A cavidade oral perde a elasticidade das mucosas, que se tornam secas e atróficas.
	• Alterações na dentição levam a alterações mastigatórias.
	• Lentificação da motilidade esofágica. Associada a isso, a quantidade de medicamentos ingeridos pode fazer com que estes fiquem retidos na parte final do esôfago.
	• Lentificação do esvaziamento do estômago e redução da absorção intestinal do cálcio; diminuição da percepção da distensão retal, o que pode elevar a possibilidade de retenção fecal.
Genitais	• Masculino: diminuição da lubrificação; ereção menos firme e com menor durabilidade; ejaculação mais fraca.
	• Feminino: redução do estrogênio; vaginite atrófica; encurtamento e estreitamento do canal vaginal.
Trato urinário	• Diminuição do número de glomérulos, com aumento do tecido fibroso, ocasionando a redução da massa renal.
	• Redução de 50% do fluxo sanguíneo, levando à redução da taxa de filtração glomerular, cerca de 50% acima dos 60 anos e 30% acima de 80 anos.
	• Diminuição da aldosterona e da renina sérica.
	• Redução do *clearance* de creatinina (ClCr).
	• Maiores chances de desidratação.

Fonte: Elaborado com base em Braga; Galleguillos, 2014; Macena; Hermano; Costa, 2018.

Quando se trata de gerontologia preventiva, é salutar evitar a imobilidade, incluindo-a nos diferentes níveis de prevenção, para obter uma boa qualidade de vida. A seguir, o Quadro 1.5 apresenta os impactos gerados pela prevenção.

Quadro 1.5 – Impactos gerados pela prevenção

Problema de saúde	Resultado esperado
Redução da função	Prevenção da dependência
Imobilidade	Prevenção de complicações e dependências
Diabetes mellitus	
Hipotireoidismo	
Dislipidemia	
Osteoporose	
Tabagismo	Melhora da qualidade de vida
Inatividade crônica	
Depressão	
Alcoolismo	
Câncer	
Maus-tratos	
Enfermidade oculta	Controle precoce
Multipatologias	Melhor controle, diminuição de fármacos e diminuição da iatrogenia
Hipertensão arterial sistêmica	Diminuição das complicações e dependência
Cardiopatia isquêmica	Diminuição da hospitalização e re-hospitalização
Insuficiência cardíaca congestiva	
Reumatismos	Prevenção da dependência e melhora da qualidade de vida
Incontinência urinária	
Doença pulmonar obstrutiva crônica	Diminuição da hospitalização
Hospitalizações por doenças controláveis, infecções respiratórias, diabetes, hipertensão e re-hospitalizações	Melhora da qualidade de vida, diminuição da hospitalização, diminuição da re-hospitalização

Fonte: Moriguchi; Bonardi; Moriguchi, 2014, p. 19-20.

1.3.1 Prevenção de incapacidade funcional e manutenção da autonomia

A **capacidade funcional** (CF) da pessoa idosa envolve a habilidade de executar tarefas físicas, a preservação das atividades mentais e uma situação adequada de integração social. Como forma de avaliação dessas funções, empregam-se instrumentos para o trabalho com cada uma dessas dimensões, ou seja, a capacidade de alimentar-se sem auxílio, a adequada localização temporal, entre outras. Quando considerados os aspectos de intervenção, há a parte negativa: a **incapacidade funcional** (IF). Assim, a CP está associada à manutenção e à prevenção da saúde, ao passo que a IF demanda a recuperação.

A CF compreende a capacidade ventilatória, a força muscular e o débito cardíaco, aumentando durante a infância e nos primeiros anos de vida e declinando a partir da fase adulta. Esse declínio pode progredir rapidamente em razão do tabagismo, do consumo de álcool, do baixo nível de atividade física e da alimentação, devendo-se, ainda, considerar os fatores externos e ambientais.

A IF predomina com o aumento da idade e é definida como uma dificuldade progressiva ou dependência da pessoa idosa para a realização das atividades básicas e das Atividades Instrumentais de Vida Diária (AIVD), quando em comparação com outras faixas etárias.

A força muscular é essencial para que a CF possa se manter adequada. A **sarcopenia** é entendida como o declínio da massa muscular com o avanço da idade, comprometendo a força muscular e a CF do indivíduo. Esse declínio é provocado pela redução do tamanho das fibras musculares; da qualidade da proteína (miosina); da ingestão proteica; e dos hormônios anabolizantes (testosterona, estrógenos); também é determinado pela deficiência de vitamina D e pelo aumento de citoquinas, como as interleucinas 6 e 1. Assim, a sarcopenia aumenta com o envelhecimento, em decorrência da diminuição da atividade física e da massa muscular.

Após o esclarecimento desses dois conceitos, é necessário destacar três aspectos que evidenciam sua importância: (1) a prevalência de pessoas idosas com CF plenamente preservada ou seu inverso, a prevalência de IF; (2) a IF como indicador de eventos negativos; e (3) o sofrimento que a IF ocasiona.

Reconhecida a importância da CF para a manutenção da saúde da pessoa idosa, sua preservação ou recuperação torna-se uma prioridade nessa população. A Organização Mundial da Saúde (OMS) e a Organização Pan-Americana da Saúde (Opas) difundem com grande intensidade essa necessidade. Aliado a essas organizações, o Ministério da Saúde também reconhece essa estratégica na Política Nacional de Saúde do Idoso (PNSI) – aprovada pela Portaria n. 2.528, de 19 de outubro de 2006 (Brasil, 2006a) –, na qual menciona a necessidade de manutenção das habilidades físicas e mentais para uma vida independente e autônoma.

Para averiguar a CF ou a IF, de modo a identificar as necessidades de preservação e recuperação, podem ser utilizadas algumas escalas:

- *Index of ADL* **ou Katz**: afere as capacidades básicas (capacidade de banhar-se, de vestir-se, de ir ao banheiro, de movimentar-se da e para a cama, de alimentar-se, de controlar os esfíncteres urinário e fecal).
- **Instrumento Kenny**: aborda 17 atividades. Difere do Katz pois, além dos elementos de autocuidado, investiga aspectos relacionados à locomoção (capacidade de andar e de subir escadas, por exemplo).
- *Instrumental ADL Scale*: acrescenta atividades mais complexas, como as AIVD (preparar alimentos, fazer compras, cuidar das finanças).
- *Framingham Disability Scale*: combina três instrumentos tradicionais, sendo que um deles avalia o desempenho da pessoa idosa por meio de ações que são solicitadas.

- **Bomfaq** (*Brazilian OARS Multidimensional Function Assessment Questionnaire*): avalia a dificuldade na realização de 15 atividades cotidianas, sendo 8 relacionadas às Atividades de Vida Diária (AVD) – deitar/levantar da cama, comer, pentear o cabelo, andar no plano, tomar banho, vestir-se, ir ao banheiro em tempo e subir um lance de escada – e 7 relacionadas às Atividades Instrumentais de Vida Diária (AIVD) – medicar-se na hora, andar perto de casa, fazer compras, preparar refeições, cortar as unhas dos pés, sair de condução e fazer a limpeza da casa.
- **Boas** (*Brazil Old Age Schedule*): multidimensional, esse recurso é utilizado em inquéritos populacionais. É dividido em nove seções: (1) informações gerais; (2) saúde física; (3) utilização de serviços médicos e dentários; (4) AVD; (5) recursos sociais; (6) recursos econômicos; (7) saúde mental; (8) necessidades e problemas que afetam o entrevistado; e (9) avaliação do entrevistador.
- **FIM** (*Functional Independence Measure*): abrange os domínios motor e cognitivo, organizados em 18 categorias, agrupadas em 6 dimensões.
- **Akthar**: avalia a IF ou sua dependência nas dimensões de mobilidade, eliminações e AVD básicas e instrumentais.

Para que haja prevenção, é indispensável conhecer as causas das doenças que levam à IF (dependência). Tradicionalmente, estamos habituados a prevenir as causas de mortalidade, porém agora devemos trabalhar com a prevenção de situações de dependência.

Outro ponto a ser considerado é a **fragilidade**, uma síndrome fisiológica definida pela redução da reserva energética e pela resistência reduzida aos agentes estressores, que causam um declínio de múltiplos sistemas fisiológicos, culminando em vulnerabilidade e eventos adversos.

A fragilidade pode ser identificada pela presença de três ou mais componentes da lista apresentada a seguir, e a presença de um ou dois é considerada indicativo de alto risco para o desenvolvimento da síndrome:

1. **Redução do peso não intencional**: há uma queda superior a 4,5 kg ou a 5% do peso corporal no último ano.
2. **Fadiga autorreferida**: as atividades executadas exigem grande esforço ou não se consegue realizá-las.
3. **Redução da força de preensão palmar**: o decaimento é aferido com o dinamômetro na mão dominante e ajustado conforme o gênero e o Índice de Massa Corporal (IMC).
4. **Baixo nível de atividade física**: o grau é medido pelas ações semanais de energia, em quilocalorias, e ajustado pelo gênero.
5. **Redução da velocidade de marcha em segundos para uma distância de 4,5 cm**: a verificação é ajustada em função do gênero e da altura.

Durante o atendimento, ao observar que a pessoa idosa enfrenta dificuldade para concluir as atividades habituais, com relato de cansaço, perda de peso e fragilidade, é fundamental realizar as intervenções precoces, como a avaliação nutricional, e direcionar a atividade física para favorecer o retorno às atividades, prevenindo, assim, a IF.

Com o propósito de alcançar o equilíbrio e a força muscular, alguns exercícios podem ser executados pela pessoa idosa em casa, como o ilustrado na Figura 1.4, a seguir.

Figura 1.4 – Exercícios de força muscular para equilíbrio

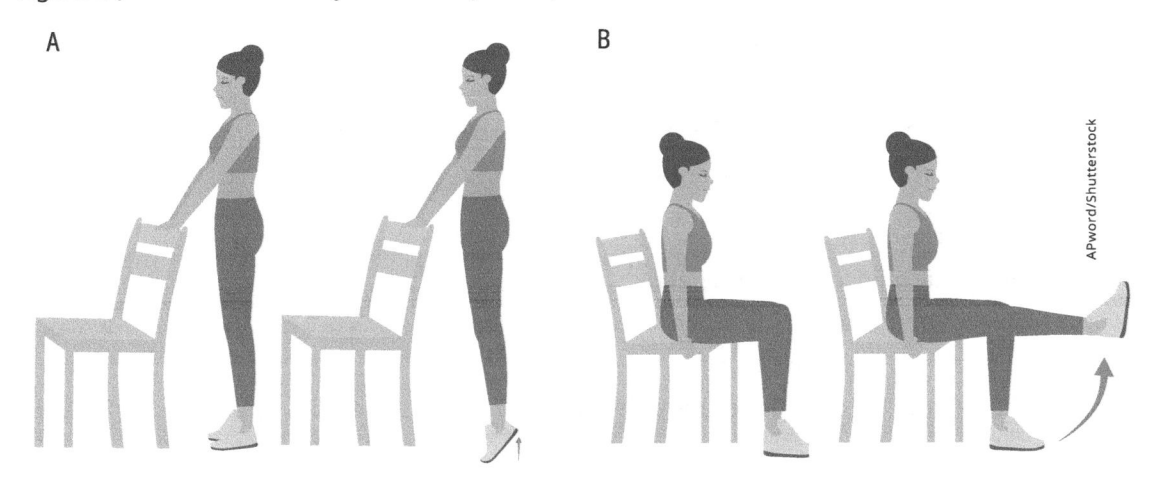

O exercício A é direcionado para a musculatura da panturrilha (20 vezes para cima e para baixo), ao passo que o B é um exercício para a musculatura da coxa (10 vezes para cada perna, movimentos de extensão e de flexão).

Quando a pessoa idosa não realiza movimentos corporais, faz supressão de todos os movimentos articulares, podendo apresentar a **síndrome do desuso ou imobilidade**, descrita no Quadro 1.6.

Quadro 1.6 – Principais sintomas da síndrome do desuso

Sintomas	Etiologia – causas	Conduta
Atrofia muscular	Ausência de movimento	Exercícios espontâneos/voluntários
Rigidez muscular	Ausência de movimento articular	Treinamento espontâneo ou com esforço (outra pessoa)
Atrofia óssea	Sobrecarga de peso e falta de força de contração muscular	Sair precoce da cama / Exercícios de sentar e levantar
Litíase urinária	Ca^{++} (substância mineral osso-infecção urinária)	Prevenção: sair precoce da cama e retirar sonda vesical
Hipotensão ortostática	Permanecendo acamado	Sair precoce do leito e exercícios orientados de sentar e levantar
Embolia e/ou trombose venosa	Estase venosa	Sair do leito em movimentos espontâneos e orientados
Pneumonia de decúbito	Diminuição e expansão da caixa torácica	Mudança de decúbito
Úlcera de decúbito	Pressão na pele de longo prazo	Mudança de decúbito

(continua)

(Quadro1.6 – conclusão)

Sintomas	Etiologia – causas	Conduta
Incontinência urinária	Dificuldade para urinar/micção corretamente	Suspender precocemente o uso da sonda vesical/tratamento de infecção urinária
Constipação intestinal	Dificuldade para evacuar/comidas inadequadas/sedentarismo e acamado	Sair precocemente da cama/nutrição adequada (fibras etc.) e exercícios físicos
Distúrbio psicológico e cognitivo	Monotonia de vida/falta de atividade diária e solidão	Recreação/trabalho e tratamento psicológico

Fonte: Furuichi, 2008, p. 191, citado por Moriguchi; Bonardi; Moriguchi, 2014, p. 176.

Não existem, assim, segredos quanto às ações necessárias para a prevenção do aparecimento de doenças. Algumas ações simples são:

- alimentação saudável;
- prática de atividade física regular;
- acompanhamento médico periódico para diagnóstico precoce e tratamento adequado dos eventuais agravos à saúde;
- diminuição de situações estressoras e priorização de momentos de descanso e de lazer apropriados;
- manutenção da mente ativa e produtiva, com pensamentos positivos;
- manutenção adequada do peso;
- evitação de álcool e tabaco.

As ações de prevenção e de promoção da saúde, que envolvem medidas referentes às doenças e aos aspectos do bem-estar social e cultural, são primordiais para as pessoas idosas com CF preservada e, também, para as que já se encontram com incapacidade. Para esse primeiro grupo, embora necessárias, tais ações não são totalmente suficientes: é preciso que haja também a reabilitação. Na próxima seção, abordaremos a promoção da saúde, a reabilitação e o autocuidado.

1.4 Promoção de saúde, reabilitação e autocuidado

O envelhecimento populacional suscita uma preocupação mundial, por se tratar de um processo gradual de transição demográfica, que consequentemente modifica a idade da longevidade e acomete pessoas com um número elevado de doenças crônico-degenerativas e incapacitantes. Diante disso, é essencial buscar e implementar todas as alternativas possíveis não somente para prevenir, mas também para protelar o aparecimento de doenças crônicas e seus agravos. Estima-se que cada pessoa idosa apresente pelo menos uma doença crônico-degenerativa (Brasil, 2002).

A **promoção da saúde** é um processo de capacitação da comunidade para que esta vislumbre sua qualidade de vida por meio de uma ampla participação nesse processo. Para que seja possível contemplar um estado de completo bem-estar físico, mental e social, os indivíduos e os grupos sociais precisam saber identificar suas aspirações, satisfazer suas necessidades e modificar, de modo favorável, o meio ambiente. Dessa forma, a responsabilidade pela promoção da saúde não é exclusiva do setor de saúde e vai além de um estilo de vida saudável, na direção do bem-estar global (Brasil, 2002).

A promoção da saúde engloba ações individuais ou coletivas, voltadas ao indivíduo ou à comunidade, de modo que, articulada com as demais estratégias e políticas do Sistema Único de Saúde (SUS), possa atender às necessidades sociais em saúde. Assim, ela deve transpor a prevenção de doenças, elevando a qualidade de vida e o bem-estar da população.

As primeiras recomendações da promoção da saúde emanaram da I Conferência Internacional sobre Promoção da Saúde, realizada em Ottawa, no Canadá, em 1986, considerada referência para o desenvolvimento de ideias sobre esse tema no mundo.

A promoção tem como objetivo minimizar os riscos potenciais de doenças e agravos, reduzindo, com isso, o número de mortes por determinadas patologias e trazendo os usuários para dentro dos serviços de saúde, com a visão de prevenir o surgimento de enfermidades, e não mais a de tratar doenças preveníveis.

O enfoque da promoção da saúde, baseada na Carta de Ottawa, identifica seis princípios relativos à saúde das pessoas idosas (Brasil, 2002):

1. A velhice não é doença, mas uma etapa evolutiva da vida.
2. A maioria das pessoas com 60 anos ou mais estão em boas condições físicas, e sua saúde é boa, mas, ao envelhecerem, perdem a capacidade de se recuperar das doenças de forma mais rápida e em sua totalidade, o que as torna mais debilitadas e propensas a necessitar de auxílio para o autocuidado.
3. É possível fortalecer a CF no envelhecimento, com capacitação e estímulos, aliados à prevenção de agravos.
4. Quando comparados aos jovens e considerados do ponto de vista social e psicológico, as pessoas idosas são mais heterogêneas.
5. A promoção da saúde no envelhecimento precisa ter como foco o funcionamento físico, mental e social, bem como a prevenção do aparecimento de doenças e incapacidades.
6. Várias medidas podem afetar a saúde das pessoas idosas, e elas perpassam o setor de saúde; os profissionais do setor social e de saúde, contudo, podem propiciar tal atenção.

Nesse sentido, a PNSI (Brasil, 2006a) tem como finalidade:

> recuperar, manter e promover a autonomia e a independência dos indivíduos idosos, direcionando medidas coletivas e individuais de saúde para esse fim, em consonância com os princípios e diretrizes do Sistema Único de Saúde. É alvo dessa política todo cidadão e cidadã brasileiros com 60 anos ou mais de idade.

Assim, o envelhecimento precisa ocorrer com saúde, de modo ativo, sem qualquer tipo de dependência funcional. Para tanto, é necessário que a promoção da saúde aconteça em todas as idades, conforme preconiza a referida política, cujas diretrizes são:

a. promoção do envelhecimento ativo e saudável;
b. atenção integral, integrada à saúde da pessoa idosa;
c. estímulo às ações intersetoriais, visando à integralidade da atenção;
d. provimento de recursos capazes de assegurar qualidade da atenção à saúde da pessoa idosa;
e. estímulo à participação e fortalecimento do controle social;
f. formação e educação permanente dos profissionais de saúde do SUS na área de saúde da pessoa idosa;
g. divulgação e informação sobre a Política Nacional de Saúde da Pessoa Idosa para profissionais de saúde, gestores e usuários do SUS;
h. promoção de cooperação nacional e internacional das experiências na atenção à saúde da pessoa idosa; e
i. apoio ao desenvolvimento de estudos e pesquisas. (Brasil, 2006a)

Dessa forma, para que ocorra o envelhecimento saudável, são necessárias as seguintes oportunidades:

a. desenvolver e valorizar o atendimento acolhedor e resolutivo à pessoa idosa, baseado em critérios de risco;
b. informar sobre seus direitos, como ser acompanhado por pessoas de sua rede social (livre escolha) e quem são os profissionais que cuidam de sua saúde;
c. valorizar e respeitar a velhice;
d. estimular a solidariedade para com esse grupo etário;
e. realizar ações de prevenção de acidentes no domicílio e nas vias públicas, como quedas e atropelamentos;
f. realizar ações integradas de combate à violência doméstica e institucional contra pessoas idosas;
g. facilitar a participação das pessoas idosas em equipamentos sociais, grupos de terceira idade, atividade física, conselhos de saúde locais e conselhos comunitários onde a pessoa idosa possa ser ouvida e apresentar suas demandas e prioridades;
h. articular ações e ampliar a integração entre as secretarias municipais e as estaduais de saúde, e os programas locais desenvolvidos para a difusão da atividade física e o combate ao sedentarismo;
i. promover a participação nos grupos operativos e nos grupos de convivência, com ações de promoção, valorização de experiências positivas e difusão dessas na rede, nortear e captar experiências;
j. informar e estimular a prática de nutrição balanceada, sexo seguro, imunização e hábitos de vida saudáveis;

k. realizar ações motivadoras ao abandono do uso de álcool, tabagismo e sedentarismo, em todos os níveis de atenção;
l. promover ações grupais integradoras com inserção de avaliação, diagnóstico e tratamento da saúde mental da pessoa idosa;
m. reconhecer e incorporar as crenças e modelos culturais dos usuários em seus planos de cuidado, como forma de favorecer a adesão e a eficiência dos recursos e tratamentos disponíveis;
n. promover a saúde por meio de serviços preventivos primários, tais como a vacinação da população idosa, em conformidade com a Política Nacional de Imunização;
o. estimular programas de prevenção de agravos de doenças crônicas não transmissíveis em pessoas idosas;
p. implementar ações que contraponham atitudes preconceituosas e sejam esclarecedoras de que envelhecimento não é sinônimo de doença;
q. disseminar informação adequada sobre o envelhecimento para os profissionais de saúde e para toda a população, em especial para a população idosa;
r. implementar ações para reduzir hospitalizações e aumentar habilidades para o autocuidado dos usuários do SUS;
s. incluir ações de reabilitação para a pessoa idosa na atenção primária de modo a intervir no processo que origina a dependência funcional;
t. investir na promoção da saúde em todas as idades; e
u. articular as ações do Sistema Único de Saúde com o Sistema Único de Assistência Social – SUAS. (Brasil, 2006a)

Para manter a pessoa idosa o maior tempo possível na comunidade, no conforto com a família, de maneira digna, é essencial que a promoção da saúde aconteça. Com isso, efetiva-se o alcance máximo da autonomia, para a manutenção tanto da CF quanto do domínio das habilidades físicas e mentais para uma vida independente e autônoma. O autocuidado passa a ser estudado, então, como uma competência para as AVD.

O **autocuidado** é considerado o desempenho ou a prática de atividades em benefício próprio para a manutenção da vida, da saúde e do bem-estar. Essas ações fundamentam-se na percepção individual sobre a própria condição e acabam influenciando as escolhas diárias relacionadas às práticas de higiene, de nutrição, de exercícios e de acesso aos cuidados de saúde e a todas as demais atividades. Essa é a chamada *teoria do autocuidado*, de Dorothea Orem.

Para Orem (1995), o autocuidado é o desempenho ou a prática de atividades com vistas a satisfazer às necessidades do próprio ser, sejam fisiológicas, sejam de desenvolvimento, sejam comportamentais, com base em determinados requisitos ou condições.

O autocuidado abarca três requisitos/exigências: (1) universais; (2) de desenvolvimento; e (3) de desvio de saúde. Os universais estão relacionados aos processos de vida e à manutenção da integridade da estrutura e funcionamento humanos (comum a todos os seres humanos, em todos os ciclos de vida). O autocuidado requer o estímulo à promoção da saúde e da autoestima, fatores vitais para todas as pessoas, principalmente as idosas. A pessoa idosa, portanto, precisa ser associada ao processo de promoção de sua saúde e de seu bem-estar, no ambiente em que está inserida.

Quando ocorre o desequilíbrio nos cuidados, evidencia-se a denominada *teoria do déficit de autocuidado*, segundo a qual a capacidade de a pessoa idosa realizar essa demanda encontra-se prejudicada. Nesse caso, a pessoa idosa está incapacitada ou limitada de praticar um autocuidado contínuo e eficaz.

O autocuidado abrange todas as ações e decisões de um indivíduo para prevenir, diagnosticar e tratar sua patologia, em que todas as atividades individuais são dirigidas à manutenção e à melhoria da saúde. Trata-se de uma conduta apreendida. Para tanto, esse processo baseia-se nos seguintes pressupostos: necessidade de conhecer; autoconceito daquele que aprende; experiência daquele que aprende; disposição para aprender; e motivação para aprender. Abrange também o saber acumulado pelo indivíduo ao longo de sua vida.

Quando a promoção da saúde e o estímulo ao cuidado já não são mais possíveis, as pessoas idosas podem necessitar avançar para a fase da reabilitação. A **reabilitação** da pessoa idosa é um processo complexo, visto que a IF é multifacetada e demanda a abordagem de uma equipe multidisciplinar. Engloba, ainda, o espaço onde ela ocorre (residência), os espaços com baixa tecnologia, o centro hospitalar, as diferentes regiões do país. É um procedimento que requer, além de técnica, planejamento e organização adequados.

Assim, existem modelos, como o de Isaacs e Neville (1976), cuja aplicação viabiliza avaliar a CF e a extensão da ajuda que a pessoa idosa precisa receber. Esses modelos podem ser classificados em três grupos: (1) com acompanhante contínuo; (2) com acompanhante em alguns períodos do dia; e (3) com acompanhante não diário. Pode-se considerar também outra classificação em relação ao turno (manhã, tarde e noite).

Para atingir o envelhecimento saudável, com qualidade de vida, é importante adotar estratégias de promoção à saúde, destacando-se aqui a educação em saúde, que, quando combinada com os apoiadores educacionais e com o ambiente no qual é desenvolvida, consegue concretizar a preservação da saúde (Salci et al., 2013). A promoção da saúde demanda, portanto, a educação para a saúde, pela qual os indivíduos aprendem que precisam assumir um papel ativo, com o controle das condições que afetam sua saúde e com o autocuidado sempre em evidência.

1.5 Cuidados gerais

A higiene consiste em um aspecto pessoal, comumente considerado um dos fatores para a promoção da saúde humana, por meio do qual se removem os agentes infecciosos e infectantes do corpo em benefício do bem-estar. Assim, é pertinente enfatizar que a higiene se relaciona com todas as medidas que objetivam prevenir o aparecimento de doenças. Em síntese, a higiene permite, mediante um conjunto de práticas, proporcionar conforto e segurança, prevenir doenças e auxiliar o indivíduo no restabelecimento de sua saúde. Está presente em todos os ciclos de vida, porém merece destaque especial quanto às pessoas idosas, visto que elas dispõem de reduzidos mecanismos de defesa contra doenças.

A higiene corporal da pessoa idosa faz parte do autocuidado e abrange sua capacidade de tomar banho, realizar a higiene íntima, lavar os cabelos, limpar as orelhas, fazer a barba, realizar a higiene oral, cortar as unhas, pentear os cabelos, manter suas roupas limpas e em condições de uso e hidratar a pele. Quando a pessoa idosa perde essa capacidade, o cuidador assume tal papel, como auxiliar, podendo ainda supervisionar e orientar as condições de higiene desse sujeito.

Associadas à higiene, existem ainda as necessidades de movimentação e de transporte, de eliminações, de medicação, de nutrição e de alimentação, para que a pessoa idosa usufrua do completo bem-estar. Em paralelo, suas necessidades de repouso são diferenciadas, pois seu ciclo de vigília e repouso precisa ser equilibrado: ela apresenta uma quantidade maior de horas noturnas e deve intercalar cochilos ao longo do dia, com duração de 30 a 45 minutos.

A seguir, detalharemos cada uma dessas necessidades.

1.5.1 Higiene: couro cabeludo

Em virtude de sua rica vascularização e da presença de cabelo, o couro cabeludo tem grande tendência ao acúmulo de oleosidade e de sujeira, tornando-se um meio de contaminação e de desconforto. Não existe uma rotina para a higienização do couro cabeludo, devendo ser feita sempre que o indivíduo apresentar excesso de oleosidade. Deve-se ainda levar em consideração se a pessoa idosa se encontra acamada ou não.

1.5.2 Higiene: oral

Independentemente do tipo de alimentação (via oral ou sondas), a cavidade oral é repleta de germes e bactérias, portanto é recomendada a realização de sua higiene três vezes por dia ou após as refeições.

1.5.3 Higiene: ocular

Recomenda-se a limpeza da região ocular com a utilização de solução fisiológica a 0,9% em pacientes acamados, uma vez que apresentam maior acúmulo de secreção ocular. Colírios, quando prescritos pelo médico, auxiliam na hidratação e na proteção contra ressecamentos.

1.5.4 Higiene: corporal

Os banhos são assim categorizados:

- **Aspersão**: é o banho de chuveiro, que pode ser realizado pela própria pessoa idosa, com supervisão ou com auxílio.
- **Banho de leito**: quando a pessoa idosa não consegue se locomover até o chuveiro ou quando sua estrutura física não permite isso, o banho passa então a ser realizado no leito. Há alguns dispositivos próprios, capazes de transformar o leito em uma banheira, evitando que se molhe o ambiente.
- **Banho de imersão**: é o banho realizado em banheira, porém requer atenção especial, em virtude do risco de queda; também demanda atenção a imersão por mais de 20 minutos, pois esta pode ocasionar hipotensão e mal-estar. É contraindicado para pessoas idosas dependentes.
- **Banho parcial**: é o banho no qual somente a genitália é higienizada; comumente é utilizado nas trocas de fraldas, para remoção de todos os resíduos.

1.5.5 Higiene: unhas e pés

O corte das unhas precisa ser realizado sempre que estas apresentarem necessidades visíveis, devendo ser feito após o banho, visto que estão mais amolecidas e, por isso, mais fáceis de aparar.

As pessoas idosas comumente apresentam alterações nos pés, como calosidades, ressecamento, unha encravada, micose, rachaduras e joanetes. Os pés necessitam de atenção especial e olhar diário, pois algumas DCNTs, como diabetes, podem levar à perda de sensibilidade e ocasionar lesões somente identificadas visualmente. O acompanhamento frequente por um profissional da podologia ou um enfermeiro podiatra é essencial.

A higienização diária pode ser realizada com sabonete neutro e após a secagem, feita com toalha de algodão. É preciso sempre se lembrar de secar as interdigitais (entre os dedos).

1.5.6 Movimentação e transporte

Por apresentar alterações em sua estrutura, a pele da pessoa idosa é mais frágil, tendo, assim, maior propensão a sofrer lesões. Em pessoas idosas acamadas, a movimentação requer maior cuidado, devendo-se evitar o atrito com objetos, como lençol, cadeira e cama. Quando a pessoa idosa não tiver capacidade funcional para sua movimentação, esta deve ser realizada várias vezes ao dia; no caso de pessoas idosas acamadas, seu reposicionamento no leito (mudança de decúbito – posições: decúbito dorsal, decúbito lateral esquerdo/direito, decúbito ventral) deve ocorrer a cada duas horas. É possível ainda a realização da movimentação da cama para a cadeira de rodas e da cadeira para a poltrona.

Toda movimentação pode ser auxiliada por dispositivos, como os de guindaste de transferência, dependendo da situação de cada pessoa idosa. Ao realizar a movimentação, é preciso sempre analisar tudo o que se encontra ao redor do cuidador, bem como as condições que possam interferir nessa tarefa.

1.5.7 Eliminações

As eliminações intestinais precisam ser observadas em relação ao seu tipo: diarreia, incontinência fecal (incapacidade de segurar as fezes, eliminando-as involuntariamente) ou obstipação intestinal (fezes endurecidas, podendo haver a necessidade de retirada manual).

As eliminações intestinais estão atreladas: ao tipo de alimentação; à ingestão de líquidos; aos horários das refeições; à ausência de atividade física; ao ambiente (tipos de banheiros e viagens); ao uso de fármacos; à tensão emocional; e à falta de privacidade.

As eliminações urinárias podem ser prejudicadas por infecções urinárias, por lesões decorrentes do parto, por perda de força muscular e por alterações hormonais. As principais alterações, no entanto, estão ligadas à incontinência urinária (IU). É importante observar a regularidade e o volume da urina na pessoa idosa.

A utilização de fraldas geriátricas auxilia a pessoa idosa que apresenta perda involuntária de fezes e urina, podendo ser utilizadas no período noturno ou, nos casos mais severos, durante todo o dia.

1.5.8 Medicamentos

Os medicamentos exigem uma atenção especial, visto que a quantidade e a periodicidade das doses variam conforme prescrição médica. A metabolização nas pessoas idosas é diferenciada em razão da redução da massa muscular e da capacidade do fígado e dos rins de eliminar as substâncias. Esse tópico será detalhado no Capítulo 5.

1.5.9 Nutrição e alimentação

A nutrição desdobra-se em três fases: (1) alimentação (desde a escolha, o preparo até a absorção); (2) metabolismo (reações químicas responsáveis pelo processo de síntese e degradação dos nutrientes); e (3) excreção (eliminação dos produtos do metabolismo utilizados e não utilizados). Esse tópico será detalhado no Capítulo 6.

A alimentação deve ocorrer com a pessoa idosa posicionada corretamente, sempre sentada e com o tronco elevado, respeitando-se sua velocidade ao se alimentar. Devem ser evitados alimentos líquidos e sólidos ao mesmo tempo, preferindo-se a ingestão de pequenas porções. Toda e qualquer dúvida sobre a alimentação deve ser esclarecida com o nutricionista.

Síntese

Atender às necessidades de um indivíduo requer que este tenha autoconhecimento suficiente para, assim, ajudar na elaboração de um melhor plano de cuidados.

No caso das pessoas idosas, com o envelhecimento, ocorrem alterações biológicas, psicológicas e sociais que podem dificultar a adaptação desses sujeitos a esse ciclo. Importante ressaltar que o envelhecimento deve ser articulado à preservação da autonomia e da independência, pois estas contribuem para que ele seja bem-sucedido.

Os cuidados no envelhecimento diferem daqueles observados nos demais ciclos de vida, pois a pessoa idosa apresenta outras necessidades, uma vez que ocorreram modificações em sua estrutura corporal que podem estar associadas, inclusive, à dependência de outros fatores para a realização do cuidado. Dessa forma, para a prevenção da incapacidade funcional (IF), é importante que haja a prevenção e a promoção da saúde, direcionadas ao autocuidado.

Para saber mais

Para mais detalhes sobre o uso da escala de Katz na avaliação da funcionalidade da pessoa idosa, confira o seguinte material:

DUARTE, Y. A. de O.; ANDRADE, C. L. de; LEBRÃO, M. L. O Índex de Katz na avaliação da funcionalidade dos idosos. **Revista da Escola de Enfermagem da USP**, v. 41, n. 2, p. 317-325, 2007. Disponível em: <https://www.scielo.br/j/reeusp/a/35KzF4DTCvJbfbhs5nFQyVG/?format=pdf&lang=pt>. Acesso em: 14 jan. 2022.

Para saber mais sobre os instrumentos de avaliação geriátrica, consulte este guia:

VERAS, R. P. **Guia dos instrumentos de avaliação geriátrica**. Rio de Janeiro: Unati; UERJ, 2019. Disponível em: <https://www.unatiuerj.com.br/Guia%20dos%20instrumentos%20Avaliacao%20Geriatrica.pdf>. Acesso em: 17 jan. 2022.

A fim de aprofundar os conhecimentos acerca das escalas de avaliação do estado de saúde de pessoas idosas, acesse:

GESEN – Grupo de Estudos sobre o Envelhecimento. **Escalas de avaliação do estado de saúde de idosos**. Disponível em: <http://www.uel.br/projetos/gesen/pages/arquivos/ESCALAS%20DE%20AVALIA%C3%87%C3%83O%20DO%20ESTADO%20DE%20SA%C3%9ADE%20DE%20IDOSOS(1).pdf>. Acesso em: 17 jan. 2022.

Questões para revisão

1. A base da teoria da motivação de Maslow fundamenta-se na motivação por necessidades não satisfeitas. Ele define cinco categorias de necessidades humanas: fisiológica, de segurança, social, de estima e de autorrealização. Com base nessa hierarquização, as necessidades fisiológicas e de segurança, respectivamente, representam a ordem de prioridades:
   a) primárias.
   b) secundárias.
   c) terciárias.
   d) *cases* da pirâmide.
   e) superiores.

2. Diante do envelhecimento humano, o cuidado emerge em todas as situações, visto que se trata de um processo dinâmico quanto às ações planejadas com base na realidade da pessoa idosa e de sua família. Algumas dessas necessidades de cuidados são mais evidentes. Sobre o tema, assinale V para os itens que estão relacionados a essas necessidades e F para os que não estão.
   ( ) Alterações na deglutição
   ( ) Perda auditiva
   ( ) Adaptação de ambientes
   ( ) Funções motoras
   ( ) Transtornos no comportamento e psicológicos
   ( ) Inclusão social

   Agora, marque a alternativa que apresenta a sequência obtida:
   a) V – V – F – V – V – F.
   b) V – V – F – F – V – F.
   c) V – V – F – V – F – F.
   d) V – V – V – V – V – F.
   e) V – V – V – V – V – V.

3. A prevenção visa oferecer benefícios às pessoas, envolve o retardo do aparecimento de doenças crônicas e permite um controle adequado delas, que minimize o impacto no estado funcional da pessoa idosa. No que se refere à prevenção das incapacidades decorrentes do processo de envelhecimento, esta depende das modificações dos fatores de risco associados ao estilo de vida das pessoas. Epidemiologicamente, patologias como diabetes e hipertensão são as principais responsáveis por grande parte das incapacidades. Há, assim, três níveis de prevenção. Sobre o tema, associe cada tipo de prevenção à respectiva descrição:
   I) Prevenção primária
   II) Prevenção secundária
   III) Prevenção terciária
   ( ) Atuação que visa à redução dos prejuízos funcionais decorrentes de um problema agudo ou crônico. Inclui medidas de reabilitação. É organizada em duas vertentes:

(1) remediação de sequelas oriundas das doenças; e (2) inclusão de pessoas idosas que desenvolverão agravos já previsíveis.

( ) Remoção de causas e fatores de risco de um problema de saúde, antes que ele ocorra. Primeiro nível – dividido em dois planos: (1) prevenção de agravos (promoção, educação em saúde e vacinas); e (2) antecipação diagnóstica. Segundo nível: programas de *screening*, triagem e rastreamento na detecção precoce de doenças não transmissíveis.

( ) Detecção de um problema de saúde em fase inicial, para reduzir ou prevenir sua disseminação ou suas consequências a longo prazo. É dividida em dois níveis: (1) diagnóstico e tratamento precoce; e (2) limitação da invalidez.

Agora, marque a alternativa que apresenta a sequência obtida:

a) 1 – 2 – 3.
b) 3 – 1 – 2.
c) 3 – 2 – 1.
d) 2 – 3 – 1.
e) 2 – 1 – 3.

4. Ao envelhecerem, as pessoas apresentam alterações significativas em sua estrutura corporal, rotinas de atividades, questões sociais etc. Tudo isso está ligado à sua autonomia, que, quando não trabalhada ao longo da vida, pode ter repercussões posteriormente. Para tratar disso, utilizam-se duas expressões: *capacidade funcional* (CF) e *incapacidade funcional* (IF). Diferencie esses dois conceitos.

5. O autocuidado abrange todas as ações e decisões de um indivíduo para prevenir, diagnosticar e tratar sua patologia, em que todas as atividades individuais são dirigidas à manutenção e à melhoria da saúde. Trata-se de uma conduta apreendida. Para tanto, esse processo baseia-se em alguns pressupostos. Cite-os.

Questão para reflexão

1. A pessoa idosa que sofreu um acidente vascular encefálico (AVE) demanda um grupo de cuidados e procedimentos específicos voltados à sua reabilitação. Nessa situação, é necessário mobilizar uma equipe multidisciplinar, para que haja a recuperação e a reabilitação das Atividades de Vida Diária (AVD) básicas. Nesse caso, para identificar e avaliar a capacidade funcional (CF) e a extensão da ajuda que a pessoa idosa precisa receber, pode-se aplicar qual escala?

Capítulo 2
Necessidades de cuidados específicos em gerontologia

Ana Paula Hey

"A velhice não poderia ser compreendida senão em sua totalidade; ela não é somente um fato biológico, mas também um fato cultural."

(Simone de Beauvoir, 2018)

Conteúdos do capítulo:

- Necessidades específicas da pele em pessoas idosas.
- Cuidados com a pele em pessoas idosas.
- Negligência e maus-tratos.
- Planejamento do ambiente e espaços para pessoas idosas.
- Educação em saúde em gerontologia.

Após o estudo deste capítulo, você será capaz de:

1. apontar as especificidades da pele de pessoas idosas;
2. descrever as principais necessidades de cuidados com a pele de pessoas idosas;
3. identificar lesões mais incidentes na pele de pessoas idosas;
4. refletir acerca de negligência e maus-tratos no trato com pessoas idosas;
5. compreender as necessidades de planejamento em um ambiente e em um espaço físico para pessoas idosas, bem como seu impacto na segurança e na qualidade de vida delas;
6. reconhecer a importância da educação em saúde em gerontologia.

O cuidado às pessoas idosas demanda o atendimento a algumas necessidades diferenciadas em virtude das especificidades desse público, principalmente com a longevidade. Ao dialogar acerca dessas particularidades, é necessário reconhecer que, nesse contexto, podem chamar mais a atenção as alterações corporais, que compreendem modificações importantes em diversos órgãos e sistemas, impactando a segurança e a qualidade de vida.

Cabe destacar, entretanto, que as especificidades de cuidado nessa etapa da vida superam a dimensão biológica, contemplando as dimensões familiar, social, psicoafetiva e, até mesmo, espiritual, cada qual com seu universo de singularidades, que se inter-relacionam, refletindo questões influenciadas pelo social, pelo momento histórico e, também, pelo individual.

Ainda, alguns temas importantes se interseccionalizam com as dimensões de cuidado, como a luta de classes, as questões raciais, as questões de vulnerabilidade social, de gênero e raça, de capacidade, de orientação sexual (Pereira; Ponte; Costa, 2018) e de religião.

A interseccionalidade refere-se à sobreposição ou ligação de diversas identidades sociais, em pessoas idosas, que têm suas idiossincrasias, porém se relacionam por meio das atitudes de injustiça e de desigualdade, atitudes opressivas, discriminatórias e preconceituosas, como é o caso do idadismo, preconceito social relativo ao envelhecimento.

Tais temas se ancoram em uma base multidimensional na infraestrutura social, não podendo ser ignorados quando do estudo das especificidades de pessoas idosas (Debert, 2014). Além disso, é preciso enfatizar, nesse diálogo inicial, o pensamento de Bakhtin (2012), quando nos convoca a um compromisso inevitável com o outro, com o ser responsavelmente partícipe que ocupa seu lugar único no mundo, cujo foco, nesta obra, é a pessoa idosa.

Embora as políticas públicas brasileiras de atenção às pessoas idosas contemplem essas dimensões, verifica-se um foco maior nas alterações no corpo físico, em detrimento das dimensões de cuidado.

Em seu belo estudo sobre a velhice, Beauvoir (2018) convida à reflexão quando aponta que, com a velhice, além das modificações no corpo, denominadas de *fenômenos biológicos*, deve-se pensar em outras questões, como os fenômenos psicológicos, os quais, como em todas as situações humanas, são cercados de uma dimensão existencial.

Na dimensão existencial, o homem e a mulher, quando envelhecem, redefinem suas relações com o mundo e com as próprias histórias. Modificam, ainda, a maneira de vivenciar a relação com o tempo, o que pode ocorrer em função do maior nível de fragilidade do corpo.

A autora chama a atenção para a influência social, que impõe certos estatutos, quando destina às pessoas idosas um lugar e um papel, levando em conta sua impotência e sua experiência. Assim, defende que não é possível analisar todas as dimensões que cercam a velhice de modo isolado, pois cada uma reage sobre a outra e é afetada por todas, no movimento infindo dessa circularidade.

Portanto, apesar de este capítulo estar organizado em cinco temas, de forma a facilitar as reflexões e o diálogo, eles devem ser pensados de maneira inter-relacionada, no emaranhado complexo das relações de cuidado.

Desse modo, longe de nos propormos a abordar todas as especificidades no cuidado às pessoas idosas, discutiremos algumas questões importantes, direcionadas às singularidades desse grupo. Para tanto, dividiremos o texto em cinco seções, nas quais trataremos de: (1) características específicas da pele de pessoas idosas; (2) cuidados necessários com a pele; (3) negligência e maus-tratos; (4) planejamento do ambiente e do espaço voltados a essas pessoas; e (5) educação em saúde em gerontologia.

2.1 Necessidades específicas da pele em pessoas idosas

Primeiramente, podemos nos questionar: Conhecemos todas as estruturas e funções da pele? Começaremos esta seção por esse tema, revisitando alguns conceitos sobre a pele.

A pele é o maior órgão do corpo, sendo formada por duas camadas, a epiderme e a derme, que são sustentadas por uma série de estruturas subjacentes. Ela exerce múltiplas funções, tais como: estabelecer uma barreira entre o ambiente externo e os órgãos internos; proteger contra traumas, produtos químicos, microrganismos, estresse mecânico; auxiliar na fabricação de hormônios e vitaminas; proporcionar a troca de fluidos, sais, gases e calor; auxiliar na regulação da temperatura corporal (Orsted et al., 2017).

A pele também executa funções sensoriais relacionadas ao toque, à pressão e à temperatura, servindo de alerta diante de potenciais danos ao tecido; funciona, ainda, como uma janela entre a mente, o corpo e o mundo externo, revelando emoções, como é o caso do rubor e do arrepio. Ademais, auxilia o sistema imunológico na manifestação de sinais inflamatórios, como a dor, o calor, o rubor e o edema (Orsted et al., 2017).

Oliveira (2012) explica que a pele representa igualmente o elo entre o indivíduo, a sociedade e o ambiente físico, ocupando lugar de destaque na esfera psíquica dos seres humanos. Acrescenta que a pele pode expressar aspectos da história de vida da pessoa, pois, em cada sujeito, ela manifesta características únicas, tornando-se um dos indicadores do envelhecimento biológico e cronológico.

Em publicação sobre a pele da pessoa idosa editada pela Sociedade Brasileira de Dermatologia (SBD, 2014), encontra-se a reflexão de que nas relações interpessoais também é exigida da pele e da cabeça uma boa impressão, complementada pelo olfato e pelo tato.

Salienta-se, no entanto, que tais cuidados não se referem apenas ao mundo da mulher idosa, permeando também o mundo do homem. Faz-se necessária essa observação, já que, às vezes, os cuidados com a pele e com os cabelos podem ser considerados exclusivos do mundo feminino, interditando-se a visualização da importância desse tema em relação a todos os sujeitos.

2.1.1 Componentes da pele

Esta seção baseia-se, principalmente, no documento editado pela Canadian Association of Wound Care (Orsted et al., 2017) sobre a pele, no qual são descritas sua composição, suas funções e suas alterações referentes às diversas etapas da vida. Assim, iniciaremos nossa exposição discorrendo sobre os componentes da pele.

A **epiderme** é a camada mais externa da pele, contribuindo para que se forme uma barreira externa, que auxilia na retenção da umidade, sendo composta de células epidérmicas firmemente dispostas. Sua espessura varia conforme a região do corpo, podendo ser muito fina – em torno de 0,5 mm, na membrana timpânica – ou passando de 6 mm – na sola dos pés.

A epiderme não tem vasos sanguíneos e busca oxigênio e nutrição em camadas mais profundas, por difusão dos capilares sanguíneos que se estendem às camadas superiores da derme. No Quadro 2.1 são descritas as diversas camadas da epiderme, que podem ser visualizadas na Figura 2.1.

Quadro 2.1 – Camadas da epiderme

Camada da epiderme	Características
Camada córnea (estrato córneo)	É uma camada mais externa. Suas células migram para cima e são repostas, em média, a cada 14 dias. Requer equilíbrio de umidade, temperatura e pH para a sua atividade. Tem pH ácido, denominado *manto ácido*, que auxilia na proteção contra algumas bactérias e fungos.
Camada lúcida	É a camada mais interna do extrato córneo. É encontrada na sola dos pés e na palma das mãos.
Camada granulosa	Nessa camada, as células escamosas estão em transição para se tornarem o estrato córneo. Ademais, perdem sua estrutura celular interna, incluindo os núcleos.
Camada espinhosa	Contém as células de Langerhans, derivadas da medula óssea, com função imunológica.
Camada basal	Contém queratinócitos, melanócitos e células de Merkel, que se regeneram constantemente. Os queratinócitos da camada mais profunda são continuamente empurrados para a superfície pela produção de células abaixo deles, contribuindo para a impermeabilização e para a proteção. Além disso, sofrem alterações graduais em sua forma e composição química durante esse trajeto até a superfície externa.

Fonte: Elaborado com base em Orsted et al., 2017.

Figura 2.1 – Camadas da pele

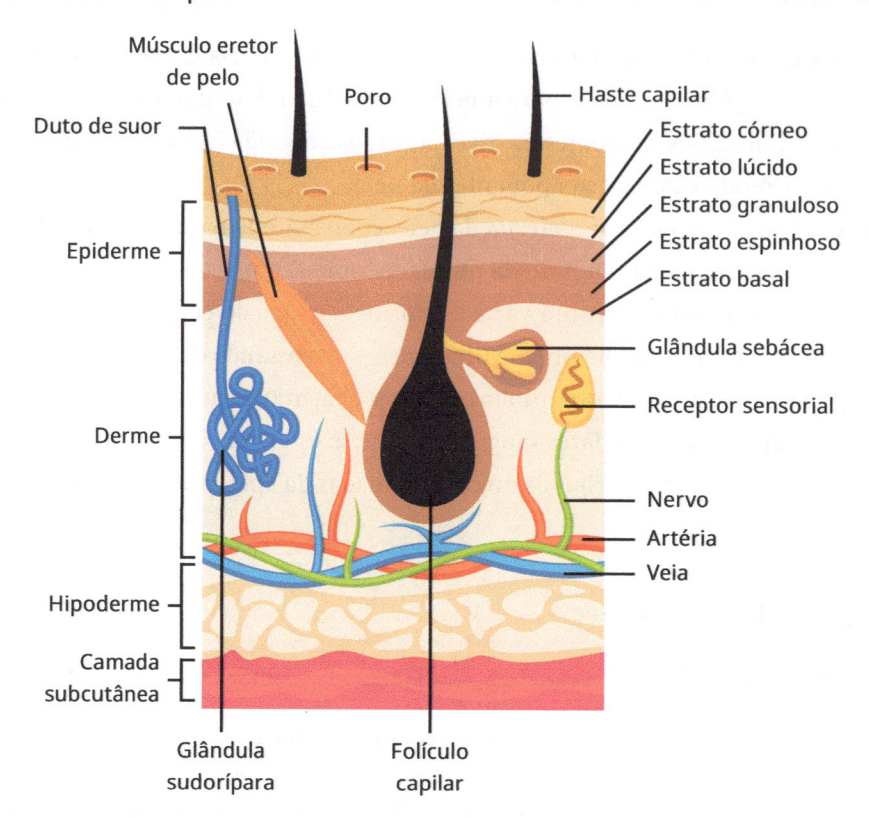

A epiderme é composta de diversas células, entre elas os ceratinócitos, produzidos pela camada basal, que sintetizam ceratina e vão perdendo seus núcleos à medida que chegam ao estrato córneo, ficando achatadas e rígidas, conferindo, assim, firmeza à epiderme, além de garantir impermeabilização e proteção contra a desidratação (Oliveira, 2012). A renovação total da pele ocorre, em média, a cada 25 ou 50 dias, variando com a idade.

Os melanócitos também compõem a epiderme, sendo responsáveis pela síntese de melanina, e estão situados na camada basal, contribuindo para a proteção contra os raios ultravioleta (UV) (Oliveira, 2012).

Na epiderme existem ainda as células de Langerhans, células imunitárias, que fagocitam partículas estranhas e microrganismos, saindo, em seguida, da epiderme e passando para os gânglios linfáticos satélites. Há também as células de Merkel, presentes em pouca quantidade na epiderme e na derme, as quais se ligam às terminações nervosas, importantes na sensação do tato e da pressão (Oliveira, 2012).

Outro ponto que merece destaque é o pH da pele, que varia de 4,0 a 6,5, sendo influenciado pela idade e por condições internas e externas ao corpo humano. O pH afeta a manutenção da função de barreira protetora da pele, em sua coesão e descamação (Yamada, 2015; Orsted et al., 2017).

A **derme** fica logo abaixo da epiderme e acima do tecido subcutâneo, ou hipoderme, e tem de 0,3 mm a 4 mm de espessura, sendo dividida nas camadas papilar e reticular.

Oliveira (2012) explica que a **derme papilar** se situa abaixo da camada basal da epiderme, sendo rica em células e capilares sanguíneos, fibras nervosas e corpúsculos táteis; é também onde se localiza a impressão digital. Já a **derme reticular** é mais densa e pobre em células, sendo, porém, rica em elastina, colágeno, fibronectina, histiócitos e líquido intercelular, bem como em numerosas células fagocitárias. A derme profunda é dificilmente diferenciada da camada reticular, penetrando no subcutâneo, sendo composta por grandes feixes de fibras colágenas.

A junção entre a epiderme e a derme tem uma série de estruturas peculiares, entre as quais se destacam diversos tipos de colágeno. Essas estruturas sofrem alterações, que ocorrem desde o nascimento até o envelhecimento.

A derme contém uma matriz extracelular composta por colágeno e fibras elásticas, que fornecem estrutura à pele e são importantes na cicatrização de feridas. Outra característica dessa camada da pele é a presença de um leito capilar, alimentado pelas arteríolas e drenado pelas vênulas, com a presença de capilares linfáticos intercalando essas estruturas.

Os folículos capilares e as glândulas sebáceas e sudoríparas também são revestidos por tecido epitelial, no apoio à regeneração da superfície da pele. Destacam-se ainda as funções do suor, que colabora na regulação da temperatura corporal, e do sebo, que contribui para a lubrificação da pele, evitando seu ressecamento.

2.1.2 A pele das pessoas idosas

Quando se abordam as especificidades da pele das pessoas idosas, podem surgir questões como: Existem muitas diferenças entre a pele da pessoa adulta e a pele da pessoa idosa? Faz sentido atentar para essas distinções? Revisitada a literatura com suas diversas vozes sobre o tema, torna-se notória a necessidade de esclarecer as diferenças quanto à pele dessa população.

Conforme as pessoas envelhecem, a pele vai passando por inúmeras modificações, influenciadas pela genética, pelo ambiente, pelo estilo de vida e por doenças crônicas associadas. Há uma perda progressiva de características funcionais e estruturais dos componentes teciduais, epitélio e tecido conjuntivo, de forma intrínseca – ocasionada pelo passar do tempo, por fatores genéticos e pelo encurtamento dos telômeros, que afetam a replicação celular – e extrínseca – causada pelos raios UV e pela produção de radicais livres, produto do metabolismo acelerado, no caso de algumas doenças crônicas (Yamada, 2015).

Apesar dessas variações individuais, o processo de envelhecimento fisiológico da pele causa algumas mudanças presumidas. Com relação a parâmetros morfológicos em pessoas idosas, entre outras alterações, há redução de 65% a 70% da espessura da pele; redução de melanócitos; aumento do tempo para a troca epidermal; perda da produção de células-tronco epidérmicas; alteração na junção dermo-epidérmica; capacidade limitada de divisão celular na derme; perda de gordura subcutânea; redução da circulação sanguínea; e redução na produção de suor (Oliveira, 2012).

Em razão do aumento da idade, ocorre uma redução de 50% da renovação celular da epiderme (Oliveira, 2012). Outra modificação se refere ao pH, que tende a ficar mais neutro, ou seja, menos ácido, portanto mais suscetível ao crescimento de microrganismos, com maior predisposição a infecções. Quando há, no entanto, algum problema ou doença na pele, o pH pode subir para níveis acima de 6.

Outras alterações bioquímicas descritas dizem respeito à redução da produção de colágeno (que confere tensão à pele, ou seja, sua diminuição ocasiona maior enrugamento) e de elastina, tecidos conjuntivos subjacentes à pele, que podem interferir na firmeza e na elasticidade dessa estrutura. Tais eventos podem contribuir também para um maior ressecamento da pele.

Salienta-se que a firmeza e a elasticidade variam no envelhecimento, de acordo com a composição genética, a saúde geral, a exposição ao sol, a rotina de cuidados com a pele, entre outros fatores.

A capacidade de percepção da pressão e do leve toque sobre a pele também pode ser reduzida, o que resulta em um aumento no limiar da dor. Destaca-se, contudo, que algumas doenças podem influenciar essa percepção, como é o caso da diabetes mellitus.

As células de Langerhans, que participam da defesa orgânica, são igualmente reduzidas, bem como o tecido adiposo subjacente, tornando a pele mais frouxa, o que se nota pela flacidez e pelas áreas de dobras. Da mesma forma, os melanócitos, células produtoras de pigmento, diminuem, tornando as pessoas idosas mais propícias a manchas, o que contribui para a redução dos folículos capilares.

Existem diferenças, ainda, em relação à pele de homens e mulheres, já que o estrogênio favorece o aumento da produção de colágeno e a umidade da pele, auxiliando na cicatrização de feridas, enquanto a testosterona estimula a produção de sebo e pelos faciais.

A pele das mulheres costuma ser mais fina e menos oleosa, o que representa maior propensão a rugas; a pele seca e fina está mais sujeita a danos causados pelo sol e pela fumaça de cigarro.

Outra questão que deve ser considerada são as doenças de pele, mais comuns em pessoas idosas, havendo ao menos uma queixa dermatológica em pessoas com 80 anos ou mais.

Assim, é fundamental, no exame da pele, realizar a avaliação da coloração, da umidade, da textura, da espessura, da temperatura, da elasticidade, da mobilidade, do turgor, da sensibilidade e das lesões elementares (Girondi et al., 2018).

2.2 Cuidados com a pele em pessoas idosas

"Até cortar os próprios defeitos pode ser perigoso. Nunca se sabe qual é o defeito que sustenta nosso edifício inteiro."

(Clarice Lispector, 2002)

Existem diversos cuidados a serem compreendidos no que se refere à pele de pessoas idosas. De forma a organizar a discussão, abordaremos três tipos de prevenção nesta seção: (1) a do fotoenvelhecimento; (2) a do câncer de pele; e (3) a de feridas e lesões na pele.

Em estudo realizado pela SBD, em 2006, acerca das doenças de pele mais comumente observadas no púbico em questão, apontam-se o câncer de pele, as micoses e o ressecamento, seguidos de alergias, psoríase e manchas (Gameiro, 2019). Além dessas questões, há alta incidência e prevalência de feridas em pessoas idosas, principalmente naquelas com doenças crônicas (Freitas et al., 2011; Evangelista et al., 2012; Domansky; Borges, 2012), como veremos posteriormente.

Quanto ao **fotoenvelhecimento**, ele é resultado, principalmente, de danos ambientais, como aqueles oriundos da exposição crônica e de longo prazo à radiação solar, associada ao tabagismo, à atividade laboral, a hábitos alimentares, a hábitos de cuidados com a pele e à exposição à poluição.

A radiação solar de interesse na correlação com a saúde das pessoas corresponde à faixa entre o ultravioleta (UV – 100 a 400 nm), a luz visível (LV – 400 a 780 nm) e a infravermelha (IV – acima de 780 nm), sendo que a radiação ultravioleta (RUV) pode ser dividida nos seguintes tipos: UV-A (315 a 400 nm), UV-B (280 a 315 nm) e UV-C (100 a 280 nm).

As áreas comumente mais expostas são o rosto, o pescoço e os membros superiores, e as áreas mais protegidas, que geralmente não têm alterações observáveis, são as mamas, as axilas, o abdômen e os glúteos. Assim, a pele de um sujeito apresenta diferentes áreas de fotoenvelhecimento.

Algumas medidas são essenciais para o cuidado da pele das pessoas idosas e para a fotoproteção, como a exposição coerente ao sol, para auxílio na síntese de vitamina D, importante para a absorção intestinal do cálcio, fundamental para a saúde óssea e a prevenção da osteoporose, já que somente a alimentação não é suficiente para suprir as demandas dos seres humanos. As orientações para a exposição solar estão descritas a seguir.

Recomendações para a fotoproteção da pele

1. Não se expor ao sol de forma desprotegida e intencional como fonte de produção de vitamina D ou para suprir sua deficiência.
2. Usar protetor solar com fator de proteção acima de 30, para pessoas que se expõem ao sol.
3. Usar protetor com fator de proteção solar (FPS) de, no mínimo, 30.

4. Para pessoas com diagnóstico prévio de câncer de pele, histórico de câncer de pele na família, maior sensibilidade ao sol, usar protetores solares com FPS superior a 30.
5. Não se expor ao sol sem o uso adequado de protetor solar, visto que os níveis de vitamina D podem ser monitorados e pode ser realizada sua suplementação.
6. Evitar exposição solar, principalmente entre 10h e 15h, horários de maior incidência dos raios UV.
7. Aplicar o protetor solar, em duas camadas, 15 minutos antes da exposição, em quantidade adequada para cada área corporal, reaplicando a cada 2 horas.
8. A quantidade adequada pode ser estimada com a regra da colher de chá, sendo, aproximadamente, 1 para rosto, cabeça, pescoço, braço e antebraço e 2 para tórax, abdômen e membros inferiores.

Fonte: Elaborado com base em SBD, 2014.

No Brasil, existem diferenças acentuadas no que tange ao índice de emissão de raios UV. Deve-se, portanto, observar esse indicador em cada região brasileira, sabendo-se que no país há grande área de insolação. Soma-se a isso o fato de a população brasileira ser heterogênea e miscigenada, tendo, assim, diferentes respostas à exposição solar.

A fotoproteção não inclui apenas o uso de protetor solar; caracteriza-se por um conjunto de medidas direcionadas, para que se previnam danos actínicos agudos (eritema, queimadura, bronzeamento) e/ou crônicos (fotoenvelhecimento e câncer de pele).

Essas medidas devem abarcar a proteção por meio de coberturas; uso de roupas e acessórios, como óculos, chapéus e bonés; permanência embaixo de áreas com sombras, o que pode ser feito com o uso de guarda-sol, preferencialmente com tecidos espessos e escuros; uso de fotoprotetores orais e proteção laboral adequada, além de educação para os cuidados com a pele, que deve começar na infância (SBD, 2014) e estender-se por toda a vida.

Quanto à **prevenção do câncer de pele**, ele é o mais frequente – cerca de 25% no mundo (SBD, 2014) –, atingindo muitas pessoas idosas. Existem diversos tipos de cânceres de pele: os não melanomas, por exemplo, têm baixa letalidade, porém resultam em diversas alterações funcionais e estéticas, as quais prejudicam sobremaneira a qualidade de vida, tendo como fatores de risco, principalmente, a exposição continuada e crônica à radiação UV. Os cânceres de pele mais comuns são o carcinoma basocelular (CBC) e o carcinoma espinocelular (CEC). O melanoma tem baixa incidência, mas alta letalidade, produzindo mais metástases a distância do que os outros tipos. Esse tipo de câncer tem como fator de risco a exposição a raios UV de forma aguda e intensa.

Pessoas idosas, principalmente aquelas com pele clara, olhos ou cabelos claros ou ruivos, com história de queimaduras na infância e na adolescência, história pessoal ou familiar de câncer de pele, presença de mais de 50 nevos melanocíticos (pintas), que vivem ou viveram em locais com altos índices de RUV, como no Brasil, estão mais propensas ao diagnóstico de câncer de pele.

Assim, uma estratégia importante para prevenir o câncer de pele, além da fotoproteção realizada ao longo da vida, conforme descrito anteriormente, deve contemplar: exame periódico da pele em casa, devendo-se observar, com o auxílio do espelho ou de outra pessoa, todas as regiões do corpo; e exame clínico anual de toda a pele. Deve ser dispensada atenção especial para as regiões de difícil visualização, como a sola dos pés, o dorso e o couro cabeludo, além da avaliação de todas as outras regiões.

No exame da pele, pode-se utilizar a regra do ABCDE, em que A corresponde à assimetria (lesões assimétricas: suspeita de malignidade); B, às bordas (bordas irregulares: suspeita de malignidade); C, à cor (dois ou mais tons: suspeita de malignidade); D, à dimensão (maior de 6 mm: suspeita de malignidade); e E, à evolução (suspeita-se de lesões que crescem, mudam de cor, sangram, exsudam ou doem). Constatada qualquer alteração com a regra do ABCDE, a pessoa deve procurar avaliação médica.

Quanto à **prevenção de feridas** na pele, existem algumas mais frequentes no público em questão, entre elas as lesões por pressão (LPs); as lesões por fricção; as lesões causadas por adesivos médicos; e a dermatite associada à incontinência (DAI).

As LPs são danos localizados na pele e/ou tecidos moles subjacentes, geralmente sobre uma proeminência óssea ou relacionados ao uso de dispositivo médico ou a outro artefato. A lesão pode se apresentar em pele íntegra ou como úlcera aberta, podendo ser dolorosa (EPUAP; NPIAP; PPPIA, 2019).

Ademais, representam alto índice de complicações, pois aumentam os custos relacionados ao cuidado, alteram significativamente a qualidade de vida e aumentam o risco de morte. É importante, pois, tratar da prevenção desse agravo. Nas pessoas idosas, pode haver maior demora na cicatrização em razão de todas as alterações da pele provocadas pelo envelhecimento, descritas anteriormente.

Os locais mais comuns para sua ocorrência são proeminências ósseas como os calcâneos, o trocânter, os maléolos, a região sacra e a região escapular; no entanto, podem ocorrer em qualquer proeminência óssea ou em qualquer local onde haja pressão ou fricção exercida por um dispositivo médico.

Para sua prevenção, recomendam-se algumas medidas, como: a avaliação diária da pele; a avaliação de risco para a ocorrência de LP; a avaliação e o tratamento nutricionais; o reposicionamento no leito a cada duas horas e a mobilização precoce; e o uso de superfícies de suporte adequadas na cama e em cadeiras ou macas (EPUAP; NPIAP; PPPIA, 2019).

Devem ser consideradas de maior risco: as pessoas com mobilidade limitada, com alto potencial de atrito e cisalhamento nas relações de cuidado; o impacto das alterações na perfusão, na circulação e na oxigenação, que elevam o risco para LP; o impacto da pele muito úmida e o aumento da temperatura corporal, bem como as alterações na percepção sensorial, no estado geral e na saúde mental; e o uso de dispositivos médicos, como sondas, tubos, drenos e cateteres. Como fatores de risco adicionais, descrevem-se: internação em terapia intensiva; uso de ventilação mecânica; e uso de vasopressores.

Vale salientar que, apesar das várias recomendações para a prevenção das LPs, existem peculiaridades no contexto hospitalar e no contexto domiciliar. Alguns cuidados são elencados a seguir.

Prevenção das LPs

1. Reposicionar a pessoa sob risco de LP em horário individualizado, determinando a frequência de acordo com o nível de atividade, mobilidade e habilidade no reposicionamento (considerar tolerância individual, condição clínica, objetivos do tratamento, conforto e dor).
2. Reposicionar de tal maneira que a carga ideal de todas as proeminências ósseas tenha redistribuição da pressão periodicamente.
3. Ao reposicionar a pessoa em decúbito lateral, mantê-la a 30 graus, em preferência a 90 graus, mantendo a cabeça o mais plana possível.
4. Promover a posição sentada, fora da cama, se apropriado.
5. Fazer uma avaliação diária da pele de forma abrangente.
6. Manter a pele limpa e hidratada, preferencialmente com emolientes.
7. Limpar a pele imediatamente após episódios de incontinência.
8. Evitar o uso de sabonete e produtos de limpeza alcalinos.
9. Proteger a pele da umidade com um produto formador de barreira.
10. Evitar esfregar vigorosamente a pele.
11. Usar produtos de incontinência de alta absorção.
12. Usar coberturas multicamadas de silicone macio para a proteção da pele em indivíduos sob risco.

Fonte: Elaborado com base em EPUAP; NPIAP; PPPIA, 2019.

Na Resolução n. 283, de 26 de setembro de 2005, da Agência Nacional de Vigilância Sanitária (Anvisa) (Brasil, 2005a), há a recomendação da produção de indicadores mensais sobre a taxa de prevalência das LPs em pessoas idosas residentes em instituições de longa permanência para idosos (Ilpis), reforçando-se esse indicador como preditivo de qualidade assistencial.

As lesões por fricção restringem-se à derme e estão relacionadas com a fragilidade da pele e com o trauma mecânico, sendo muito comuns em pessoas idosas, principalmente naquelas com maior nível de fragilidade e dependência (Domansky; Borges, 2012). A tensão que possa existir quando a pele retrai, atrita ou se choca com algum objeto, como uma cadeira ou a superfície do leito, pode provocar a separação entre as camadas da pele, causando feridas de espessura parcial ou total (Girondi et al., 2018).

Os fatores de risco para essas lesões perpassam a idade, mas deve-se considerar também o nível de mobilidade, de hidratação, de dependência, de alterações cognitivas e sensoriais, a polifarmácia, a deficiência visual, entre outros (Girondi et al., 2018).

Além da inspeção diária da pele e da avaliação de risco para sua ocorrência, recomenda-se a implantação de um protocolo de prevenção, que deve considerar: um ambiente seguro, com iluminação adequada e área protegida para movimentação, evitando-se traumas na pele; a proteção de áreas frágeis da pele, com roupas e/ou coberturas especiais, com espumas com camada de contato de silicone; a prevenção de autolesões, como aquelas provocadas pelas unhas da pessoa ou por prurido; a promoção de ações que minimizem o trauma e as forças de fricção e cisalhamento, como o uso de coxins e travesseiros adequados; a utilização de forros ou lençóis para a movimentação de pessoas com mobilidade reduzida; o cuidado na remoção de adesivos da pele; a preferência por curativos com ataduras, redes elásticas ou malhas tubulares (Domansky; Borges, 2012).

Outrossim, deve-se pensar em medidas para que se evite o ressecamento da pele, como: utilizar sabonetes com pH balanceado; evitar banhos quentes e prolongados; utilizar banhos sem enxágue, prontos para o uso; manter a pele hidratada com umectantes ou hidratantes nas áreas ressecadas; e evitar fricção e cisalhamento (Domansky; Borges, 2012).

Já a dermatite associada à incontinência (DAI) é uma manifestação na pele ligada à umidade, mais comum em pessoas com incontinência urinária (IU) e/ou fecal/anal (IA), que traz como consequência a inflamação da pele perianal, perigenital e adjacências.

Entre as recomendações para a sua prevenção, destacam-se: a limpeza suave e sem fricção; o uso de sabonete com pH semelhante ao da pele ou limpadores de pele industrializados; o uso de toalhas macias para secar a pele; a avaliação diária da pele; o uso de fraldas absorventes de boa qualidade; a utilização regular de emolientes, sem friccionar a região; e o uso de protetores para a pele, como aqueles à base de copolímero de acrílico.

Existem diversos tipos de protetores para a pele, como películas líquidas protetoras em *spray*, lenços com dimeticona e cremes e pomadas com óxido de zinco. Deve-se pensar, porém, nas vantagens e nas desvantagens de cada método, como o aumento da umidade local e a dificuldade para a remoção, que podem contribuir para as lesões na pele (Domansky; Borges, 2012).

2.3 Negligência e maus-tratos

"É o sentido que os homens conferem à sua existência, é seu sistema global de valores que define o sentido e o valor da velhice. Inversamente: através da maneira pela qual uma sociedade se comporta com seus velhos, ela desvela sem equívoco a verdade – muitas vezes cuidadosamente mascarada – de seus princípios e seus fins."

(Simone de Beavouir, 2018)

Um tema tão delicado como a negligência e os maus-tratos com pessoas idosas não pode ser pensado sem conexão com uma realidade social e histórica e ancorada em uma superestrutura econômica.

Quais fatores podem estar relacionados nessas ocorrências? Qual é o papel da sociedade e dos profissionais da saúde nesse contexto? Diversos fatores podem influenciar tais comportamentos, como: a redução da capacidade funcional (CF) e da independência; os novos arranjos familiares, com menor número de integrantes; o aumento de morbidades ocasionadas pelas doenças crônicas não transmissíveis (DCNTs); o desemprego; as dificuldades encontradas na manutenção de uma renda adequada, quando da aposentadoria; os problemas de acesso aos serviços de saúde; a ausência de integração comunitária; a falta de uma comunicação compassiva; os desafios na segurança; os hábitos de vida; e os aspectos culturais.

Cabe ressaltar que, aliado a isso, pode haver o agravamento do quadro, uma vez que inúmeros setores sociais não acompanham essas modificações e não buscam estratégias para a sua reorganização. Com o crescimento da população de pessoas idosas e longevas, aspecto inter-relacionado com o aumento das doenças crônicas e de diversos problemas sociais, há, como consequência, o impacto na estruturação das Redes de Atenção à Saúde (RASs), que podem, por vezes, ser ineficientes, ineficazes e descontínuas (Costa, 2020).

A **violência contra a pessoa idosa** pode ser compreendida como um ato único ou repetido, ou, ainda, como a falta de ação apropriada, que ocorre em qualquer relacionamento em que haja expectativa de confiança, causando danos sociais, interpessoais, físicos, psíquicos e morais à pessoa (Costa, 2020), representando, assim, uma violação dos direitos humanos.

Contudo, em que pesem vários conceitos e reflexões acerca da violência, cada esfera social e cada sujeito a compreendem de maneira singular, portanto o debate amplo sobre o tema é essencial, descortinando as múltiplas formas em que esse problema se apresenta.

Na velhice, a violência pode ser mascarada pela sociedade, o que torna complexas sua identificação, sua prevenção e a condução dos casos.

Costa (2020) descreve algumas **formas de manifestação da violência** contra pessoas idosas, incluindo aquelas que ocorrem no âmbito da família ou no domicílio, quando praticada por membros da família ou por cuidadores formais ou informais, normalmente em uma falsa relação de poder sobre a outra pessoa. Há também a violência estrutural, naturalizada nas vivências sociais, em razão de questões de desigualdade, de vulnerabilidade, de religião, de gênero e de orientação sexual, de miséria, de preconceito, de opressão e de discriminação; e, ainda, a violência institucional, aquela reproduzida na aplicação ou na omissão de políticas públicas, em diversos setores, nas relações desiguais de poder, de domínio, de menosprezo e de discriminação.

O autor descreve ainda alguns tipos de violência, como a física, a sexual, a psicológica, a negligência e o abandono, a autonegligência e a violência financeira e material. Tais informações também são reforçadas no Plano de Ação para o Enfrentamento da Violência contra a Pessoa Idosa (Brasil, 2005b), lançado concomitantemente ao II Plano de Ação Internacional sobre o Envelhecimento (Brasil, 2003b), o qual enfatiza que as violências se manifestam em todas as esferas sociais, econômicas, étnicas e geográficas.

No diálogo infindo sobre o tema, esse documento leva a refletir sobre o fato de que, no tocante ao público de pessoas idosas, pode haver pouco tempo para a recuperação das alterações e do impacto ocasionados pela violência – recuperação esta que, em alguns casos, sequer chega a ocorrer –, intensificando, assim, o sofrimento existencial.

Enfatiza-se, ainda, a maior incidência de violência entre mulheres idosas, atrelada à pobreza, à falta de oportunidades econômicas e de autonomia, bem como a problemas econômicos, como menor acesso ao crédito, à posse de terra e à herança, associados à baixa escolaridade, à baixa participação em ações nas quais haja a necessidade de tomada de decisão, além da falta de acesso aos serviços de apoio, o que torna essas pessoas mais vulneráveis, até mesmo, à exploração sexual ou à exploração nas relações laborais.

O Quadro 2.2 apresenta algumas das categorias e tipologias padronizadas para designar as formas de violência praticadas contra a população idosa.

Quadro 2.2 – Categorias e tipologias de violência contra a pessoa idosa

Categoria/tipologia	Características
Abuso físico ou maus-tratos físicos ou violência física	Uso da força física para compelir pessoas idosas a fazer algo que não desejam. Seu intuito é provocar dor, incapacidade ou morte.
Abuso psicológico ou maus-tratos psicológicos ou violência psicológica	Agressões verbais ou gestuais. Seus objetivos são aterrorizar, humilhar, causar medo, intimidar, restringir a liberdade, isolar do convívio social.
Abuso sexual Violência sexual	Ato ou jogo sexual homo ou hetero-relacional. Obtenção de excitação, relação sexual, práticas eróticas, por meio de aliciamento, violência física ou ameaças.
Abandono	Ausência ou deserção dos responsáveis governamentais, institucionais ou familiares na prestação de socorro à pessoa que necessite de proteção.
Negligência	Recusa ou omissão de cuidados devidos por responsáveis familiares ou institucionais.
Abuso financeiro Abuso econômico	Exploração imprópria ou ilegal de bens econômicos, financeiros, patrimoniais ou materiais.
Autonegligência	Conduta individual que ameaça sua própria saúde ou segurança. Recusa na promoção de cuidados necessários a si mesmo.

Fonte: Elaborado com base em Brasil, 2005b.

Ecléa Bosi (1994), em sua brilhante obra que retrata memórias de velhos, relacionadas à sua vida, permeadas pelo trabalho, aponta a ocorrência de inúmeras situações de violência que aparecem, porém, de modo velado nos discursos.

Algo que pode contribuir para o fomento da violência contra pessoas idosas, citado por Bosi (1994), é a rejeição social ao velho. A autora argumenta que "a sociedade rejeita o velho, não oferece nenhuma sobrevivência à sua obra. Perdendo a força de trabalho ele já não é produtor nem reprodutor" (Bosi, 1994, p. 77), deixando até mesmo de ser ouvido, sendo, por vezes, ignorado. Diante dessa situação, é possível questionar: Isso também não seria uma forma de violência?

As diversas formas de violência contra pessoas idosas também representam uma violação ao Estatuto do Idoso – Lei n. 10.741, de 1º de outubro de 2003 (Brasil, 2003a) – e ao já citado Plano de Ação Internacional para o Envelhecimento (Brasil, 2003b), proposto pela Organização das Nações Unidas (ONU).

Entre os temas abordados nesse último documento, diversos deles podem contribuir para a redução da violência contra pessoas idosas, como: a participação ativa desse público na sociedade e nas ações de desenvolvimento, sendo reconhecida sua contribuição social, cultural, econômica e política; a solidariedade intergeracional, de modo a favorecer a equidade e a reciprocidade entre as gerações; o acesso ao conhecimento, à capacitação e à educação; o desenvolvimento rural, migratório e na urbanização, contemplando-se esse público; a garantia de rendimentos, proteção social e prevenção da pobreza; maior organização e auxílio em situações emergenciais, como as referentes à igualdade de acesso em questões alimentares, de moradia, assistenciais e de serviços, após desastres, catástrofes e calamidades públicas (Brasil, 2003b).

Atenta-se, ainda, para a importância da capacitação dos prestadores de serviços, incluindo os serviços de saúde e profissionais da área, a organização e a implementação de serviços assistenciais para as pessoas idosas frágeis, além da discussão acerca das imagens e das representações sociais do envelhecimento (Brasil, 2003b).

No Brasil, com a promulgação do Estatuto do Idoso, tornou-se obrigatória a notificação compulsória dos casos de violência, obtendo-se, assim, indicadores sobre o tema, o que certamente contribui para a melhoria das políticas públicas que buscam o enfrentamento da violência.

O documento descreve, em seu art. 19, que casos suspeitos ou confirmados de violência contra pessoas idosas devem ser notificados compulsoriamente pelos serviços públicos ou privados à autoridade sanitária local, sendo posteriormente comunicados a quaisquer dos seguintes órgãos: autoridade policial, Ministério Público, Conselho Municipal do Idoso, Conselho Estadual do Idoso e Conselho Nacional do Idoso.

Havendo suspeita ou confirmação de violência contra a pessoa idosa, é importante o acolhimento, entendendo-se que nem sempre todos os sinais da violência estarão explícitos e que, talvez, não sejam relatados pelo sujeito.

Algumas estratégias podem ser adotadas quando da avaliação dessas situações, como: conversar com a pessoa idosa e seu acompanhante juntos e, depois, de forma separada, com atenção aos fatos discordantes; ter paciência; estabelecer relação de confiança, livre de julgamentos e preconceitos; verificar medos e anseios do sujeito; verificar se se sente respeitado, se corre riscos, se recebe ajuda quando necessita, entre outras questões. Para cada tipo de violência, deve-se adaptar o diálogo, a fim de reconhecer as características e as especificidades do caso.

Recomenda-se que sejam evitadas: perguntas diretas sobre a possibilidade de a pessoa idosa ser vítima de violência; perguntas constrangedoras na frente de outras pessoas; insistência em confrontar dados que se contradizem; demonstração de sentimentos próprios em relação à situação (indignação, por exemplo); e adoção de uma postura investigativa (Costa, 2020).

Em complemento, acrescenta-se que a porta de entrada pelo Sistema Único de Saúde (SUS) da pessoa idosa vítima de violência pode se estabelecer espontaneamente, por denúncia ou durante um atendimento de rotina. A suspeita deve ser verificada, de forma a determinar se será descartada ou mantida, demandando notificação compulsória, cuidados imediatos ao caso, avaliação interdisciplinar e monitoramento na Atenção Básica (Costa, 2020).

A própria pessoa idosa, alguém de sua rede de contatos ou qualquer pessoa podem realizar denúncias no Brasil discando o número 181. Alguns estados, como é o caso do Paraná, colocam à disposição da população o Disque Idoso, que no referido estado funciona pelo número 0800 41 00 01.

O Plano de Ação para o Enfrentamento da Violência contra a Pessoa Idosa (Brasil, 2005b) propõe algumas ações que devem envolver espaços culturais e coletivos; espaços públicos; espaços familiares; espaços institucionais e espaços acadêmicos, visto ser esse um problema com vários fatores de risco, várias facetas e várias frentes de ação.

Em estudo de revisão acerca da temática da violência, Mendonça et al. (2020) explicam que as publicações analisadas evidenciam a importância, nesse contexto, da Atenção Primária à Saúde (APS), não sendo tal enfrentamento de responsabilidade exclusiva desse setor. Frisam a pertinência da reorganização do processo de trabalho para o enfrentamento dessa realidade e, ainda, da reorganização da rede, de maneira a consolidar o que é preconizado pelas políticas públicas brasileiras.

Outro desafio que se interpõe é a detecção e o acompanhamento da violência, além da dimensão fisiológica, dado o fato de ser esse um fenômeno sociocultural. Tal cenário é ancorado em modelos sociais hegemônicos, racionalizadores e "biologizantes", que não contemplam a gênese do assunto e neutralizam práticas mais ampliadas, humanizadas e integrais, que poderiam ser mais efetivas (Mendonça et al., 2020).

2.4 Planejamento do ambiente e do espaço para pessoas idosas

O planejamento do ambiente e do espaço é essencial no cuidado às pessoas idosas, seja em seus domicílios, em uma Ilpi ou em uma instituição hospitalar ou de assistência à saúde, em virtude de modificações multidimensionais geradas pelo envelhecimento.

É fundamental, todavia, repensar toda a urbanização das cidades e de espaços coletivos, de modo a oferecer segurança e favorecer a qualidade de vida e o bem-estar desse público.

Como medidas importantes nesse universo, destacam-se: a adaptação de espaços urbanos, para que não haja obstáculos à mobilidade e ao acesso; a promoção de tecnologias e de serviços de reabilitação, criados com a finalidade de auxiliar o envelhecimento ativo; a projeção de espaços públicos que atendam à necessidade de moradias compartilhadas e multigeracionais; e o auxílio para que pessoas idosas conquistem moradias adequadas às suas necessidades (Brasil, 2003a).

Esta seção, no entanto, tratará das questões que permeiam o contexto ambiental e espacial do domicílio e das instituições de assistência à saúde, representando um recorte quanto ao tema.

No que se refere aos domicílios, grande parte das pessoas idosas prefere viver em suas próprias casas, mesmo diante da necessidade de diversas adaptações. Nesse local, há que considerar o desejo da pessoa em viver nesse ambiente, as adaptações necessárias na residência, o nível de dependência, o nível de funcionalidade, a necessidade de cuidadores familiares ou de cuidadores formais, o nível de segurança e bem-estar e a presença de doenças ou agravos.

Ainda que a atenção domiciliar possa ser profícua, geradora de cuidado e confiança, de vínculo e empatia, ela não ocorre de forma efetiva sem a necessária articulação com a rede de atenção à saúde (Marques; Bulgarelli, 2020). É urgente, portanto, o desenvolvimento de propostas adequadas de serviços de atenção domiciliar e comunitários, voltadas à socialização das pessoas idosas, evitando-se, assim, sentimentos de isolamento e de solidão.

O Plano de Ação Internacional para o Envelhecimento (Brasil, 2003b) estabelece como um de seus objetivos a melhoria do projeto ambiental e de moradia para a promoção da independência de pessoas idosas, considerando-se suas necessidades, particularmente das que apresentam incapacidades.

A seguir, estão listados alguns dos riscos domésticos para quedas, que devem ser observados a fim de proporcionar maior segurança e qualidade de vida a esse público.

Riscos domésticos para quedas

- Presença de tapetes pequenos e capachos em superfícies lisas.
- Carpetes soltos ou com dobras.
- Bordas de tapetes, principalmente, dobradas.
- Pisos escorregadios (encerados, por exemplo).
- Cordas, cordões e fios no chão (elétricos ou não).
- Ambientes desorganizados com móveis fora do lugar, móveis baixos ou objetos deixados no chão (sapatos, roupas, brinquedos, etc.).
- Móveis instáveis ou deslizantes.
- Degraus da escada com altura ou largura irregulares.
- Degraus sem sinalização de término.
- Escadas com piso muito desenhado (dificultando a visualização de cada degrau).
- Uso de chinelos, sapatos desamarrados ou mal ajustados ou com solado escorregadio.
- Roupas compridas, arrastando pelo chão.
- Má iluminação.

- Cadeira, camas e vasos sanitários muito baixos [sem barras de proteção].
- Cadeiras sem braços.
- Animais, entulhos e lixo em locais inapropriados.
- Objetos estocados em lugares de difícil acesso (sobe-se numa cadeira ou banco para alcançá-los).
- Escadas com iluminação frontal.

Fonte: Brasil, 2006c, p. 68.

No que se refere às Ilpis, a Resolução n. 283/2005 da Anvisa aprovou o regulamento técnico que define normas de funcionamento para esses locais, considerando, entre outros pontos, a necessidade de prevenção e de redução dos riscos à saúde, bem como a necessidade de qualificação da prestação de serviços públicos e privados, de modo a estabelecer padrões mínimos para seu funcionamento. Entre esses padrões, enfatiza que se deve promover ambiência acolhedora e convivência mista entre os residentes de diversos graus de dependência.

A legislação indica ainda a possibilidade de terceirização dos serviços de alimentação, limpeza e lavanderia, sendo obrigatória a apresentação do contrato e da cópia do alvará sanitário da empresa terceirizada.

No Item 4.7 do documento, são descritos vários pontos necessários à infraestrutura das Ilpis, tais como: qualquer construção, reforma ou adaptação na estrutura física deve ser precedida de aprovação de projeto arquitetônico pela autoridade sanitária local; deve haver condições de habitabilidade, higiene, salubridade, segurança e garantia de acessibilidade a todas as pessoas com dificuldade de locomoção, segundo o estabelecido na Lei n. 10.098, de 19 de dezembro de 2000 (Brasil, 2000); quando o terreno apresentar desníveis, deve ser dotado de rampas, de maneira a facilitar o acesso e a movimentação dos residentes.

Detalham-se, ainda, questões de acesso, instalações elétricas e hidráulicas, elevadores, áreas de circulação, normas para instalação de portas, pias e janelas, entre outros aspectos. Algumas dessas especificações relacionadas aos dormitórios estão listadas a seguir.

Infraestrutura de dormitórios das Ilpis

[...] Dormitórios separados por sexos, para no máximo 4 pessoas, dotados de banheiro.

a) Dormitórios de 01 pessoa devem possuir área mínima de 7,50 m², incluindo área para guarda de roupas e pertences do residente.

b) Dormitórios de 02 a 04 pessoas devem possuir área mínima de 5,50 m² por cama, incluindo área para guarda de roupas e pertences dos residentes.

c) Devem ser dotados de luz de vigília e campainha de alarme.

d) Deve ser prevista uma distância mínima de 0,80 m entre duas camas e 0,50 m entre a lateral da cama e a parede paralela.

e) O banheiro deve possuir área mínima de 3,60 m², com 1 bacia, 1 lavatório e 1 chuveiro, não sendo permitido qualquer desnível em forma de degrau para conter a água, nem o uso de revestimentos que produzam brilhos e reflexos.

Fonte: Brasil, 2005a.

2.5 Educação em saúde em gerontologia

"É preciso reconhecer que muitas de nossas lembranças, ou mesmo de nossas ideias, não são originais: foram inspiradas nas conversas com os outros."
(Ecléa Bosi, 1994)

Ao pensar sobre a educação em saúde e a gerontologia, diversos temas podem vir à mente, como os desafios que permeiam a interdisciplinaridade nessa área, as possibilidades de interação de pessoas idosas com a educação formal e informal, o protagonismo da pessoa idosa nas ações educacionais e, ainda, a educação formal em gerontologia.

Manso e Veras (2017), no artigo intitulado "Educação em gerontologia: a interdisciplinaridade na teoria; mas, e na prática?", convidam à reflexão e discutem se a interdisciplinaridade está sendo efetivada na formação profissional. É com esse questionamento que iniciamos a escrita desta seção.

A gerontologia é o reflexo da união e da intersecção de diversas disciplinas que contribuem para o estudo do envelhecimento, o qual não pode ser compreendido, pensado ou estudado de maneira isolada, já que assim corremos o risco de não o contemplar em sua totalidade.

Exatamente nesse aspecto, evidencia-se um dos grandes desafios na educação em gerontologia, em virtude de algumas características dos tempos atuais, que podem dificultar um olhar mais amplo sobre as questões referentes à educação e ao envelhecimento, por exemplo: a supervalorização das disciplinas e especialidades de forma isolada; a falta de diálogo interdisciplinar; a predominância do modelo biomédico na assistência à saúde; a supervalorização da doença em detrimento do sujeito; a supervalorização de técnicas e procedimentos em prejuízo da autonomia do sujeito; e a medicalização da vida.

Manso e Veras (2017), analisando as matrizes curriculares de cursos de pós-graduação em gerontologia, atestaram que a interdisciplinaridade nesse campo ainda não é efetiva – ou, pelo menos, não é demonstrada nesses documentos, que deveriam refletir tais ideais.

Outro ponto a ser mencionado é a necessidade de melhoria na informação e na capacitação de profissionais de saúde e de outras áreas quanto às necessidades de pessoas idosas, por meio, por exemplo, de programas de educação e de formação profissional e não profissional; pela ampliação da educação profissional em geriatria e gerontologia, convergindo esforços para a ampliação da formação de estudantes nessas áreas (Brasil, 2003a); e, ainda, pela ampliação do debate social sobre as questões relacionadas ao envelhecimento.

Além disso, considera-se que a educação em gerontologia não pode consolidar-se sem as vozes de pessoas idosas. Ações, portanto, que exaltem a voz desses sujeitos nos processos educativos são bem-vindas e necessárias. Exemplos de participação de pessoas idosas na educação são a implantação das Universidades Abertas à Terceira Idade (Unatis); projetos que contemplem a educação financeira, a educação para a aposentadoria e a educação a distância para as pessoas idosas; propostas educacionais que promovam interações intergeracionais e interdisciplinares (Doll; Ramos; Buaes, 2015); e a educação para a morte, para o fim da vida e para o luto.

Para finalizar essa reflexão, cabe ressaltar a importância do comprometimento individual, que a longo prazo impacta o campo social, no que se refere ao estudo de temas que envolvem a gerontologia, de modo a fomentar o debate de tais assuntos em diversos meios sociais.

Síntese

Neste capítulo, abordamos temas que permeiam algumas das necessidades de cuidados específicos para as pessoas idosas. Entre eles estão as diferenças da pele de pessoas idosas, bem como os cuidados para a prevenção do fotoenvelhecimento, do câncer de pele e de feridas, como as lesões por pressão (LPs) e as lesões por fricção.

Além disso, discorremos sobre a violência contra as pessoas idosas e a importância tanto do planejamento do ambiente e do espaço voltados a essa população quanto da educação em saúde em gerontologia.

Já que a constituição humana é multidimensional e passa por frequentes modificações, é fundamental que haja constante atualização e estudo acerca desses temas concernentes ao envelhecimento. Finalizamos, então, este capítulo com a certeza de que não se esgotam aqui as possibilidades de diálogo sobre tais questões.

Para saber mais

Para saber mais sobre os cuidados com a pele, leia a seguinte obra:

DOMANSKY, R. de C.; BORGES, E. L. (Org.). **Manual para prevenção de lesões de pele**: recomendações baseadas em evidências. Rio de Janeiro: Rubio, 2012.

Em complemento à discussão dos demais temas trabalhados no capítulo, confira o documento a seguir:

BRASIL. Secretaria Especial dos Direitos Humanos. Conselho Nacional dos Direitos do Idoso. **Plano de Ação Internacional para o Envelhecimento**. Tradução de Arlene Santos. Brasília, 2003. Disponível em: <http://pfdc.pgr.mpf.mp.br/atuacao-e-conteudos-de-apoio/publicacoes/pessoa-idosa/plano-acao-internacional-envelhecimento>. Acesso em: 13 jan. 2022.

Questões para revisão

1. Conforme as pessoas envelhecem, a pele vai passando por inúmeras modificações, influenciadas pela genética, pelo ambiente, pelo estilo de vida e por doenças crônicas associadas. Sobre as alterações na pele motivadas pelo envelhecimento, marque a alternativa correta:
   a) Não ocorrem alterações significativas na pele das pessoas idosas com o envelhecimento.
   b) Há uma redução da renovação celular da epiderme.
   c) Há um aumento da produção de colágeno e elastina.
   d) Há aumento da produção das células de Langerhans, que contribuem para a defesa orgânica.

2. Existem diversos cuidados a serem compreendidos no que se refere à pele de pessoas idosas. Sobre esses cuidados, marque a alternativa correta:
   a) A exposição crônica e de longo prazo à radiação solar não induz ao fotoenvelhecimento.
   b) O uso de bonés, chapéus, óculos e guarda-sol não é importante na prevenção dos danos à pele provocados pela radiação ultravioleta (RUV).
   c) Pessoas que se expõem ao sol devem usar protetor solar com fator de proteção acima de 30.
   d) Deve-se aplicar o protetor solar seis horas antes da exposição ao sol.

3. Sobre as feridas mais incidentes e prevalentes em pessoas idosas, marque a alternativa correta:
   a) A dermatite associada à incontinência (DAI) é um dano localizado na pele e/ou tecidos moles subjacentes, geralmente sobre uma proeminência óssea ou relacionado ao uso de dispositivo médico ou outro artefato.
   b) Deve-se utilizar produtos com pH alcalino para a higienização da pele, o que contribui para a prevenção de lesões.
   c) As lesões por pressão (LPs) restringem-se à derme e estão relacionadas com a fragilidade da pele e com o trauma mecânico, sendo muito comuns em pessoas idosas, principalmente naquelas com maior nível de fragilidade e dependência.
   d) As LPs são danos localizados na pele e/ou tecidos moles subjacentes, geralmente sobre uma proeminência óssea ou relacionados ao uso de dispositivo médico ou outro artefato.

4. Sobre a violência contra a pessoa idosa, marque a alternativa correta:
   a) O abuso financeiro não é considerado um tipo de violência contra a pessoa idosa.
   b) As negligências e os maus-tratos fazem parte das relações de cuidado e não são considerados tipos de violência contra a pessoa idosa.
   c) A violência contra a pessoa idosa não é um agravo de notificação compulsória no Brasil.

d) O desemprego, as dificuldades encontradas na manutenção de uma renda adequada, quando da aposentadoria, os problemas de acesso aos serviços de saúde e a falta da integração comunitária podem contribuir para a violência contra pessoas idosas.

5. O planejamento do ambiente e do espaço é essencial no cuidado às pessoas idosas, seja em seus domicílios, seja uma instituição de longa permanência para idosos (Ilpi), seja em uma instituição hospitalar ou de assistência à saúde, em virtude de modificações multidimensionais ocasionadas pelo envelhecimento. Sobre esse tema, marque a alternativa correta:
    a) A presença de tapetes pequenos e capachos em superfícies lisas pode contribuir para a queda de idosos, devendo ser evitada.
    b) Não há regulamentação no país que trate da estrutura física mínima necessária aos ambientes destinados às Ilpis.
    c) Não há necessidade de adaptação dos domicílios quando neles residem pessoas idosas.
    d) Cadeiras sem braços devem sempre ser utilizadas por pessoas idosas.

6. Quais são as especificidades da pele das pessoas idosas?

7. Que aspectos você descreveria como importantes para a prevenção da violência contra as pessoas idosas?

Questão para reflexão

1. Diante das informações acerca dos cuidados com a pele, o ambiente e os espaços, bem como da prevenção da violência contra as pessoas idosas, quais desafios você considera que se apresentam na abordagem dessas temáticas?

Capítulo 3
Avaliação e plano de cuidados em gerontologia

Cristiano Caveião

Conteúdos do capítulo:

- Avaliação: conceitos, testes e plano de atenção gerontológica.
- Estado funcional.
- Condições médicas ou clínicas.
- Saúde mental (cognição e humor)/psíquica.
- Funcionamento social/ambiental.

Após o estudo deste capítulo, você será capaz de:

1. entender o conceito de avaliação e as noções envolvidas;
2. compreender a aplicabilidade de testes (histórico, validação, testes de rastreio), a avaliação da qualidade de vida e o plano de atenção gerontológica;
3. descrever os principais testes utilizados para a avaliação funcional, das condições médicas ou clínicas, da saúde mental e do funcionamento social e ambiental.

A palavra *avaliação* faz referência ao ato de avaliar e relaciona-se com os conceitos de *estimativa* e *apreciação*. Na área da saúde, essa ação abrange uma gama de possibilidades, por meio da utilização de técnicas de avaliação.

A avaliação clínica diferencia-se em função do ciclo vital do sujeito, sendo necessária, por isso, sua realização individualizada em cada ciclo. Isso também vale para a pessoa idosa, visto que há várias particularidades dessa fase, como fragilidade, quedas e demências, que podem não ser identificadas na referida avaliação.

Tradicionalmente, procede-se, no caso da pessoa idosa, à Avaliação Geriátrica Ampla (AGA), compreendida como um conjunto de avaliações constituídas por testes cuja finalidade é averiguar o estado funcional, a mobilidade, a cognição e o humor do paciente, para que se possa fazer o diagnóstico precoce dos problemas de saúde e oferecer suporte por meio da orientação de serviços de apoio, quando necessários, para a manutenção da pessoa idosa em seu lar (Freitas; Miranda, 2013).

Importante destacar que a avaliação é multidimensional, contemplando as dimensões física, mental e social e as condições médicas, o que proporciona maior conhecimento das características e das demandas da pessoa idosa. Neste capítulo, abordaremos as principais avaliações para subsidiar o profissional durante a avaliação geriátrica e na elaboração do plano de cuidados interdisciplinares.

3.1 Avaliação: conceitos, tipos, testes e plano de atenção gerontológica

A seguir, apresentaremos as principais avaliações que podem ser aplicadas com a pessoa idosa, para posterior elaboração do plano de cuidados.

3.1.1 Avaliação: conceitos e tipos de avaliação

A **Avaliação Geriátrica Ampla (AGA)** teve início no final da década de 1930, no Reino Unido, pautada no exercício profissional da médica britânica Marjory Warren (Ritch, 2012). A AGA é realizada de maneira multidimensional, e comumente interdisciplinar, com o objetivo de estipular as deficiências e as incapacidades apresentadas pelas pessoas idosas, facilitando, assim, o planejamento do cuidado e seu acompanhamento a longo prazo (Elsawy; Higgins, 2011). Ela engloba o processo clínico padrão, com ênfase na avaliação da capacidade funcional (CF) e da qualidade de vida. Sua realização, na maioria das vezes, requer parâmetros objetivos de avaliação, com escalas e questionários padronizados.

O governo inglês passou a adotar a AGA, como uma rotina nos serviços de gerontologia, em 1948. Já nos Estados Unidos, sua implantação ocorreu em 1970. No Brasil, vários centros a utilizam rotineiramente para avaliar e triar as pessoas idosas, a fim de, posteriormente, proceder à intervenção.

O Instituto Nacional de Saúde (INS), em 1987, realizou uma conferência sobre a AGA, que foi assim definida:

> Avaliação multidisciplinar na qual os múltiplos problemas do idoso são identificados, descritos e explicados, se possível, e na qual recursos/suporte são catalogados, a necessidade de serviços é estimada e um plano de assistência coordenado é desenvolvido com foco nas intervenções sobre os problemas do idoso. (Osterweil, 2003, p. 12, tradução nossa)

Trata-se de uma avaliação voltada às características individuais da pessoa idosa, e não à doença. Outrossim, tem enfoque preventivo e complementa a anamnese tradicional. Os benefícios potenciais da AGA voltam-se tanto ao indivíduo quanto às populações. Para o indivíduo, podemos listar os seguintes:

- Complementa o exame clínico tradicional e melhora a precisão diagnóstica.
- Determina o grau e a extensão da incapacidade: motora, mental, psíquica.
- Identifica os riscos gerais, com possibilidade de constatar o estado nutricional.
- Identifica o risco de declínio funcional.
- Serve de apoio na escolha de medidas que possibilitam restaurar e preservar a saúde (farmacoterapia, fisioterapia, terapia ocupacional, psicoterapia).
- Identifica fatores que predispõem à iatrogenia e permite estabelecer medidas para a sua prevenção.
- Estabelece parâmetros para o acompanhamento do paciente.
- Auxilia na orientação das necessidades de modificação do ambiente.
- Estabelece critérios para a indicação de internação hospitalar ou em instituição de longa permanência.

Para as populações, por sua vez, constitui parâmetro objetivo em estudos clínicos de avaliação da CF e da qualidade de vida; direciona investimentos para a qualidade de vida e o bem-estar; e norteia o planejamento de ações e políticas públicas de saúde.

Por meio da AGA, é possível acompanhar as necessidades específicas de cada pessoa idosa. A seguir, o Quadro 3.1 apresenta as quatro dimensões da AGA e suas subdimensões.

Quadro 3.1 – Dimensões e subdimensões da AGA

Dimensões	Subdimensões
Estado funcional	Equilíbrio
	Mobilidade e incapacidade
	Atividades de Vida Diária (AVD)
	Atividades Instrumentais de Vida Diária (AIVD)
	Atividades de Vida Diária (AVD) ou Atividades Instrumentais de Vida Diária (AIVD)
	Quedas
	Incontinência

(continua)

(Quadro 3.1 - conclusão)

Dimensões	Subdimensões
Condições médicas ou clínicas	Lista ou mapa de problemas
	Comorbidades
	Gravidade das doenças
	Inventário de medicamentos
	Status vacinal
	Deficiências sensoriais: visão
	Deficiências sensoriais: audição
	Propriocepção
	Avaliação nutricional
	Saúde bucal
	Hábitos
	Sexualidade
Saúde mental (cognição e humor)/psíquica	Cognição
	Saúde mental
Funcionamento social/ambiental	Situação econômica
	Espiritualidade
	Suporte social/familiar
	Ambiente físico
	Cuidador
	Qualidade de vida

Dessa forma, a avaliação geriátrica consiste em uma avaliação ampla e multidimensional, sendo de extrema relevância o olhar e a realização pela equipe interdisciplinar, em que cada um colabora para a avaliação conjunta, sob várias dimensões. A avaliação geriátrica sempre se centra nos aspectos biológicos, psicológicos e sociais, podendo ser efetivada em qualquer ambiente onde a pessoa idosa esteja, como hospitais, clínicas, ambulatórios, unidades de saúde, domicílio ou instituições de longa permanência.

A triagem inicial precisa ser feita por uma equipe interprofissional, composta de, no mínimo, médico, enfermeiro e assistente social. De modo a complementá-la, envolvem-se também gerontólogo, nutricionista, psicólogo, terapeuta ocupacional, fonoaudiólogo, dentista, farmacêutico, psicólogo e educador físico. Essa constituição pode apresentar variação entre os serviços, no entanto a coordenação do processo de avaliação deve estar bem definida, para que o plano de atenção seja eficaz.

Tradicionalmente, a avaliação da CF é o cerne da AGA, que também é conhecida como *avaliação funcional*. Com frequência, no envelhecimento há prejuízo funcional, sendo esta a manifestação mais comum, com muitas condições alicerçadas na senilidade[1].

---

1 Condições que afetam as pessoas idosas, em relação às suas funções cerebrais ligadas à memória, ao raciocínio, ao controle motor e ao controle de esfíncteres, as quais, consequentemente, alteram as AVD.

A CF não está relacionada com a capacidade dos sistemas corporais e dos órgãos, na visão fisiológica, e sim com o desempenho das Atividades de Vida Diária (AVD), básicas e instrumentais (AIVD), para que os órgãos e os sistemas corporais possam manter sua independência e autonomia. Há uma grande variedade de instrumentos que podem ser aplicados para avaliar a função, destacando-se sua aplicação combinada – sempre, é claro, com base na função que se deseja avaliar.

Inicialmente, para verificar se a pessoa idosa pode ser beneficiada com a AGA, é necessário aplicar a estratificação em níveis de risco para o declínio funcional. Existem algumas escalas, porém a empregada largamente é a ferramenta Índice de Vulnerabilidade Clínico-Funcional – 20 (IVCF-20) (Moraes; Moraes, 2014). Esse instrumento é conciso, de fácil utilização e com excelente aporte para a AGA. É composto de oito dimensões, que avaliam:

1. idade;
2. autopercepção da saúde;
3. AVD (três instrumentais e uma básica);
4. cognição;
5. humor/comportamento;
6. mobilidade (alcance, preensão e pinça; capacidade aeróbica/muscular; marcha e continência esfincteriana);
7. comunicação (visão e audição);
8. presença de comorbidades múltiplas (polipatologia, polifarmácia e/ou internação recente).

A aplicabilidade é de fácil entendimento para o profissional e, também, para quem responde, tanto a pessoa idosa quanto o familiar ou seu acompanhante/cuidador. É importante que as respostas sejam confirmadas pelo acompanhante ou cuidador, visto que a pessoa idosa pode apresentar déficit cognitivo, o que, em algumas situações, levará à não percepção do problema e à não apresentação de queixa de memória ou de perda funcional nas AVD.

A cada uma das perguntas corresponde uma pontuação específica, com base no desempenho da pessoa idosa, sendo a pontuação máxima de 40 pontos. Adicionadas às perguntas, há algumas aferições, como a circunferência da panturrilha, a velocidade da marcha e o Índice de Massa Corporal (IMC). Elas são incluídas para que se possa ampliar o valor preditivo do instrumento. Com base no resultado, a pontuação gerará três classificações, sendo elas:

1. **0 a 6 pontos**: baixa vulnerabilidade clínico-funcional, que não indica a necessidade de avaliação e acompanhamento especializados.
2. **7 a 14 pontos**: risco aumentado de vulnerabilidade, que aponta a necessidade de avaliação mais ampla e de atenção para a identificação e o tratamento apropriados das condições crônicas.
3. **15 ou mais pontos**: alto risco de vulnerabilidade ou mesmo fragilidade instalada, que requer avaliação ampliada, por equipe especializada em cuidado geriátrico/gerontológico, além de suporte psicossocial.

A seguir, apresentamos o IVCF-20, que pode ser aplicado para identificar o risco de vulnerabilidade da pessoa idosa, a fim de que, posteriormente, possa ser analisada a necessidade da realização da AGA.

Índice de Vulnerabilidade Clínico-Funcional – 20 (IVCF-20)			
Responda às perguntas abaixo com a ajuda de familiares ou acompanhantes. Marque a opção mais apropriada para a sua condição de saúde atual. Todas as respostas devem ser confirmadas por alguém que conviva com você. Nos idosos incapazes de responder, utilizar as respostas do cuidador.			Pontuação
Idade		1. Qual é a sua idade? ( ) 60 a 74 anos^0 ( ) 75 a 84 anos^1 ( ) ≤ 85 anos^3	
Autopercepção da saúde		2. Em geral, comparando com outras pessoas de sua idade, você diria que sua saúde é: ( ) Excelente, muito boa ou boa^0 ( ) Regular ou ruim^1	
Atividades de Vida Diária	AVD Instrumental *Respostas positiva valem 4 pontos cada. Todavia, a pontuação máxima do item é de 4 pontos, mesmo que o idoso tenha respondido sim para todas as questões 3, 4 e 5.*	3. Por causa de sua saúde ou condição física, você deixou de fazer compras? ( ) Sim^4 ( ) Não ou não faz compras por outros motivos que não a saúde	Máximo 4 pts
		4. Por causa de sua saúde ou condição física, você deixou de controlar seu dinheiro, gastos ou pagar as contas de sua casa? ( ) Sim^4 ( ) Não ou não controla o dinheiro por outros motivos que não a saúde	
		5. Por causa de sua saúde ou condição física, você deixou de realizar pequenos trabalhos domésticos, como lavar louça, arrumar a casa ou fazer limpeza leve? ( ) Sim^4 ( ) Não ou não faz mais pequenos trabalhos por outros motivos que não a saúde	
	AV Básica	6. Por causa de sua saúde ou condição física, você deixou de tomar banho sozinho? ( ) Sim^6 ( ) Não	
Cognição		7. Algum familiar ou amigo falou que você está ficando esquecido? ( ) Sim^1 ( ) Não	
		8. Este esquecimento está piorando nos últimos meses? ( ) Sim^1 ( ) Não	
		9. Este esquecimento está impedindo a realização de alguma atividade do cotidiano? ( ) Sim^2 ( ) Não	
Humor		10. No último mês, você ficou com desânimo, tristeza ou desesperança? ( ) Sim^2 ( ) Não	
		11. No último mês, você perdeu o interesse ou prazer em atividades anteriormente prazerosas? ( ) Sim^2 ( ) Não	
Mobilidade	Alcance, preensão e pinça	12. Você é incapaz de elevar os braços acima do nível do ombro? ( ) Sim^1 ( ) Não	
		13. Você é incapaz de manusear ou segurar pequenos objetos? ( ) Sim^1 ( ) Não	
	Capacidade aeróbica e/ou muscular	14. Você tem alguma das quatros condições abaixo relacionadas? ♦ Perda de peso não intencional de 4,5 kg ou 5% do peso corporal no último ano ou 6 kg nos últimos 6 meses ou 3 kg no último mês ( ) Sim^2 ( ) Não; ♦ Índice de Massa Corporal (IMC) menor que 22 kg/m^2 ( ) Sim^2 ( ) Não; ♦ Circunferência da panturrilha a < 31 cm ( ) Sim^2 ( ) Não; ♦ Tempo gasto no teste de velocidade de marcha (4m) > 5 segundos ( ) Sim^2 ( ) Não.	Máximo 2 pts
	Marcha	15. Você tem dificuldade para caminhar capaz de impedir a realização de alguma atividade do cotidiano? ( ) Sim^2 ( ) Não	
		16. Você teve duas ou mais quedas no último ano? ( ) Sim^2 ( ) Não	
	Continência esfincteriana	17. Você perde urina ou fezes, sem querer, em algum momento? ( ) Sim^2 ( ) Não	
Comunicação	Visão	18. Você tem problemas de visão capazes de impedir a realização de alguma atividade do cotidiano? É permitido o uso de óculos ou lentes de contato. ( ) Sim^2 ( ) Não	
	Audição	19. Você tem problemas de audição capazes de impedir a realização de alguma atividade do cotidiano? É permitido o uso de aparelhos de audição. ( ) Sim^2 ( ) Não	
Comorbidades múltiplas	Polipatologia Polifarmácia Internação recente (< 6 meses)	20. Você tem alguma das três condições abaixo relacionadas? ♦ Cinco ou mais doenças crônicas ( ) Sim^4 ( ) Não; ♦ Uso regular de cinco ou mais medicamentos diferentes, todo dia ( ) Sim^4 ( ) Não; ♦ Internação recente, nos últimos 6 meses ( ) Sim^4 ( ) Não.	Máximo 4 pts
			PONTUAÇÃO FINAL (40 pontos)

Fonte: IVCF-20, 2022.

3.1.2 Avaliação: instrumentos ou testes

A AGA pode ser realizada com a utilização de vários testes. Vale lembrar que não existe um formato único para isso – o importante é sempre escolher os testes que possam refletir as necessidades identificadas durante a anamnese. Sua ênfase recai na avaliação, na reabilitação, na manutenção e no monitoramento da CF, e os problemas são detectados e trabalhados com o objetivo de maximizar a qualidade de vida da pessoa idosa nos seus próximos anos de existência.

Para facilitar a compreensão, organizamos o Quadro 3.2, a seguir, com as quatro dimensões avaliadas, suas subdimensões e os instrumentos ou testes mais utilizados na literatura, que podem ser aplicados pelo profissional da gerontologia. Os instrumentos ou testes serão apresentados nas seções seguintes deste capítulo, sem a pretensão de que sejam a escolha principal. Trata-se, então, de mera indicação de alguns elementos para subsidiar a AGA, que necessitam ser analisados em conjunto pelos profissionais que estão prestando assistência à pessoa idosa.

Quadro 3.2 – Principais testes utilizados na AGA

Dimensões	Subdimensões	Instrumentos/testes
Estado funcional	Equilíbrio	Teste de Romberg
		Teste de Apoio Unipodal (TAU)
		Clinical Test of Sensory Interaction and Balance (CTSIB)
		Performance Oriented Mobility Assessment (Poma)
		Functional Reach e *Lateral Reach*
Estado funcional	Mobilidade e incapacidade	*Timed Up and Go* (TUG)
		Dynamic Gait Index (DGI)
		WHODAS 2.0
	Atividades de Vida Diária (AVD)	Índice de Katz
		Escala de Barthel
		Medida de Independência Funcional (MIF)
	Atividades Instrumentais de Vida Diária (AIVD)	Escala de Lawton e Brody
	Atividades de Vida Diária (AVD) ou Atividades Instrumentais de Vida Diária (AIVD)	*Brazilian OARS Multidimensional Functional Assessment Questionnaire* (Bomfaq)
		Perfil de Atividade Humana (PAH)
	Quedas	*Falls Efficacy Scale International* (FES-I)
	Incontinência	*King's Health Questionnaire* (KHQ)
		Fecal Incontinence Quality of Life
Condições médicas ou clínicas	Lista ou mapa de problemas	-
	Comorbidades	-
	Gravidade das doenças	-
	Inventário de medicamentos	-
	Status vacinal	-

(continua)

(Quadro 3.2 - conclusão)

Dimensões	Subdimensões	Instrumentos/testes
Condições médicas ou clínicas	Deficiências sensoriais: visão	Tabela direcional de E
		Tabela de Snellen
		Cartão de Jaeger
	Deficiências sensoriais: audição	*Hearning Handicap Inventory for the Elderly – Screening Version* (HHIE-S)
		Hearing Handicap Inventory for Adults – HHIA
		Teste do Sussurro
	Propriocepção	Testes podológicos: teste de sensibilidade cutânea, sensibilidade dolorosa e sensibilidade térmica
	Avaliação nutricional	Peso/altura, IMC, circunferência abdominal
		Miniavaliação nutricional
	Saúde bucal	*Oral Health Impact Profile-Bref* (OHIP-Bref)
	Hábitos	Teste Cage para triagem do alcoolismo
		International Physical Activity Questionaire – Short Form (Ipaq-SF)
	Sexualidade	Quociente sexual (QS) masculino e feminino
Saúde mental (cognição e humor)/psíquica	Cognição	Miniexame do Estado Mental (MEEM)
		Fluência verbal
		Teste do Desenho do Relógio (TDR)
	Saúde mental	*Geriatric Depression Scale* (GDS)
		Center for Epidemiologic Studies Depression Scale (CES-D)
Funcionamento social/ambiental	Situação econômica	-
	Espiritualidade	-
	Suporte social/familiar	Genograma e ecomapa
		Apgar da família
		Mapa Mínimo de Relações do Idoso (MMRI)
		Escala de Avaliação Global de Funcionamento nas Relações (Garf)
		Escala de Avaliação da Adaptabilidade e Coesão Familiar
		Escala Beavers-Timberlawn (BT)
	Ambiente físico	*Home Environment Survey* (HES)
		Home Fast-SR
		Home Self Safety Assessment Tool
	Cuidador	*Zarit Burden Interview* (ZBI)
		Caregiver Burden Scale
		Caregiver Appraisal Measure
		Caregiver Hassles Scale
		Relatives' Stress Scale
	Qualidade de vida	WHOQOL-Old
		SF-36

Quanto mais minuciosa e precoce for a avaliação, maiores serão as chances de se reduzir a progressão da perda funcional na pessoa idosa (Regis; Alcântara; Goldstein, 2013). É uma estratégia de rastreio vinculada aos três níveis de atenção à saúde: primária, secundária e terciária. No que se refere à Atenção Básica, tem foco preventivo, aliada à promoção de saúde e à detecção precoce das disfunções, norteando a terapêutica da pessoa idosa.

Durante sua realização, alguns cuidados precisam ser tomados para que haja comunicação eficaz com a pessoa idosa e para que os dados coletados sejam fidedignos e consistentes. É necessário que os profissionais adotem a seguinte postura:

- Manter o tom de voz, com fala pausada, e ficar de frente para a pessoa idosa, de modo a facilitar a compreensão do que está sendo dito.
- Utilizar frases curtas e vocabulário comum.
- Escutar atentamente a história, demonstrando atenção e valorização da pessoa idosa.
- Evitar ambientes barulhentos e com distratores.
- Direcionar a avaliação, porém sem conduzir as respostas.
- Observar a dinâmica entre a pessoa idosa, o cuidador e os familiares.
- Não infantilizar o paciente.

Cabe destacar que, durante a realização da avaliação, a presença do cuidador e de familiares pode auxiliar na obtenção dos dados, principalmente para as pessoas idosas com alterações cognitivas. Alguns testes, todavia, não podem ser aplicados às pessoas idosas na presença de outras pessoas que não os profissionais de saúde, pois os resultados podem sofrer influência.

Após a conclusão da AGA, independentemente do prognóstico, a comunicação aos familiares e à própria pessoa idosa é necessária, pois somente assim serão conquistadas a confiança e a melhora da adesão ao plano de tratamento e aos cuidados. Em decorrência dos mais variados achados e das necessidades de atenção à saúde da pessoa idosa, é preciso que haja a interação da equipe composta de diversos profissionais de saúde, para que institua um plano de cuidados complexo e que inclua todas as áreas do conhecimento.

Existem também outras formas que podem ser utilizadas para que se obtenham uma aplicação facilitada e resultados comparados entre as populações, a fim de aperfeiçoar a tomada de decisões no plano de atenção gerontológica. Adiante, o Quadro 3.3 as sintetiza, com nome e breve descrição.

Quadro 3.3 – Tipos de AGA

AGA	Descrição
Geriatric Assessment Wizard	Combina instrumentos digitais, permitindo a escolha do teste a ser utilizado. O *software* é comercial, com versão gratuita para avaliações individuais.
Diagrama polar	Empregado para facilitar a análise dos resultados da AGA. É composto de um círculo dividido em três domínios (cognitivo/comportamental, físico/funcional e social/ambiental). Em cada um desses domínios são traçados raios, conforme as pontuações obtidas pela pessoa idosa nos instrumentos de avaliação. Quanto mais próximo o resultado do raio da parte externa do círculo, melhor a condição.
interRAI	Utilizado para avaliação em diversos cenários terapêuticos. Permite caracterizar aspectos clínicos, funcionais e psicossociais. Aplica uma série de algoritmos para gerar resultados de escalas e perfis de risco para eventos adversos, bem como para identificar as pessoas idosas com maior probabilidade de se beneficiarem das intervenções preventivas ou corretivas.

3.1.3 Plano de atenção gerontológica

Após a AGA, é necessário que os profissionais possam planejar as ações de cuidados a serem realizadas com as pessoas idosas, conforme o fluxo representado na Figura 3.1, a seguir.

Figura 3.1 – Fluxo de elaboração de plano de atenção gerontológica

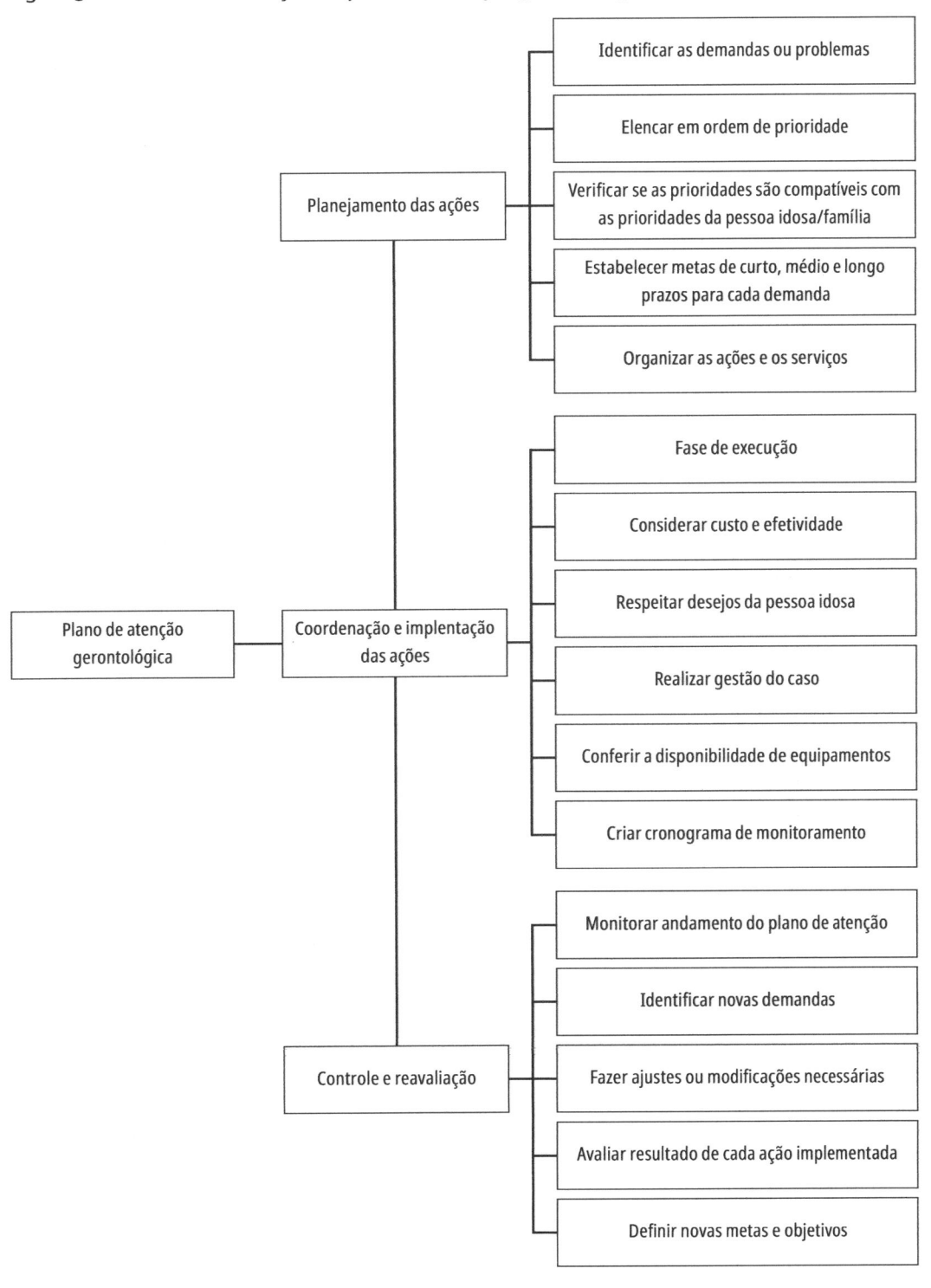

- **Plano de atenção gerontológica**
  - **Planejamento das ações**
    - Identificar as demandas ou problemas
    - Elencar em ordem de prioridade
    - Verificar se as prioridades são compatíveis com as prioridades da pessoa idosa/família
    - Estabelecer metas de curto, médio e longo prazos para cada demanda
    - Organizar as ações e os serviços
  - **Coordenação e implantação das ações**
    - Fase de execução
    - Considerar custo e efetividade
    - Respeitar desejos da pessoa idosa
    - Realizar gestão do caso
    - Conferir a disponibilidade de equipamentos
    - Criar cronograma de monitoramento
  - **Controle e reavaliação**
    - Monitorar andamento do plano de atenção
    - Identificar novas demandas
    - Fazer ajustes ou modificações necessárias
    - Avaliar resultado de cada ação implementada
    - Definir novas metas e objetivos

Fonte: Elaborado com base em Cezar, 2012, 2018.

É preciso levar em consideração as linhas de cuidados com base na avaliação funcional e na presença ou ausência de patologias, o que facilita, no caso dos cuidados coletivos, a formação de grupos mais homogêneos.

3.2 Estado funcional

A seguir, descreveremos as avaliações do estado funcional que podem ser realizadas, abrangendo: equilíbrio; mobilidade e incapacidade; AIVD; AVD; quedas e incontinência.

3.2.1 Equilíbrio

A manutenção do equilíbrio corporal é primordial para a mobilidade independente e para o envelhecimento seguro. Os problemas de equilíbrio podem limitar a mobilidade dentro e fora da residência, aumentando exponencialmente os riscos de queda, medo e insegurança, o que restringe o desempenho em atividades diárias.

Muitos fatores podem comprometer o *balance*[2] em pessoas idosas, como doenças, estado de saúde, baixa atividade física, polifarmácia, distúrbios psicológicos (depressão e ansiedade), medo de cair, falta de confiança e baixa autoeficácia. A seguir, comentaremos sobre alguns testes que podem servir para medir o equilíbrio.

O **Teste de Romberg** (Lanska; Goetz, 2000) é realizado com a pessoa idosa em posição ortostática, com os calcanhares unidos e as pontas dos pés separadas em angulação de 30°, enquanto a cabeça permanece reta, os braços ao longo do corpo, na posição anatômica, e os olhos fechados (para inibir a visão), durante o período de um minuto. O exame apresenta alteração caso haja queda.

Quando o teste suscita dúvidas, é possível sensibilizá-lo por meio de manobras:

- Manobra de Jendrassik: colocar as mãos em oposição e os cotovelos na horizontal.
- Romberg-Barré: colocar os pés um diante do outro, em linha reta, diminuindo a base de sustentação.
- Oscilar a cabeça no plano horizontal, de olhos fechados.

Cabe mencionar que Romberg-Barré sensibilizará a lateropulsão, porém dificultará a observação da ântero ou retropulsão, que são mais bem observadas no Romberg Clássico.

Nos casos de afecções centrais, a queda ocorre geralmente para a frente ou para trás (Romberg Clássico), ao passo que, nos distúrbios do sistema proprioceptivo, não há lado preferencial para a queda. Nas cerebelopatias, o paciente procura manter a base alargada (abasia), caindo ao aproximar os pés, mesmo de olhos abertos. Classicamente, quando há queda com

---

2 Capacidade de manter e recuperar a estabilidade e a orientação do corpo e da cabeça no espaço em situações reativas, proativas e preditivas.

lateralização para a direita ou a esquerda, pede-se ao paciente para girar a cabeça, primeiro para a direita e depois para a esquerda, a fim de se observar se há alteração na direção da queda, dependendo da posição do labirinto posterior. Isso caracteriza um Romberg Vestibular.

O *Unipedal Stance* (Goldie; Bach; Evans, 1989), ou **Teste de Apoio Unipodal (TAU)**, permite a avaliação do desempenho, medido pelo tempo (segundos) em que as pessoas idosas conseguem permanecer em um pé só, durante diversas condições sensoriais. Esse teste é executado, basicamente, em quatro condições sensoriais, que ocorrem de forma aleatória:

1. Em pé, apoiado sobre o membro inferior direito, com os olhos abertos.
2. Em pé, apoiado sobre o membro inferior esquerdo, com os olhos abertos.
3. Em pé, apoiado sobre o membro inferior direito, com os olhos fechados.
4. Em pé, apoiado sobre o membro inferior esquerdo, com os olhos fechados.

Os indivíduos são posicionados inicialmente sobre o chão, em um local previamente demarcado, com os pés paralelos, mantendo uma base de 10 cm de distância entre a linha média de cada calcâneo. Os membros superiores permanecem ao longo do corpo. Os participantes são orientados a fixar o olhar em um ponto (em forma de X) que está à altura dos olhos e à distância de 1 m. A partir da posição descrita anteriormente, os sujeitos são instruídos a elevar um dos pés do solo, realizando uma flexão da coxa. O examinador, então, registra o tempo em que o indivíduo permanece na posição.

O ***Clinical Test of Sensory Interaction and Balance*** **(CTSIB)** também é conhecido como *Teste de Interação Sensorial*. Consiste em deixar a pessoa idosa em posição ortostática, com os braços ao longo do corpo, sob seis condições intersensoriais, com a meta de permanência de 30 segundos em cada uma das posições:

1. Olhos abertos em superfície firme: todos os sentidos estão presentes.
2. Olhos fechados em superfície firme: o sistema visual não oferece informações.
3. Cúpula visual em superfície firme: há conflito da informação visual.
4. Olhos abertos em superfície de espuma: há informações inacuradas do sistema proprioceptivo.
5. Olhos fechados em superfície de espuma: há informações inacuradas do sistema proprioceptivo e ausência do sistema visual.
6. Cúpula visual em superfície de espuma: há informações inacuradas do sistema proprioceptivo e conflito do sistema visual.

A pontuação é calculada pela classificação categórica (normal/anormal) e intervalar (tempo), sendo medidos o tempo despendido em cada condição e o tempo total do CTSIB, que tem, no máximo, 180 segundos de duração. O tempo máximo de cada condição é de 30 segundos.

Clinical Test of Sensory Interaction and Balance (CTSIB)					
CONDIÇÃO 1	CONDIÇÃO 2	CONDIÇÃO 3	CONDIÇÃO 4	CONDIÇÃO 5	CONDIÇÃO 6
Olhos abertos/ superfície fime	Olhos vendados/ superfície firme	Cúpula visual/ superfície firme	Olhos abertos/ superfície de espuma	Olhos vendados/ superfície de espuma	Cúpula visual/ superfície de espuma
T = (s)	T = (s)	T = (s)	T = (s)	T = (s)	T = (s)
N( )	N( )	N( )	N( )	N( )	N( )
A( )	A( )	A( )	A( )	A( )	A( )

T: tempo; s: segundos.
Fonte: Shumway-Cook; Horak, 1986, grifo do original, tradução nossa.

O teste permite obter informações sobre a capacidade do indivíduo para a adaptação e a manutenção do equilíbrio diante de conflitos sensoriais simulados pelo teste, revelando, também, o sistema sensorial no qual o indivíduo é mais dependente para o controle postural.

O *Performance Oriented Mobility Assessment* (**Poma**) (Tinetti, 1986) é amplamente utilizado em indivíduos da comunidade ou institucionalizados para detectar a propensão a quedas e/ou naqueles que estejam em acompanhamento por tratamento de déficits de mobilidade. Na adaptação cultural para o Brasil, o instrumento passou a ser composto de 22 manobras, sendo 13 tarefas para o teste de equilíbrio e 9 tarefas para o teste de marcha (Gomes, 2003).

Poma – Brasil: Avaliação do Equilíbrio Orientada pelo Desempenho*			
MANOBRA	CATEGORIAS		
	NORMAL = 3	ADAPTATIVA = 2	ANORMAL = 1
1. Equilíbrio sentado	Estável, firme.	Segura-se na cadeira para se manter ereto.	Inclina-se, escorrega-se na cadeira.
2. Levantando-se da cadeira	Capaz de se levantar da cadeira em um só movimento, sem usar os braços.	Usa os braços (na cadeira ou no dispositivo de auxílio à deambulação) para se empurrar ou puxar e/ou move-se para a borda do assento antes de tentar levantar.	Várias tentativas são necessárias ou não consegue se levantar sem ajuda de alguém.
3. Equilíbrio de pé, imediato (primeiros 3 a 5 segundos)	Estável sem se segurar em dispositivo de auxílio à deambulação ou em qualquer objeto como forma de apoio.	Estável, mas usa o dispositivo de auxílio à deambulação ou outro objeto para se apoiar, mas sem se agarrar.	Algum sinal de instabilidade+ positivo.
4. Equilíbrio de pé	Estável, capaz de ficar de pé com os pés juntos, sem se apoiar em objetos.	Estável, mas não consegue manter os pés juntos.	Qualquer sinal de instabilidade, independente de apoio ou de segurar em algum objeto.
5. Equilíbrio com os olhos fechados (com os pés o mais próximo possível)	Estável, sem se segurar em nenhum objeto e com os pés juntos.	Estável, com os pés separados.	Qualquer sinal de instabilidade ou necessita se segurar em algum objeto.
6. Equilíbrio ao girar (360°)	Sem se agarrar em nada ou cambalear; os passos são contínuos (o giro é feito em um movimento contínuo e suave).	Passos são descontínuos (paciente apoia um pé totalmente no solo antes de levantar o outro).	Qualquer sinal de instabilidade ou se segura em algum objeto.
7. "Nudge test" (paciente de pé com os pés o mais próximo possível, o examinador aplica 3 (três) vezes, uma pressão leve e uniforme no esterno do paciente; a manobra demonstra a capacidade de resistir ao deslocamento).	Estável, capaz de resistir à pressão.	Necessita mover os pés, mas é capaz de manter o equilíbrio	Começa a cair ou o examinador tem que ajudar a equilibrar-se.
8. Virar o pescoço (pede-se ao paciente para virar a cabeça de um lado para o outro e olhar para cima – de pé, com os pés o mais próximos possível).	Capaz de virar a cabeça pelo menos metade da ADM de um lado para o outro, e capaz de inclinar a cabeça para trás para olhar o teto; sem cambalear ou se segurar ou sem sintomas de tontura leve, instabilidade ou dor.	Capacidade diminuída de virar a cabeça de um lado para o outro ou estender o pescoço, mas sem se segurar, cambalear ou apresentar sintomas de tontura leve, instabilidade ou dor.	Qualquer sinal ou sintoma de instabilidade quando vira a cabeça ou estende o pescoço.
9. Equilíbrio em apoio unipodal	Capaz de manter o apoio unipodal por 5 segundos sem apoio.	Capaz de manter apoio unipodal por 2 segundos sem apoio.	Incapaz de manter apoio unipodal.
10. Extensão da coluna (pede-se ao paciente para se inclinar para trás na maior amplitude possível, sem se segurar em objetos; se possível).	Boa amplitude, sem se apoiar ou cambalear.	Tenta estender, mas o faz com a ADM diminuída, quando comparado com pacientes de mesma idade, ou necessita de apoio para realizar a extensão.	Não tenta ou não se observa nenhuma extensão, ou cambaleia ao tentar.
11. Alcançar para cima (paciente é solicitado a retirar um objeto de uma prateleira alta o suficiente que exija alongamento ou ficar na ponta dos pés).	Capaz de retirar o objeto sem se apoiar e sem se desequilibrar.	Capaz de retirar o objeto, mas necessita de apoio para se estabilizar.	Incapaz ou instável.
12. Inclinar para frente (o paciente é solicitado a pegar um pequeno objeto do chão, por exemplo uma caneta).	Capaz de se inclinar e pegar o objeto; é capaz de retornar à posição ereta em uma única tentativa sem precisar usar os braços.	Capaz de pegar o objeto e retornar à posição ereta em uma única tentativa, mas necessita do apoio dos braços ou de algum objeto.	Incapaz de se inclinar ou de se erguer depois de ter se inclinado, ou faz múltiplas tentativas para se erguer.
13. Sentar	Capaz de sentar-se em um único movimento suave.	Necessita usar os braços para se sentar ou o movimento não é suave.	Deixa-se cair na cadeira, ou não calcula bem a distância (senta fora do centro).
Somatória			

ADM = amplitude de movimento

* O paciente começa esta avaliação sentado em uma cadeira firme de encosto reto e sem braços.

+ Instabilidade é definida como agarrar-se em objetos para apoio, cambalear, movimentar os pés (sapatear) ou fazer movimentos de oscilação de tronco excessivos.

o Pressão (cutucão) no esterno

Fonte: Gomes, 2003, p. 50-52, grifo do original.

Na realização do teste de marcha, o paciente pode utilizar o dispositivo assistivo (caso já o utilize), devendo o examinador permanecer próximo ao paciente, para prevenção de quedas. É necessário observar os seguintes componentes:

- Iniciação da marcha.
- Altura do passo.
- Comprimento do passo.
- Simetria do passo.
- Continuidade do passo.
- Desvio da linha média.
- Estabilidade do tronco.
- Base de apoio durante as fases da marcha.
- Virada durante a marcha.

A pontuação terá variação em cada um dos componentes, sendo: normal (2 pontos) e anormal (1 ponto). Quanto maior a pontuação, melhor o desempenho da pessoa idosa, sendo que o escore total é de 57 pontos, ou seja, 39 pontos para o teste de equilíbrio e 18 pontos para o teste de marcha.

Os testes de alcance funcional e alcance lateral são conhecidos internacionalmente como ***Functional Reach*** (Duncan et al., 1990) e ***Lateral Reach*** (Brauer; Burns; Galley, 1999). Ambos são utilizados para avaliar os alcances funcional anterior e mediolateral, respectivamente. O *Functional Reach* trata de uma medida dinâmica dos limites de estabilidade durante o deslocamento do centro de gravidade na base de sustentação. Já o *Lateral Reach* examina a habilidade de controlar o corpo na direção lateral, nos limites de estabilidade.

Para executar o ***Functional Reach***, a pessoa idosa precisa ficar sem sapatos, em pé, com a região dorsal perpendicular à parede, os pés paralelos, em uma posição confortável, sem tocar a parede, e com o ombro fletido em 90° e o cotovelo estendido. A mão permanece cerrada. Uma fita métrica deve ser fixada horizontalmente à parede, paralela ao chão e alocada na altura do acrômio do paciente. A medida inicial deve corresponder à posição em que se encontra o terceiro metacarpo na fita métrica (posição A da Figura 3.2). O paciente é, então, instruído a inclinar-se para a frente, o máximo possível, sem perder o equilíbrio ou dar um passo. A distância do alcance é medida como o deslocamento sobre a fita métrica da medida inicial do terceiro metacarpo até a medida final (posição B da Figura 3.2).

Figura 3.2 – *Functional Reach*

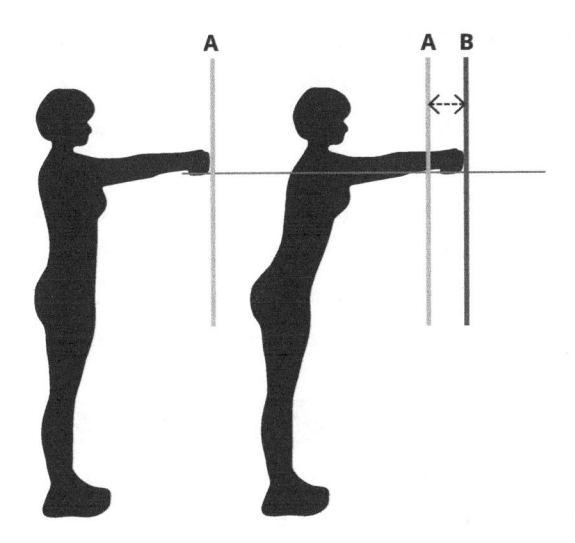

Fonte: Long, 2016.

No **Lateral Reach**, a pessoa idosa precisa ficar sem sapatos, em pé, com a região dorsal paralela à parede, os pés paralelos, em uma distância de 10 cm entre a região medial dos calcanhares, com uma angulação de 30° para fora em cada pé, sem tocar a parede, e com abdução do braço direito a 90° e cotovelo estendido. Os dedos da mão permanecem estendidos. Uma fita métrica deve ser fixada horizontalmente à parede, paralela ao chão e alocada na altura do acrômio do paciente. A medida inicial corresponde à posição da extremidade do terceiro dedo na fita métrica. Deve-se instruir o paciente a deixar o braço esquerdo ao longo do corpo e, a partir daí, deslocar-se o máximo possível para a lateral direita, sem fletir os joelhos, rodar ou fletir o tronco, mantendo essa posição durante três segundos, registrando-se, então, o deslocamento máximo sobre a fita métrica. Posteriormente, o mesmo processo é realizado para a lateral esquerda.

Figura 3.3 – *Lateral Reach*

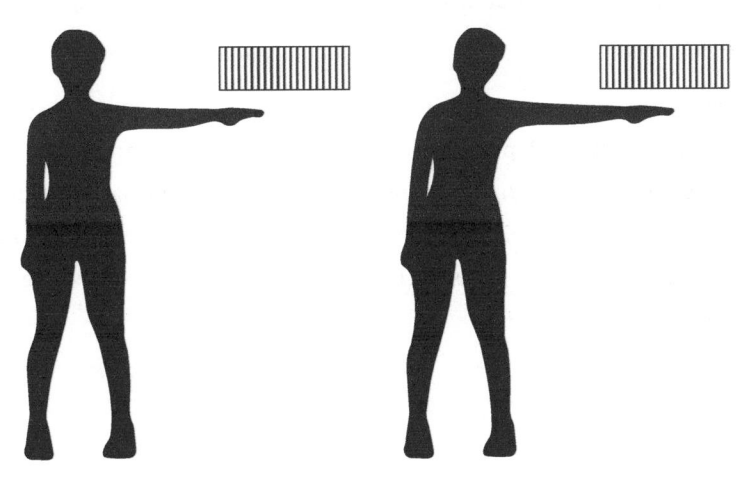

Fonte: Vaillant, 2004, p. 53, tradução nossa.

3.2.2 Mobilidade e incapacidade

O teste *Timed Up and Go* **(TUG)** (Podsiadlo; Richardson, 1991) quantifica em segundos a mobilidade funcional com base no tempo em que a pessoa idosa realiza a tarefa, ou seja, em quantos segundos ela se levanta de uma cadeira padronizada (de aproximadamente 45 cm de altura e com apoio para braços), percorre três metros, vira, volta à cadeira e senta-se novamente. O desempenho normal para adultos saudáveis é de até 10 segundos; o tempo de 11 a 20 segundos é o que se considera esperado para pessoas idosas frágeis ou com deficiência, as quais tendem a ser independentes na maioria das AVD; acima de 20 segundos, verifica-se prejuízo importante da mobilidade, o que torna necessária uma avaliação mais detalhada.

> **Instruções para o TUG**
>
> Sente-se na cadeira (de aproximadamente 45 cm de altura, com suporte de braços e apoio para as costas), usando seus calçados usuais e seu dispositivo de auxílio à marcha, se for o caso. Após o comando "Vá", levante-se e ande um percurso linear de 3 m, com passos seguros. Depois, retorne em direção à cadeira e sente-se novamente.
>
> Tempo gasto na tarefa:____ s

Outro teste, o *Dynamic Gait Index* **(DGI)** (Shumway-Cook; Woollacott, 1995), permite examinar qualitativa e quantitativamente a marcha. É composto de oito tarefas de deambulação (Castro; Perracini; Ganança, 2006):

1. Velocidade e instabilidade da marcha desempenhada pelo indivíduo em sua velocidade normal.
2. Aceleração e desaceleração.
3. Movimento de rotação cefálica.
4. Movimento de flexão e extensão cefálica.
5. Movimento de rotação axial do corpo.
6. Ultrapassagem de obstáculo (caixa de sapato).
7. Contorno de obstáculo (cones de trânsito).
8. Subida e descida de escada.

Sua pontuação é pautada em conceitos da disfunção da marcha – ausente (3 pontos), mínima (2 pontos), moderada (1 ponto) ou acentuada (zero) –, enquanto são desempenhadas as oito tarefas de deambulação. Os escores das oito tarefas precisam ser somados em um escore total, com variação de 0 a 24 pontos, sendo o maior escore vinculado a um melhor desempenho. Para a aplicação do teste, recorre-se a um obstáculo (caixa de sapato) e dois cones de sinalização de trânsito.

DGI – QUARTA VERSÃO BRASILEIRA

1 – Marcha em superfície plana ___
Instruções: Ande em sua velocidade normal, daqui até a próxima marca (6 metros).
Classificação: Marque a menor categoria que se aplica
(3) Normal: Anda 6 metros, sem dispositivos de auxílio, em boa velocidade, sem evidência de desequilíbrio, marcha em padrão normal.
(2) Comprometimento leve: Anda 6 metros, velocidade lenta, marcha com mínimos desvios, ou utiliza dispositivos de auxílio à marcha.
(1) Comprometimento moderado: Anda 6 metros, velocidade lenta, marcha em padrão anormal, evidência de desequilíbrio.
(0) Comprometimento grave: Não consegue andar 6 metros sem auxílio, grandes desvios da marcha ou desequilíbrio.

2 – Mudança de velocidade da marcha ___
Instruções: Comece andando no seu passo normal (1,5 metros), quando eu falar "rápido", ande o mais rápido que você puder (1,5 metros). Quando eu falar "devagar", ande o mais devagar que você puder (1,5 metros). Classificação: Marque a menor categoria que se aplica
(3) Normal: É capaz de alterar a velocidade da marcha sem perda de equilíbrio ou desvios. Mostra diferença significativa na marcha entre as velocidades normal, rápido e devagar.
(2) Comprometimento leve: É capaz de mudar de velocidade mas apresenta discretos desvios da marcha, ou não tem desvios mas não consegue mudar significativamente a velocidade da marcha, ou utiliza um dispositivo de auxílio à marcha.
(1) Comprometimento moderado: Só realiza pequenos ajustes na velocidade da marcha, ou consegue mudar a velocidade com importantes desvios na marcha, ou muda de velocidade e perde o equilíbrio, mas consegue recuperá-lo e continuar andando.
(0) Comprometimento grave: Não consegue mudar de velocidade, ou perde o equilíbrio e procura apoio na parede, ou necessita ser amparado

3 – Marcha com movimentos horizontais (rotação) da cabeça ___
Instruções: Comece andando no seu passo normal. Quando eu disser "olhe para a direita", vire a cabeça para o lado direito e continue andando para frente até que eu diga "olhe para a esquerda", então vire a cabeça para o lado esquerdo e continue andando. Quando eu disser "olhe para frente", continue andando e volte a olhar para frente. Classificação: Marque a menor categoria que se aplica
(3) Normal: Realiza as rotações da cabeça suavemente, sem alteração da marcha.
(2) Comprometimento leve: Realiza as rotações da cabeça suavemente, com leve alteração da velocidade da marcha, ou seja, com mínima alteração da progressão da marcha, ou utiliza dispositivo de auxílio à marcha.
(1) Comprometimento moderado: Realiza as rotações da cabeça com moderada alteração da velocidade da marcha, diminui a velocidade, ou cambaleia mas se recupera e consegue continuar a andar.
(0) Comprometimento grave: Realiza a tarefa com grave distúrbio da marcha, ou seja, cambaleando para fora do trajeto (cerca de 38 cm), perde o equilíbrio, para, procura apoio na parede, ou precisa ser amparado.

4 – Marcha com movimentos verticais (rotação) da cabeça ___
Instruções: Comece andando no seu passo normal. Quando eu disser "olhe para cima", levante a cabeça e olhe para cima. Continue andando para frente até que eu diga "olhe para baixo" então incline a cabeça para baixo e continue andando. Quando eu disser "olhe para frente", continue andando e volte a olhar para frente.
Classificação: Marque a menor categoria que se aplica
(3) Normal: Realiza as rotações da cabeça sem alteração da marcha.
(2) Comprometimento leve: Realiza a tarefa com leve alteração da velocidade da marcha, ou seja, com mínima alteração da progressão da marcha, ou utiliza dispositivo de auxílio à marcha.
(1) Comprometimento moderado: Realiza a tarefa com moderada alteração da velocidade da marcha, diminui a velocidade, ou cambaleia mas se recupera e consegue continuar a andar.
(0) Comprometimento grave: Realiza a tarefa com grave distúrbio da marcha, ou seja, cambaleando para fora do trajeto (cerca de 38 cm), perde o equilíbrio, para, procura apoio na parede, ou precisa ser amparado.

5 – Marcha e giro sobre o próprio eixo corporal (pivô) ___
Instruções: Comece andando no seu passo normal. Quando eu disser "vire-se e pare", vire-se o mais rápido que puder para a direção oposta e permaneça parado de frente para (este ponto) seu ponto de partida".
Classificação: Marque a menor categoria que se aplica
(3) Normal: Gira o corpo com segurança em até 3 segundos e para rapidamente sem perder o equilíbrio.
(2) Comprometimento leve: Gira o corpo com segurança em um tempo maior que 3 segundos e para sem perder o equilíbrio.
(1) Comprometimento moderado: Gira lentamente, precisa dar vários passos pequenos até recuperar o equilíbrio após girar o corpo e parar, ou precisa de dicas verbais.
(0) Comprometimento grave: Não consegue girar o corpo com segurança, perde o equilíbrio, precisa de ajuda para virar-se e parar.
(0) Comprometimento grave: É incapaz de contornar os cones; bate em um deles ou em ambos, ou precisa ser amparado.

6 – Passar por cima de obstáculo ___
Instruções: Comece andando em sua velocidade normal. Quando chegar à caixa de sapatos, passe por cima dela, não a contorne, e continue andando. Classificação: Marque a menor pontuação que se aplica
(3) Normal: É capaz de passar por cima da caixa sem alterar a velocidade da marcha, não há evidência de desequilíbrio.
(2) Comprometimento leve: É capaz de passar por cima da caixa, mas precisa diminuir a velocidade da marcha e ajustar os passos para conseguir ultrapassar a caixa com segurança.
(1) Comprometimento moderado: É capaz de passar por cima da caixa, mas precisa parar e depois transpor o obstáculo. Pode precisar de dicas verbais.
(0) Comprometimento grave: Não consegue realizar a tarefa sem ajuda.

7 – Contornar obstáculos ___
Instruções: Comece andando na sua velocidade normal e contorne os cones. Quando chegar no primeiro cone (cerca de 1,8 metros), contorne-o pela direita, continue andando e passe pelo meio deles, ao chegar no segundo cone (cerca de 1.8 m depois do primeiro), contorne-o pela esquerda.
Classificação: Marque a menor categoria que se aplica
(3) Normal: É capaz de contornar os cones com segurança, sem alteração da velocidade da marcha. Não há evidência de desequilíbrio.
(2) Comprometimento leve: É capaz de contornar ambos os cones, mas precisa diminuir o ritmo da marcha e ajustar os passos para não bater nos cones.
(1) Comprometimento moderado: É capaz de contornar os cones sem bater neles, mas precisa diminuir significativamente a velocidade da marcha para realizar a tarefa, ou precisa de dicas verbais.

8 – Subir e descer degraus ___
Instruções: Suba estas escadas como você faria em sua casa (ou seja, usando o corrimão, se necessário). Quando chegar ao topo, vire-se e desça.
Classificação: Marque a menor categoria que se aplica
(3) Normal: Alterna os pés, não usa o corrimão.
(2) Comprometimento leve: Alterna os pés, mas precisa usar o corrimão.
(1) Comprometimento moderado: Coloca os dois pés em cada degrau; precisa usar o corrimão.
(0) Comprometimento grave: Não consegue realizar a tarefa com segurança.

Fonte: Castro; Perracini; Ganança, 2006, p. 822-823, grifo do original.

Para a avaliação de incapacidade, ou seja, para medir a restrição de desempenho em atividades de forma a contemplar os domínios propostos pela Classificação Internacional de Funcionalidade, Incapacidade e Saúde, há o instrumento *World Health Organization Disability Assessment Schedule 2.0* **(WHODAS 2.0)**. Ele abrange os seguintes domínios: cognição, mobilidade, autocuidado, relacionamento, atividades de vida e participação.

Instrumento WHODAS 2.0
Diga ao(à) respondente: A entrevista é sobre as dificuldades que as pessoas têm por causa de suas condições de saúde. ***Dê o cartão resposta n.1 ao(à) respondente e diga:*** Por condições de saúde quero dizer doenças ou enfermidades, ou outros problemas de saúde que podem ser de curta ou longa duração; lesões; problemas mentais ou emocionais; e problemas com álcool ou drogas. Lembre-se de considerar todos os seus problemas de saúde enquanto responde às questões. Quando eu perguntar sobre a dificuldade em fazer uma atividade pense em ... ***Aponte para o cartão resposta n. 1 e explique que a "dificuldade em fazer uma atividade" significa:*** • Esforço aumentado • Desconforto ou dor • Lentidão • Alterações no modo de você fazer a atividade. ***Diga ao(à) respondente:*** Quando responder, gostaria que você pensasse nos últimos 30 dias. Eu gostaria ainda que você respondesse essas perguntas pensando em quanta dificuldade você teve, em média, nos últimos 30 dias, enquanto você fazia suas atividades como você costuma fazer. ***Dê o cartão resposta n. 2 ao(à) respondente e diga:*** Use essa escala ao responder. ***Leia a escala em voz alta:*** Nenhuma, leve, moderada, grave, extrema ou não consegue fazer. ***Certifique-se de que o(a) respondente possa ver facilmente os cartões resposta n. 1 e n. 2 durante toda a entrevista.*** [...]
Domínio 1 Cognição Eu vou fazer agora algumas perguntas sobre compreensão e comunicação. ***Mostre os cartões resposta n. 1 e n. 2 para o(a) respondente***

Nos últimos 30 dias, quanta dificuldade você teve em:		Nenhuma	Leve	Moderada	Grave	Extrema ou não consegue fazer
D1.1	Concentrar-se para fazer alguma coisa durante dez minutos?	1	2	3	4	5
D1.2	Lembrar-se de fazer coisas importantes?	1	2	3	4	5
D1.3	Analisar e encontrar soluções para problemas do dia a dia?	1	2	3	4	5
D1.4	Aprender uma nova tarefa, por exemplo, como chegar a um lugar desconhecido?	1	2	3	4	5
D1.5	Compreender de forma geral o que as pessoas dizem?	1	2	3	4	5
D1.6	Começar e manter uma conversa?	1	2	3	4	5

Domínio 2 Mobilidade
Agora vou perguntar para você sobre dificuldades de locomoção e/ou movimentação.
Mostre os cartões resposta n. 1 e n. 2

Nos últimos 30 dias, quanta dificuldade você teve em:		Nenhuma	Leve	Moderada	Grave	Extrema ou não consegue fazer
D2.1	Ficar em pé por longos períodos como 30 minutos?	1	2	3	4	5
D2.2	Levantar-se a partir da posição sentada?	1	2	3	4	5
D2.3	Movimentar-se dentro de sua casa?	1	2	3	4	5
D2.4	Sair da sua casa?	1	2	3	4	5
D2.5	Andar por longas distâncias como por 1 quilômetro?	1	2	3	4	5

[...]

Domínio 3 Autocuidado
Agora eu vou perguntar a você sobre as dificuldades em cuidar de você mesmo(a).
Mostre os cartões resposta n. 1 e n. 2

Nos últimos 30 dias, quanta dificuldade você teve em:		Nenhuma	Leve	Moderada	Grave	Extrema ou não consegue fazer
D3.1	Lavar seu corpo inteiro?	1	2	3	4	5
D3.2	Vestir-se?	1	2	3	4	5
D3.3	Comer?	1	2	3	4	5
D3.4	Ficar sozinho sem a ajuda de outras pessoas por alguns dias?	1	2	3	4	5

Domínio 4 Relações interpessoais
Agora eu vou perguntar a você sobre dificuldades nas relações interpessoais. Por favor, lembre-se que eu vou perguntar somente sobre as dificuldades decorrentes de problemas de saúde. Por problemas de saúde eu quero dizer doenças, enfermidades, lesões, problemas emocionais ou mentais e problemas com álcool ou drogas.
Mostre os cartões resposta n. 1 e n. 2

Nos últimos 30 dias, quanta dificuldade você teve em:		Nenhuma	Leve	Moderada	Grave	Extrema ou não consegue fazer
D4.1	Lidar com pessoas que você não conhece?	1	2	3	4	5
D4.2	Manter uma amizade?	1	2	3	4	5
D4.3	Relacionar-se com pessoas que são próximas a você?	1	2	3	4	5
D4.4	Fazer novas amizades?	1	2	3	4	5
D4.5	Ter atividades sexuais?	1	2	3	4	5

[...]

Domínio 5 Atividades de vida
5(1) Atividades domésticas
Eu vou perguntar agora sobre atividades envolvidas na manutenção do seu lar e do cuidado com as pessoas com as quais você vive ou que são próximas a você. Essas atividades incluem cozinhar, limpar, fazer compras, cuidar de outras pessoas e cuidar dos seus pertences.
Mostre os cartões resposta n. 1 e n. 2

Por causa de sua condição de saúde, nos últimos 30 dias, quanta dificuldade você teve em:		Nenhuma	Leve	Moderada	Grave	Extrema ou não consegue fazer
D5.1	Cuidar das suas responsabilidades domésticas?	1	2	3	4	5
D5.2	Fazer bem as suas tarefas domésticas mais importantes?	1	2	3	4	5
D5.3	Fazer todas as tarefas domésticas que você precisava?	1	2	3	4	5
D5.4	Fazer as tarefas domésticas na velocidade necessária?	1	2	3	4	5

Se qualquer das respostas de D5.2-D5.5 for maior que "nenhuma" (codificada como "1"), pergunte:

D5.01	Nos últimos 30 dias, quantos dias você reduziu ou deixou de fazer as tarefas domésticas por causa da sua condição de saúde?	*Anote o número de dias* _____

Se o(a) respondente trabalha (remunerado, não remunerado, autônomo) ou vai à escola, complete as questões D5.5-D5.10 na próxima página. Caso contrário, pule para D6.1 na página seguinte.

5(2) Atividades escolares ou do trabalho
Agora eu farei algumas perguntas sobre suas atividades escolares ou do trabalho.
Mostre cartões resposta n. 1 e n. 2

Por causa da sua condição de saúde, nos últimos 30 dias, quanta dificuldade você teve em:	Nenhuma	Leve	Moderada	Grave	Extrema ou não consegue fazer
D5.5 Suas atividades diárias do trabalho/escola?	1	2	3	4	5
D5.6 Realizar bem as atividades mais importantes do trabalho/escola?	1	2	3	4	5
D5.7 Fazer todo o trabalho que você precisava?	1	2	3	4	5
D5.8 Fazer todo o trabalho na velocidade necessária?	1	2	3	4	5
D5.9 Você já teve que reduzir a intensidade do trabalho por causa de uma condição de saúde?	Não	1			
	Sim	2			
D5.10 Você ganhou menos dinheiro como resultado de uma condição de saúde?	Não	1			
	Sim	2			

Se qualquer das respostas de D5.5-D5.8 for maior que "nenhuma" (codificada como "1"), pergunte:

D5.02	Nos últimos 30 dias, por quantos dias você deixou de trabalhar por meio dia ou mais por causa da sua condição de saúde?	*Anote o número de dias* _____

[...]
Domínio 6 Participação
Agora, eu vou perguntar a você sobre sua participação social e o impacto dos seus problemas de saúde sobre você e sua família. Algumas dessas perguntas podem envolver problemas que ultrapassam 30 dias, entretanto, ao responder, por favor, foque nos últimos 30 dias. De novo, quero lembrar-lhe de responder essas perguntas pensando em problemas de saúde: físico, mental ou emocional, relacionados a álcool ou drogas.
Mostre os cartões resposta n. 1 e n. 2

Nos últimos 30 dias:	Nenhuma	Leve	Moderada	Grave	Extrema ou não consegue fazer
D6.1 Quanta dificuldade você teve ao participar em atividades comunitárias (por exemplo, festividades, atividades religiosas ou outra atividade) do mesmo modo que qualquer outra pessoa?	1	2	3	4	5
D6.2 Quanta dificuldade você teve por causa de barreiras ou obstáculos no mundo à sua volta?	1	2	3	4	5
D6.3 Quanta dificuldade você teve para viver com dignidade por causa das atitudes e ações de outros?	1	2	3	4	5
D6.4 Quanto tempo você gastou com sua condição de saúde ou suas consequências?	1	2	3	4	5
D6.5 Quanto você tem sido emocionalmente afetado por sua condição de saúde?	1	2	3	4	5
D6.6 Quanto a sua saúde tem prejudicado financeiramente você ou sua família?	1	2	3	4	5
D6.7 Quanta dificuldade sua família teve por causa da sua condição de saúde?	1	2	3	4	5
D6.8 Quanta dificuldade você teve para fazer as coisas por si mesmo(a) para relaxamento ou lazer?	1	2	3	4	5
H1 Em geral, nos últimos 30 dias, por quantos dias essas dificuldades estiveram presentes?	*Anote o número de dias* _____				
H2 Nos últimos 30 dias, por quantos dias você esteve completamente incapaz de executar suas atividades usuais ou de trabalho por causa da sua condição de saúde?	*Anote o número de dias* _____				
H3 Nos últimos 30 dias, sem contar os dias que você esteve totalmente incapaz, por quantos dias você diminuiu ou reduziu suas atividades usuais ou de trabalho por causa da sua condição de saúde?	*Anote o número de dias* _____				

Isto encerra a entrevista. Obrigado por sua participação.

Fonte: WHO, 2015, p. 104-110, grifo do original.

3.2.3 Atividades de Vida Diária (AVD)

O **Índice de Katz** possibilita a aferição das AVD de forma hierárquica, com a mensuração da independência das seis funções. Essa mensuração se dá por meio de pontuação, variando de 2 (dependência importante) a 6 pontos (independência).

Formulário para avaliação das AVD		
Nome:		Data da avaliação: ___/___/___
Para cada área de funcionamento listada abaixo assinale a descrição que melhor se aplica. A palavra "assistência" significa supervisão, orientação ou auxílio pessoal.		
Banho – a avaliação da atividade "banhar-se" é realizada em relação ao uso do chuveiro, da banheira e ao ato de esfregar-se em qualquer uma dessas situações. Nessa função, além do padronizado para todas as outras, também são considerados independentes os idosos que receberem algum auxílio para banhar uma parte específica do corpo como, por exemplo, a região dorsal ou uma das extremidades.		
☐ Não recebe assistência (entra e sai [...] [da banheira] sozinho se essa é usualmente utilizada para banho).	☐ Recebe assistência no banho somente para uma parte do corpo (como costas ou uma perna).	☐ Recebe assistência no banho em mais de uma parte do corpo.
Vestir – para avaliar a função "vestir-se" considera-se o ato de pegar as roupas no armário, bem como o ato de se vestir propriamente dito. Como roupas são compreendidas roupas íntimas, roupas externas, fechos e cintos. Calçar sapatos está excluído da avaliação. A designação de dependência é dada às pessoas que recebem alguma assistência pessoal ou que permanecem parcial ou totalmente despidos.		
☐ Pega as roupas e se veste completamente sem assistência.	☐ Pega as roupas e se veste sem assistência, exceto para amarrar os sapatos.	☐ Recebe assistência para pegar as roupas ou para vestir-se ou permanece parcial ou totalmente despido.
Banheiro – a função "ir ao banheiro" compreende o ato de ir ao banheiro para excreções, higienizar-se e arrumar as próprias roupas. Os idosos considerados independentes podem ou não utilizar algum equipamento ou ajuda mecânica para desempenhar a função sem que isso altere sua classificação. Dependentes são aqueles que recebem qualquer auxílio direto ou que não desempenham a função. Aqueles que utilizam "papagaios" ou "comadres" também são considerados dependentes.		
☐ Vai ao banheiro, higieniza-se e se veste após as eliminações sem assistência (pode utilizar objetos de apoio como bengala, andador, barras de apoio ou cadeira de rodas e pode utilizar comadre ou urinol à noite esvaziando por si mesmo pela manhã).	☐ Recebe assistência para ir ao banheiro ou para higienizar-se ou para vestir-se após as eliminações ou para usar urinol ou comadre à noite.	☐ Não vai ao banheiro para urinar ou evacuar.
Transferência – a função "transferência" é avaliada pelo movimento desempenhado pelo idoso para sair da cama e sentar-se em uma cadeira e vice-versa. Como na função anterior, o uso de equipamentos ou suporte mecânico não altera a classificação de independência para a função. Dependentes são as pessoas que recebem qualquer auxílio em qualquer das transferências ou que não executam uma ou mais transferências.		
☐ Deita-se e levanta-se da cama ou da cadeira sem assistência (pode utilizar um objeto de apoio como bengala ou andador).	☐ Deita-se e levanta-se da cama ou da cadeira com auxílio.	☐ Não sai da cama.
Continência – "continência" refere-se ao ato inteiramente autocontrolado de urinar ou defecar. A dependência está relacionada à presença de incontinência total ou parcial em qualquer das funções. Qualquer tipo de controle externo como enemas, cateterização ou uso regular de fraldas classifica a pessoa como dependente.		
☐ Tem controle sobre as funções de urinar e evacuar.	☐ Tem "acidentes"* ocasionais. * acidentes = perdas urinárias ou fecais	☐ Supervisão para controlar urina e fezes, utiliza cateterismo ou é incontinente.
Alimentação – a função "alimentação" relaciona-se ao ato de dirigir a comida do prato (ou similar) à boca. O ato de cortar os alimentos ou prepará-los está excluído da avaliação. Dependentes são as pessoas que recebem qualquer assistência pessoal. Aqueles que não se alimentam sem ajuda ou que utilizam sondas para se alimentarem são considerados dependentes.		
☐ Alimenta-se sem assistência.	☐ Alimenta-se sem assistência, exceto para cortar carne ou passar manteiga no pão.	☐ Recebe assistência para se alimentar ou é alimentado parcial ou totalmente por sonda enteral ou parenteral.

Fonte: Brasil, 2006c, p. 146.

A **Escala de Bardel** possibilita fazer uma avaliação padronizada, com aferição do grau de dependência funcional em 10 AVD (alimentação, banho, vestuário, higiene pessoal, dejeções, micções, uso do sanitário, transferência cadeira/cama, deambulação e escadas). Sua quantificação é dada em pontos para cada um dos itens avaliados, conforme pode ser visto a seguir.

Escala de Bardel	
ATIVIDADE	**PONTUAÇÃO**
ALIMENTAÇÃO 0 = incapacitado 5 = precisa de ajuda para cortar, passar manteiga etc., ou dieta modificada 10 = independente	
BANHO 0 = dependente 5 = independente (ou no chuveiro)	
ATIVIDADES ROTINEIRAS 0 = precisa de ajuda com a higiene pessoal 5 = independente ao tratar de rosto/cabelo/dentes/barba	
VESTIR-SE 0 = dependente 5 = precisa de ajuda, mas consegue fazer uma parte sozinho 10 = independente (incluindo botões, zíperes, laços etc.)	
INTESTINO 0 = incontinente (necessidade de enemas) 5 = acidente ocasional 10 = continente	
SISTEMA URINÁRIO 0 = incontinente, ou cateterizado e incapaz de manejo 5 = acidente ocasional 10 = continente	
USO DO TOILET 0 = dependente 5 = precisa de alguma ajuda parcial 10 = independente (pentear-se, limpar-se)	
TRANSFERÊNCIA (DA CAMA PARA A CADEIRA E VICE-VERSA) 0 = incapacitado, sem equilíbrio para ficar sentado 5 = muita ajuda (uma ou duas pessoas, física), pode sentar 10 = pouca ajuda (verbal ou física) 15 = independente	
MOBILIDADE (EM SUPERFÍCIES PLANAS) 0 = imóvel ou < 50 metros 5 = cadeira de rodas independente, incluindo esquinas > 50 metros 10 = caminha com a ajuda (verbal ou física) de uma pessoa > 50 metros 15 = independente (mas pode precisar de alguma ajuda; como exemplo, bengala) > 50 metros	
ESCADAS 0 = incapacitado 5 = precisa de ajuda (verbal, física, ou ser carregado) 10 = independente	

Fonte: Vilela Junior, 2006.

Já a **Medida de Independência Funcional (MIF)** avalia a independência em diversas dimensões do cotidiano. Permite examinar o desempenho nos domínios motor e cognitivo/social, nos aspectos: alimentação, higiene pessoal, banho, ação de vestir metade superior do corpo, ação de vestir metade inferior do corpo, uso de vaso sanitário, controle da urina, controle das fezes, transferências para leito, cadeira, cadeira de rodas, transferência para vaso sanitário, transferências para banheira ou chuveiro, locomoção, locomoção em escadas, compreensão, expressão, interação social, resolução de problemas e memória.

Com suas propriedades psicométricas e de sensibilidade, é possível averiguar mínimas alterações funcionais, verificando-se o que pode ser feito independentemente, com o auxílio de dispositivos assistivos ou com o suporte de terceiros. Em sua aplicabilidade, o resultado abrange sete níveis para mensuração, variando entre 7, para independência total, e 1, para dependência total.

Medida de Independência Funcional (MIF)							
Níveis	Independente: 7 – Independência completa (Tempo, Segurança) \ 6 – Independência modificada (Tecnologia Assistiva)					SEM ASSISTÊNCIA	
	Dependência Modificada: 5 – Supervisão / 4 – Assistência Mínima (Sujeito = 75%+) / 3 – Assistência Moderada (Sujeito = 50%+) Completa Dependência: 2 – Assistência Máxima (Sujeito = 25%+) / 1 – Assistência Total (Sujeito = 0%+)					COM ASSISTÊNCIA	
Avaliação	Atividades	1° Av.		2° Av.		3° Av.	
	Data	/ /		/ /		/ /	
Cuidados pessoais							
A.	Alimentação						
B.	Higiene pessoal: cuidado de apresentação e aparência						
C.	Banho: limpeza do corpo						
D.	Vestir a metade superior do corpo						
E.	Vestir a metade inferior do corpo						
F.	Uso do vaso sanitário						
Controle Esfincteriano							
G.	Controle da urina (controle da Bexiga – frequência de incontinência)						
H.	Controle das fezes						
Mobilidade							
I.	Transferências: Leito, Cadeira, Cadeira de Rodas						
J.	Transferências: Vaso Sanitário						
K.	Transferências: Banheira ou Chuveiros						
Locomoção							
L.	Marcha/Cadeira de Rodas	M		M		M	
		CR		CR		CR	
M.	Escadas						
Comunicação							
N.	Compreensão	A		A		A	
		VI		VI		VI	
O.	Expressão	VO		VO		VO	
		NV		NV		NV	
Conhecimento Social							
P.	Interação Social						
Q.	Resolução de Problemas						
R.	Memória						
Total							
OBS: Não deixe nenhum item em branco, se não for possível testar marque 1. Medida de Independência Funcional (MIF). (copyright 1987, Fundação Nacional de Pesquisa – Universidade Estadual de New York). Abreviações: M = marcha, CR = cadeira de rodas, A = Auditiva, VI = Visual, VO = vocal e NV = não verbal.							

Fonte: UFPR, 2022, grifo do original.

3.2.4 Atividades Instrumentais de Vida Diária (AIVD)

A **Escala de Lawton e Brody** contempla oito atividades nas quais, avaliando-se a pessoa idosa de acordo com seu desempenho e/ou participação em: preparo de refeições, trabalho doméstico, lavagem de roupa, locomoção fora de casa, responsabilidade com a medicação e controle das finanças. Sua aplicação efetiva-se por meio de perguntas direcionadas à pessoa idosa, em que a pontuação para cada item varia de 1 a 3. Ao final do teste, somam-se os escores, sendo a pontuação máxima de 21 pontos, para total independência, e a mínima de 7, para completa dependência. Sua aplicação ainda permite o direcionamento da entrevista para a pessoa idosa e para seu acompanhante, a fim de avaliar ambas as percepções.

ESCALA DE LAWTON E BRODY – de Atividades Instrumentais de Vida Diária		
NOME:	IDADE:	SEXO:

Item	Aspecto a avaliar	Pontos
1	Capacidade de usar o telefone: • Utiliza o telefone por iniciativa própria; • É capaz de guardar bem alguns números familiares; • É capaz de falar ao telefone, todavia é incapaz de guardar números; • Não é capaz de usar o telefone.	1 1 1 0
2	Fazer compras: • Realiza todas as compras necessárias independentemente; • Realiza independentemente pequenas compras; • Necessita estar acompanhado para fazer qualquer compra; • Totalmente incapaz de fazer compras.	1 0 0 0
3	Preparar a comida: • Organiza, prepara e serve a comida para si só adequadamente; • Prepara adequadamente a comida se lhe proporcionam os ingredientes; • Prepara, esquenta e serve a comida, porém não segue uma dieta adequada; • Necessita que lhe preparem e sirvam a comida.	1 0 0 0
4	Trabalho doméstico: • Mantém a casa só com ajuda ocasional (trabalho pesado); • Realiza tarefas rápidas, como lavar os pratos ou fazer as camas; • Realiza tarefas rápidas, porém não pode manter um nível adequado de limpeza; • Necessita de ajuda para todos os trabalhos em casa; • Não ajuda em nenhum trabalho em casa.	1 1 1 0 0
5	Lavar a roupa: • Lava por si só toda a sua roupa; • Lava por si só pequenas peças de roupa; • Toda a lavação de roupa é realizada por outra pessoa.	1 1 0
6	Locomoção fora de casa: • Viaja sozinho de transporte público ou conduz seu próprio meio de transporte; • É capaz de pedir um táxi, porém não usa outro meio de transporte; • Viaja em transporte público quando é acompanhado de outra pessoa; • Só utiliza táxi ou automóvel com ajuda de outros; • Não viaja.	1 1 1 0 0
7	Responsabilidade a respeito de sua medicação: • É capaz de tomar a sua medicação na hora e dosagem corretas; • Toma a sua medicação se a dose é preparada previamente; • Não é capaz de administrar a sua medicação.	1 0 0
8	Manejo com dinheiro: • É capaz de fazer compras das coisas necessárias, preencher cheque e pagar contas; • É capaz de fazer as compras de uso diário, mas necessita de ajuda com talão de cheques e para pagar as contas; • É incapaz de lidar com dinheiro.	1 1 0
	Total :	
OBS: A máxima dependência estaria marcada pela obtenção de 0 pontos, e 8 pontos expressariam uma independência total. [...]		

Fonte: Lawton; Brody, 1969, citados por Oliveira, 2022, p. 51.

3.2.5 Atividades de Vida Diária (AVD) ou Atividades Instrumentais de Vida Diária (AIVD)

O *Brazilian OARS Multidimensional Functional Assessment Questionnaire* (**Bomfaq**) é um instrumento que foi validado previamente e permite examinar 15 AVD, sendo 8 relacionadas às atividades físicas (deitar e levantar-se da cama, alimentar-se, pentear o cabelo, andar no plano, tomar banho, vestir-se, ir ao banheiro em tempo hábil e cortar as unhas dos pés) e 7 AIVD (subir um lance de escada, medicar-se no horário, andar perto de casa, realizar compras, preparar refeições, sair de condução e limpar a casa). São quantificadas as AVD em que o paciente relata ter dificuldades, ou seja, o total de atividades que estão comprometidas.

Brazilian OARS Multidimensional Functional Assessment Questionnaire (Bomfaq)			
Agora eu gostaria de perguntar sobre algumas atividades e tarefas do seu dia a dia. O(a) Sr.(a) tem alguma dificuldade para:	COM DIFICULDADE	SEM DIFICULDADE	NÃO REALIZA/SEM RESPOSTA
Deitar e levantar da cama			
Comer			
Pentear os cabelos			
Andar no plano			
Tomar banho			
Vestir-se			
Ir ao banheiro em tempo			
Subir 1 lance de escada			
Medicar-se na hora			
Andar perto de casa			
Fazer compras			
Preparar refeições			
Cortas as unhas dos pés			
Sair de condução			
Fazer limpeza de casa			
TOTAL:			
Classificação Não houve relato de dificuldades: sem comprometimento 1 a 3 atividades comprometidas: comprometimento leve 4 a 6 atividades comprometidas: comprometimento moderado 7 ou mais atividades comprometidas: comprometimento grave			

Fonte: Brazilian..., 2022.

O **Perfil de Atividade Humana (PAH)** (Fix; Daughton, 1988) é um instrumento composto de 94 atividades, cada uma delas graduada de acordo com o equivalente metabólico (MET) requerido para seu desenvolvimento. As atividades incluem cuidados pessoais, transporte, manutenção da casa, atividades sociais e de lazer e exercícios físicos. Para cada item, existem três respostas possíveis: "Ainda faço", "Parei de fazer" e "Nunca fiz". A pontuação máxima nesse questionário indica a atividade com o maior gasto energético que o indivíduo é capaz de realizar. Um escore ajustado é obtido subtraindo-se da pontuação máxima o número de atividades que o indivíduo parou de realizar e indica o gasto energético necessário para a rotina diária.

O instrumento passou por uma adaptação transcultural, e as propriedades psicométricas de sua versão brasileira mostraram-se adequadas para detectar pessoas com diferentes níveis de atividade, divididos em três graus de funcionalidade.

Perfil de Atividade Humana (PAH)			
	Ainda faço	Parei de fazer	Nunca fiz
1. Levantar e sentar em cadeiras ou cama (sem ajuda)			
2. Ouvir rádio			
3. Ler livros, revistas ou jornais			
4. Escrever cartas ou bilhetes			
5. Trabalhar numa mesa ou escrivaninha			
6. Ficar de pé por mais de um minuto			
7. Ficar de pé por mais de cinco minutos			
8. Vestir e tirar a roupa sem ajuda			
9. Tirar roupas de gavetas ou armários			
10. Entrar e sair do carro sem ajuda			
11. Jantar num restaurante			
12. Jogar baralho ou qualquer jogo de mesa			
13. Tomar banho de banheira sem ajuda			
14. Calçar sapatos e meias sem parar para descansar			
15. Ir ao cinema, teatro ou a eventos religiosos ou esportivos			
16. Caminhar 27 metros (um minuto)			
17. Caminhar 27 metros, sem parar (um minuto)			
18. Vestir e tirar a roupa sem parar para descansar			
19. Utilizar transporte público ou dirigir por 1 hora e meia (158 quilômetros ou menos)			
20. Utilizar transporte público ou dirigir por ± 2 horas (160 quilômetros ou mais)			
21. Cozinhar suas próprias refeições			
22. Lavar ou secar vasilhas			
23. Guardar mantimentos em armários			
24. Passar ou dobrar roupas			
25. Tirar poeira, lustrar móveis ou polir o carro			
26. Tomar banho de chuveiro			
27. Subir seis degraus			

Perfil de Atividade Humana (PAH)			
	Ainda faço	Parei de fazer	Nunca fiz
28. Subir seis degraus, sem parar			
29. Subir nove degraus			
30. Subir 12 degraus			
31. Caminhar metade de um quarteirão no plano			
32. Caminhar metade de um quarteirão no plano, sem parar			
33. Arrumar a cama (sem trocar os lençóis)			
34. Limpar janelas			
35. Ajoelhar ou agachar para fazer trabalhos leves			
36. Carregar uma sacola leve de mantimentos			
37. Subir nove degraus, sem parar			
38. Subir 12 degraus, sem parar			
39. Caminhar metade de um quarteirão numa ladeira			
40. Caminhar metade de um quarteirão numa ladeira, sem parar			
41. Fazer compras sozinho			
42. Lavar roupas sem ajuda (pode ser com máquina)			
43. Caminhar um quarteirão no plano			
44. Caminhar dois quarteirões no plano			
45. Caminhar um quarteirão no plano, sem parar			
46. Caminhar dois quarteirões no plano, sem parar			
47. Esfregar o chão, paredes ou lavar carro			
48. Arrumar a cama trocando os lençóis			
49. Varrer o chão			
50. Varrer o chão por cinco minutos, sem parar			
51. Carregar uma mala pesada ou jogar uma partida de boliche			
52. Aspirar o pó de carpetes [ou tapetes]			
53. Aspirar o pó de carpetes [ou tapetes] por cinco minutos, sem parar			
54. Pintar o interior ou o exterior da casa			
55. Caminhar seis quarteirões no plano			
56. Caminhar seis quarteirões no plano, sem parar			
57. Colocar o lixo para fora			
58. Carregar uma sacola pesada de mantimentos			
59. Subir 24 degraus [1 andar]			
60. Subir 36 degraus [1 andar e meio]			
61. Subir 24 degraus, sem parar			
62. Subir 36 degraus, sem parar			
63. Caminhar 1,6 quilômetro (± 20 minutos)			
64. Caminhar 1,6 quilômetro (± 20 minutos), sem parar			
65. Correr 100 metros ou jogar peteca, vôlei, beisebol			
66. Dançar socialmente			
67. Fazer exercícios calistênicos ou dança aeróbia por cinco minutos, sem parar			

Perfil de Atividade Humana (PAH)			
	Ainda faço	Parei de fazer	Nunca fiz
68. Cortar grama com cortadeira elétrica			
69. Caminhar 3,2 quilômetros (± 40 minutos)			
70. Caminhar 3,2 quilômetros, sem parar (± 40 minutos)			
71. Subir 50 degraus (dois andares e meio)			
72. Usar ou cavar com a pá			
73. Usar ou cavar com pá por cinco minutos, sem parar			
74. Subir 50 degraus (dois andares e meio), sem parar			
75. Caminhar 4,8 quilômetros (± 1 hora) ou jogar 18 buracos de golfe			
76. Caminhar 4,8 quilômetros (± 1 hora), sem parar			
77. Nadar 25 metros [piscina semiolímpica]			
78. Nadar 25 metros, sem parar			
79. Pedalar 1,6 quilômetro de bicicleta (dois quarteirões)			
80. Pedalar 3,2 quilômetros de bicicleta (quatro quarteirões)			
81. Pedalar 1,6 quilômetro, sem parar			
82. Pedalar 3,2 quilômetros, sem parar			
83. Correr 400 metros (meio quarteirão)			
84. Correr 800 metros (um quarteirão)			
85. Jogar tênis/frescobol ou peteca			
86. Jogar uma partida de basquete ou de futebol			
87. Correr 400 metros, sem parar			
88. Correr 800 metros, sem parar			
89. Correr 1,6 quilômetro (dois quarteirões)			
90. Correr 3,2 quilômetros (quatro quarteirões)			
91. Correr 4,8 quilômetros (seis quarteirões)			
92. Correr 1,6 quilômetro em 12 minutos ou menos			
93. Correr 3,2 quilômetros em 20 minutos ou menos			
94. Correr 4,8 quilômetros em 30 minutos ou menos			
TOTAL			

Fonte: Souza; Magalhães; Teixeira-Salmela, 2006, p. 2626-2627.

3.2.6 Quedas

A *Fall Efficacy Scale – International* (**FES-I Brasil**) (Camargos et al., 2010) é composta de questões concernentes à preocupação com a possibilidade de queda da pessoa idosa ao realizar 16 atividades, com os respectivos escores de 1 a 4. O escore total pode ficar entre 16 (ausência de preocupação) e 64 (preocupação extrema).

Fall Efficacy Scale – International (FES-I Brasil)				
Agora nós gostaríamos de fazer algumas perguntas sobre qual é sua preocupação a respeito da possibilidade de cair. Por favor, responda imaginando como você normalmente faz a atividade. Se você atualmente não faz a atividade (por ex. alguém vai às compras para você), responda de maneira a mostrar como você se sentiria em relação a quedas se você tivesse que fazer essa atividade. Para cada uma das seguintes atividades, por favor, marque o quadradinho que mais se aproxima de sua opinião sobre o quão preocupado você fica com a possibilidade de cair, se você fizesse esta atividade.				
	Nem um pouco preocupado	Um pouco preocupado	Muito preocupado	Extremamente preocupado
1. Limpando a casa (ex: passar pano, aspirar ou tirar a poeira)	1	2	3	4
2. Vestindo ou tirando a roupa	1	2	3	4
3. Preparando refeições simples	1	2	3	4
4. Tomando banho	1	2	3	4
5. Indo às compras	1	2	3	4
6. Sentando ou levantando de uma cadeira	1	2	3	4
7. Subindo ou descendo escadas	1	2	3	4
8. Caminhando pela vizinhança	1	2	3	4
9. Pegando algo acima de sua cabeça ou do chão	1	2	3	4
10. Indo atender o telefone antes que pare de tocar	1	2	3	4
11. Andando sobre superfície escorregadia (ex: chão molhado)	1	2	3	4
12. Visitando um amigo ou parente	1	2	3	4
13. Andando em lugares cheios de gente	1	2	3	4
14. Caminhando sobre superfície irregular (com pedras, esburacada)	1	2	3	4
15. Subindo ou descendo uma ladeira	1	2	3	4
16. Indo a uma atividade social (ex: ato religioso, reunião de família ou encontro no clube)	1	2	3	4
TOTAL				
≥ 23 pontos sugere associação com histórico de queda esporádica e ≥ 31 pontos sugere queda recorrente.				

Fonte: Camargos et al., 2010, p. 243.

3.2.7 Incontinência

Para avaliar a incontinência urinária (IU), muitos aspectos são importantes quanto à percepção do impacto que ela pode causar na vida da pessoa idosa. Assim, o *King's Health Questionnaire* **(KHQ)** (Kelleher et al., 1997) foi construído para esse fim, tendo sido posteriormente validado no Brasil (Tamanini et al., 2003).

King's Health Questionnaire (KHQ)	
Nome: Idade: anos Data:	
Como você avaliaria sua saúde hoje?	☐ Muito boa ☐ Boa ☐ Normal ☐ Ruim ☐ Muito ruim
Quanto você acha que seu problema de bexiga atrapalha sua vida?	☐ Não ☐ Um pouco ☐ Mais ou menos ☐ Muito
Abaixo estão algumas atividades que podem ser afetadas pelos problemas de bexiga. Quanto seu problema de bexiga afeta você? Gostaríamos que você respondesse todas as perguntas. Simplesmente marque com um "X" a alternativa que melhor se aplica a você.	
Limitação no desempenho de tarefas	
Com que intensidade seu problema de bexiga atrapalha suas tarefas de casa (ex. limpar, lavar, cozinhar, etc.)	☐ Nenhuma ☐ Um pouco ☐ Mais ou menos ☐ Muito
Com que intensidade seu problema de bexiga atrapalha seu trabalho, ou suas atividades diárias normais fora de casa como: fazer compra, levar filho à escola, etc.?	☐ Nenhuma ☐ Um pouco ☐ Mais ou menos ☐ Muito
Limitação física/social	
Seu problema de bexiga atrapalha suas atividades físicas como: fazer caminhada, correr, fazer algum esporte, etc.?	☐ Não ☐ Um pouco ☐ Mais ou menos ☐ Muito
Seu problema de bexiga atrapalha quando você quer fazer uma viagem?	☐ Não ☐ Um pouco ☐ Mais ou menos ☐ Muito
Seu problema de bexiga atrapalha quando você vai a igreja, reunião, festa?	☐ Não ☐ Um pouco ☐ Mais ou menos ☐ Muito
Você deixa de visitar seus amigos por causa do problema de bexiga?	☐ Não ☐ Um pouco ☐ Mais ou menos ☐ Muito

Relações pessoais	
Seu problema de bexiga atrapalha sua vida sexual?	☐ Não se aplica ☐ Não ☐ Um pouco ☐ Mais ou menos ☐ Muito
Seu problema de bexiga atrapalha sua vida com seu companheiro?	☐ Não se aplica ☐ Não ☐ Um pouco ☐ Mais ou menos ☐ Muito
Seu problema de bexiga incomoda seus familiares?	☐ Não se aplica ☐ Não ☐ Um pouco ☐ Mais ou menos ☐ Muito
Gostaríamos de saber quais são os seus problemas de bexiga e quanto eles afetam você. Escolha da lista abaixo APENAS AQUELES PROBLEMAS que você tem no momento. **Quanto eles afetam você?**	
Frequência: Você vai muitas vezes ao banheiro?	☐ Um pouco ☐ Mais ou menos ☐ Muito
Noctúria: Você levanta a noite para urinar?	☐ Um pouco ☐ Mais ou menos ☐ Muito
Urgência: Você tem vontade forte de urinar e muito difícil de controlar?	☐ Um pouco ☐ Mais ou menos ☐ Muito
Bexiga hiperativa: Você perde urina quando você tem muita vontade de urinar?	☐ Um pouco ☐ Mais ou menos ☐ Muito
Incontinência urinária de esforço: Você perde urina com atividades físicas como: tossir, espirrar, correr?	☐ Um pouco ☐ Mais ou menos ☐ Muito
Enurese noturna: Você molha a cama à noite?	☐ Um pouco ☐ Mais ou menos ☐ Muito
Incontinência no intercurso sexual: Você perde urina durante a relação sexual?	☐ Um pouco ☐ Mais ou menos ☐ Muito
Infecções frequentes: Você tem muitas infecções urinárias?	☐ Um pouco ☐ Mais ou menos ☐ Muito
Dor na bexiga: Você tem dor na bexiga?	☐ Um pouco ☐ Mais ou menos ☐ Muito
Outros: Você tem algum outro problema relacionado a sua bexiga?	☐ Um pouco ☐ Mais ou menos ☐ Muito

Emoções	
Você fica deprimida com seu problema de bexiga?	☐ Não ☐ Um pouco ☐ Mais ou menos ☐ Muito
Você fica ansiosa ou nervosa com seu problema de bexiga?	☐ Não ☐ Um pouco ☐ Mais ou menos ☐ Muito
Você fica mal com você mesma por causa do seu problema de bexiga?	☐ Não ☐ Um pouco ☐ Mais ou menos ☐ Muito
Sono/Energia	
Seu problema de bexiga atrapalha seu sono?	☐ Não ☐ Às vezes ☐ Várias vezes ☐ Sempre
Você se sente desgastada ou cansada?	☐ Não ☐ Às vezes ☐ Várias vezes ☐ Sempre
Algumas situações abaixo acontecem com você? Se tiver o quanto?	
Você usa algum tipo de protetor higiênico como: fralda, forro, absorvente tipo Modess para manter-se seca?	☐ Não ☐ Às vezes ☐ Várias vezes ☐ Sempre
Você controla a quantidade de líquido que bebe?	☐ Não ☐ Às vezes ☐ Várias vezes ☐ Sempre
Você precisa trocar sua roupa íntima (calcinha), quando fica molhada?	☐ Não ☐ Às vezes ☐ Várias vezes ☐ Sempre
Você se preocupa em estar cheirando urina?	☐ Não ☐ Às vezes ☐ Várias vezes ☐ Sempre

Fonte: Fonseca et al., 2005, p. 240, grifo do original.

Além da avaliação da IU, é possível avaliar a incontinência fecal/anal (IA), por meio do instrumento *Fecal Incontinence Quality of Life* **(FIQL)** (Rockwood et al., 1999).

Fecal Incontinence Quality of Life (FIQL)					
Questão 1. Em geral, você diria que sua saúde é: Excelente ( ) Muito Boa ( ) Boa ( ) Regular ( ) Ruim ( )					
Questão 2. Para cada um dos itens abaixo, por favor, indique, marcando um X na coluna correspondente a quanto tempo o item abaixo o preocupa devido à perda de fezes. Se qualquer um dos itens lhe preocupa por outras razões que não pela perda de fezes, marque a alternativa "Nenhuma das respostas"					
	Muitas vezes	Algumas vezes	Poucas vezes	Nenhuma vez	Nenhuma das respostas
Devido à perda de fezes:					
a. Tenho medo de sair	1	2	3	4	
b. Evito visitar amigos ou parentes	1	2	3	4	
c. Evito passar a noite longe de casa	1	2	3	4	
d. É difícil [...] sair e fazer coisas como ir ao cinema ou à igreja	1	2	3	4	
e. Evito comer antes de sair de casa	1	2	3	4	
f. Quando estou fora de casa tento ficar sempre que possível próximo ao banheiro	1	2	3	4	
g. É importante eu planejar o que vou fazer de acordo com o meu funcionamento intestinal	1	2	3	4	
h. Evito viajar	1	2	3	4	
i. Fico preocupado em não chegar ao banheiro em tempo	1	2	3	4	
j. Sinto que não tenho controle do meu intestino	1	2	3	4	
k. Não consigo controlar minha evacuação a tempo de chegar ao banheiro	1	2	3	4	
l. Perco fezes sem perceber	1	2	3	4	
m. Tento evitar a perda de fezes, ficando próximo ao banheiro	1	2	3	4	
Questão 3. Devido a sua perda de fezes indique até quanto o problema o incomoda. Se qualquer dos itens abaixo o preocupa por outras razões, marque a alternativa "Nenhuma das respostas"					
	Muitas vezes	Algumas vezes	Poucas vezes	Nenhuma vez	Nenhuma das respostas
Devido à perda de fezes:					
a. Fico envergonhado	1	2	3	4	
b. Não posso fazer muitas coisas que quero fazer	1	2	3	4	
c. Fico preocupado em perder fezes	1	2	3	4	
d. Sinto-me deprimido	1	2	3	4	
e. Fico preocupado se outras pessoas sentem cheiro de fezes em mim	1	2	3	4	
f. Acho que não sou uma pessoa saudável	1	2	3	4	
g. Tenho menos prazer em viver	1	2	3	4	
h. Tenho relação sexual com menor frequência que gostaria	1	2	3	4	
i. Sinto-me diferente das outras pessoas	1	2	3	4	
j. Sempre estou pensando na possibilidade de perder fezes	1	2	3	4	
k. Tenho medo de ter sexo	1	2	3	4	
l. Evito viajar de carro ou ônibus	1	2	3	4	
m. Evito sair para comer	1	2	3	4	
n. Quando vou a um lugar novo, procuro saber onde está o banheiro	1	2	3	4	
Questão 4. Durante o mês passado, eu me senti tão triste, desanimado ou tive muitos problemas que me fizeram pensar que nada valia a pena					
Extremamente. A ponto de quase desistir	Muitas vezes	Com frequência	Algumas vezes – o suficiente para me preocupar (incomodar)	Poucas vezes	Nenhuma vez

Fonte: Yusuf et al., 2004, p. 203.

3.3 Condições médicas ou clínicas

Nesta seção, trataremos das avaliações atreladas às condições médicas ou clínicas da pessoa idosa, considerando os seguintes conteúdos: lista ou mapa de problemas; comorbidades; gravidade de doenças; inventário de medicamentos e *status* vacinal; deficiências sensoriais; propriocepção; avaliação nutricional; saúde bucal; hábitos e sexualidade.

3.3.1 Lista ou mapa de problemas, comorbidades, gravidade de doenças, inventário de medicamentos e *status* vacinal

Durante a entrevista, é possível proceder ao levantamento de todas as queixas da pessoa idosa, relatadas por ela ou pelo familiar/acompanhante. Essas informações podem ser organizadas sistematicamente, por meio de instrumentos. Como sugestão, é possível estruturá-las tal como indicado no Quadro 3.4.

Quadro 3.4 – Sugestão de organização das queixas levantadas durante a entrevista

LISTA DE PROBLEMAS
COMORBIDADES
GRAVIDADE DAS DOENÇAS
MEDICAMENTOS
Inventário de medicamentos
Como utilizar
Tempo de uso

Na população idosa, as comorbidades são sempre presentes, contudo, quando há mais de uma, a intervenção se torna mais complexa (Schäfer et al., 2010). Por isso, é fundamental o levantamento, para delinear as ações necessárias ao cuidado. Outro fator de extrema relevância é a utilização de fármacos: como vimos, é comum a ocorrência de polifarmácia entre as pessoas idosas; nesses casos, portanto, agregam-se aos medicamentos prescritos pelo médico aqueles originários de indicações de familiares e amigos, o que aumenta exponencialmente as interações medicamentosas e os eventos adversos (Hanlon et al., 2001).

Em muitas situações, o *status* vacinal da pessoa idosa acaba sendo negligenciado. A vacinação está relacionada tanto com a melhor qualidade de vida quanto com o aumento de sua expectativa. As pessoas que são imunocompetentes têm maior propensão a enfrentar adversidades intimamente interligadas à ação de vírus e bactérias; assim, não se deve negligenciar a capacidade de prevenção das vacinas contra danos à saúde, levando-se em conta a faixa etária dos indivíduos. Nesse sentido, grande parte das vacinas pode ser administrada em pessoas idosas, devendo-se considerar que algumas requerem precauções especiais, como é o caso das vacinas contra sarampo, caxumba, rubéola, varicela e febre amarela, que são compostas de vírus vivos atenuados.

O foco da vacinação em pessoas idosas é evitar doenças infecciosas potencialmente graves; reduzir a suscetibilidade e o risco de quadros infecciosos graves, pela presença de comorbidades; prevenir a descompensação de doenças crônicas de base causada por doenças infecciosas; e melhorar a qualidade e a expectativa de vida (SBGG; SBIM, 2015). É necessário sempre avaliar a situação vacinal da pessoa idosa para influenza, pneumococo, tétano, hepatite B e febre amarela, bem como anotar a data de cada uma dessas vacinas.

3.3.2 Deficiências sensoriais

A CF também pode ser afetada por deficiências sensoriais **visuais** e/ou **auditivas**.

Os distúrbios visuais resultam em menor comunicação visual e maior dependência, além de restrições de mobilidade, aumentando a probabilidade de traumas e acarretando dificuldades emocionais. Para avaliar a acuidade visual, sugere-se a aplicação da **Tabela Direcional de E**, o **Teste de Snellen** ou **Cartão de Jaeger** e a **Tabela de Rosenbaum**, que são medidas padronizadas para a análise da **visão**.

Figura 3.4 – Tabela direcional de E

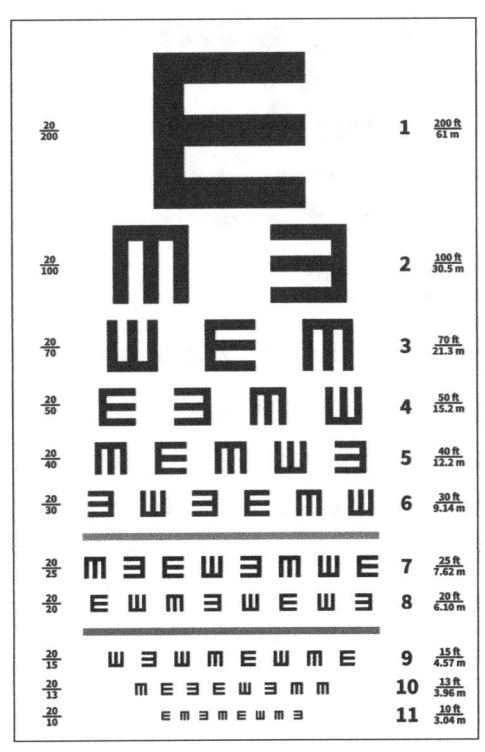

Figura 3.5 – Tabela de Snellen

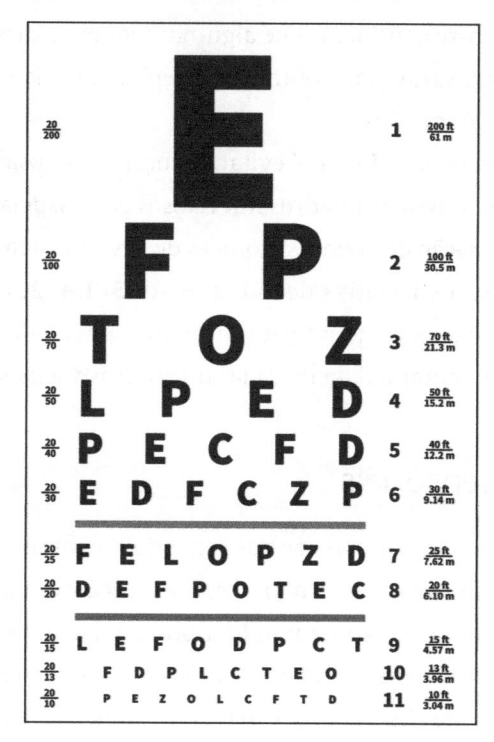

Figura 3.6 – Tabela de Rosenbaum

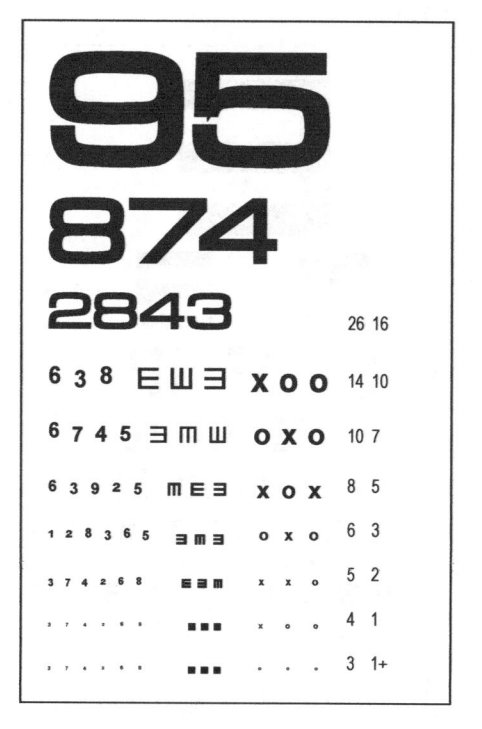

Fonte: Santos, 2022, p. 20.

A deficiência sensorial referente à **audição** decorre do processo de envelhecimento e é chamada de *presbiacusia*. Quando atrelada à idade avançada, apresenta-se de modo progressivo e irreversível, afetando ambas as orelhas e com intenso impacto na comunicação. Em muitas situações, leva ao isolamento social, à depressão e à privação das AVD. Essa situação de prejuízo sensorial auditivo é denominada de *handicap auditivo*.

Para investigar os problemas emocionais e sociais associados à deficiência auditiva (prejuízo auditivo) na pessoa idosa, pode-se utilizar o questionário *Hearing Handicap Inventory for the Elderly – Screening Version* **(HHIE-S)** (Weinstein; Spitzer; Ventry, 1986), composto de dez perguntas, divididas em três itens para cada escala.

Hearing Handicap Inventory for the Elderly – Screening Version (HHIE-S)			
Questionamento	Pontuação		
	Sim	Às vezes	Não
1. O problema auditivo faz com que você se sinta desconfortável quando conhece pessoas novas?			
2. O problema auditivo faz com que você se sinta frustrado quando conversa com membros da família?			
3. Você tem dificuldades auditivas quando alguém fala sussurrando?			
4. Você sente-se em desvantagem devido a um problema auditivo?			
5. O problema auditivo causa dificuldades quando você visita amigos, parentes ou vizinhos?			
6. O problema auditivo faz com que você frequente menos cultos religiosos do que gostaria?			
7. O problema auditivo faz com que você discuta com seus familiares?			
8. O problema auditivo causa dificuldades quando você está assistindo televisão ou ouvindo rádio?			
9. Você sente alguma dificuldade com seus limites/dificuldades auditivas em sua vida pessoal ou social?			
10. O problema auditivo causa dificuldades quando você está em um restaurante com parentes ou amigos?			
Somatório de pontos			

Fonte: Xavier et al., 2018, p. 6.

Por sua vez, o *Hearing Handicap Inventory for Adults* (**HHIA**) foi desenvolvido a partir do HHIE para ser aplicado em deficientes auditivos cuja idade seja inferior a 65 anos. O HHIA é composto de 25 itens, sendo 12 deles correspondentes à escala social/situacional e 13 referentes à escala emocional.

Hearing Handicap Inventory for Adults (HHIA)					
Nome:				Data:	
Instruções: O questionário a seguir contém 25 perguntas. Você deverá escolher apenas uma resposta para cada pergunta, colocando um (X) naquela que julgar adequada. Algumas perguntas são parecidas, mas na realidade têm pequenas diferenças que permitem uma melhor avaliação das respostas. Não há resposta certa ou errada. Você deverá marcar aquela que julgar ser a mais adequada ao seu caso ou situação.					
			Sim (4)	Às vezes (2)	Não (0)
S-1	A dificuldade em ouvir faz você usar o telefone menos vezes do que gostaria?				
E-2	A dificuldade em ouvir faz você se sentir constrangido ou sem jeito quando é apresentado a pessoas desconhecidas?				
S-3	A dificuldade em ouvir faz você evitar grupos de pessoas?				
E-4	A dificuldade em ouvir faz você ficar irritado?				
E-5	A dificuldade em ouvir faz você se sentir frustrado ou insatisfeito quando conversa com pessoas da sua família?				
S-6	A diminuição da audição causa outras dificuldades quando você vai a uma festa ou reunião social?				
E-7	A dificuldade em ouvir faz você se sentir frustrado ao conversar com os colegas de trabalho?				
S-8	Você sente dificuldade em ouvir quando vai ao cinema ou teatro?				
E-9	Você se sente prejudicado ou diminuído devido a sua dificuldade em ouvir?				
S-10	A diminuição da audição causa dificuldades quando visita amigos, parentes ou vizinhos?				
S-11	A dificuldade em ouvir faz com que você tenha problemas para ouvir/entender os colegas de trabalho?				
E-12	A dificuldade em ouvir faz você ficar nervoso?				
S-13	A dificuldade em ouvir faz você visitar amigos, parentes ou vizinhos menos do que gostaria?				
E-14	A dificuldade em ouvir faz você ter discussões ou brigas com a sua família?				
S-15	A diminuição da audição causa dificuldades para assistir TV ou ouvir rádio?				
S-16	A dificuldade em ouvir faz com que você saia para fazer compras menos vezes do que gostaria?				
E-17	A dificuldade em ouvir deixa você de alguma maneira chateado ou aborrecido?				
E-18	A dificuldade em ouvir faz você preferir ficar sozinho?				
S-19	A dificuldade em ouvir faz você querer conversar menos com as pessoas de sua família?				
E-20	Você acha que a dificuldade em ouvir diminui ou limita de alguma forma sua vida pessoal ou social?				
S-21	A diminuição da audição lhe causa dificuldades quando você está em um restaurante com familiares ou amigos?				
E-22	A dificuldade em ouvir faz você se sentir triste ou deprimido?				
S-23	A dificuldade em ouvir faz você assistir TV ou ouvir rádio menos que gostaria?				
E-24	A dificuldade em ouvir faz você se sentir constrangido ou menos à vontade quando conversa com amigos?				
E-25	A dificuldade em ouvir faz você se sentir isolado ou deixado de lado num grupo de pessoas?				
PARA USO DO CLÍNICO: Pontuação Total: Subtotal E: S:					

Fonte: Almeida, 1998.

Outro teste muito simples é o **Teste do Sussurro (*Whisper*)**. Apesar de não ser sensível na detecção de perdas auditivas relevantes, o Teste do Sussurro é capaz de direcionar o indivíduo para tratamentos mais adequados. Esse teste é utilizado como uma triagem auditiva: nele, o examinador deve ficar fora do campo visual da pessoa idosa, a uma distância de, aproximadamente, 33 cm, e "sussurrar", em cada ouvido, uma questão breve e simples, por exemplo, "Qual é o seu nome?". Caso a pessoa idosa não responda, é preciso encaminhá-la para avaliação audiológica com um especialista. Esse profissional examinará o conduto auditivo para afastar a possibilidade de o cerume ser a causa da diminuição da acuidade auditiva.

3.3.3 Propriocepção

Com as complicações crônicas decorrentes da diabetes mellitus, as pessoas idosas podem apresentar sintomas de polineuropatia diabética e doença vascular periférica. Alguns testes podológicos podem ser aplicados, contudo não se descarta a avaliação por profissional habilitado em podiatria ou podologia. É possível a aplicação dos seguintes testes de sensibilidade: cutânea, dolorosa e térmica.

O teste de sensibilidade cutânea protetora pode ser realizado utilizando-se um conjunto de seis monofilamentos de náilon de Semmes-Weinstein nas gramaturas 0,05 g, 0,2 g, 2,0 g, 4,0 g, 10,0 g e 300,0 g para avaliar e quantificar o limiar de percepção do tato e a sensação de pressão profunda do pé. O ideal é que ele seja aplicado em nove pontos, como visto na imagem adiante.

Figura 3.7 – Territórios específicos de nervos

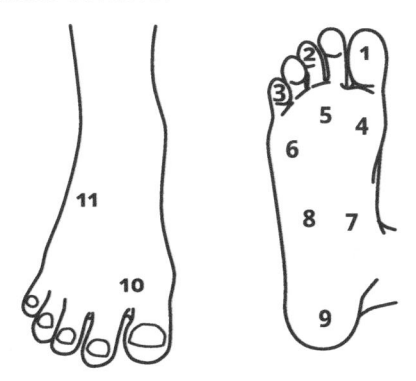

A sensibilidade dolorosa pode ser avaliada com a utilização de uma agulha de ponta romba, no 1º pododáctilo; já para avaliar a sensibilidade vibratória, pode-se empregar um diapasão de 128 Hz no ápex do 1º pododáctilo.

3.3.4 Avaliação nutricional

A avaliação antropométrica compreende a aferição das medidas de peso, altura e circunferências, que depois são comparadas a valores específicos para a idade. Um ponto importante a ser considerado é a velocidade de perda de peso (VPP%), que contribui para a melhor vigilância de possíveis situações adversas, visto que esta é tida como um indicador de risco nutricional quando relatada como mudança involuntária ou recente de peso.

São sempre avaliadas as alterações físicas e de composição corporal derivadas da idade, tais como redução de mobilidade, desidratação, redução de massa muscular e de densidade óssea, aumento e redistribuição da gordura corporal, perda da elasticidade e compressibilidade da pele, as quais interferem na coleta e na análise de medidas antropométricas.

Para calcular a VPP, utilizam-se a fórmula a seguir e a Tabela 3.1, que servem como acompanhamento da perda de peso:

$$\text{VPP\%} = \frac{(\text{Peso usual} - \text{Peso atual}) \times 100}{\text{Peso usual}}$$

Tabela 3.1 – Classificação da velocidade

Tempo	Perda significativa (%)	Perda grave (%)
1 semana	1 a 2	> 2
1 mês	5	> 5
3 meses	7,5	> 7,5
6 meses	10	> 10

Fonte: Blackburn et al., 1977, tradução nossa.

Além da VPP, é necessário realizar o cálculo do **Índice de Massa Corporal (IMC)**, que serve de medida do peso de cada pessoa idosa, sendo uma relação entre a massa corporal e sua altura ao quadrado. Trata-se de um cálculo simples para avaliar o peso, mas que não mede diretamente a gordura corporal, já que não contempla a massa magra, a massa gorda, os líquidos e a estrutura óssea da pessoa em questão. Para calcular o IMC, utiliza-se a seguinte equação:

$$\text{IMC} = \frac{\text{Peso (kg)}}{\text{Altura (m)}^2}$$

Na aferição da estatura, a pessoa idosa deve estar ereta, com os pés juntos e a cabeça posicionada paralelamente à linha do horizonte. Essa medida sofre influência direta do avançar da idade, diminuindo com certa constância, e deve ser feita regularmente, uma vez que é utilizada no cálculo do IMC, variando sua classificação.

Após o cálculo, o IMC pode ser avaliado com base na Tabela 3.2.

Tabela 3.2 – Classificação do IMC para pessoas idosas

Classificação	IMC (kg/m²)
Baixo peso	< 22
Eutrofia	22 a 27
Sobrepeso	> 27

Fonte: Elaborado com base em Sisvan, 2022.

Além do IMC, as medidas antropométricas (Quadro 3.5) precisam ser levadas em consideração, para que possa ser avaliado o estado nutricional.

Quadro 3.5 – Medidas antropométricas utilizadas na avaliação nutricional de pessoas idosas

Medida	Modo de aferição	Referência	Interpretação
Circunferência do braço	Com o braço esquerdo flexionado a 90°, deve-se marcar o ponto médio entre ombro e cotovelo. A medida deve ser realizada com o membro relaxado (sem comprimir partes moles).	22 cm	Indicativo das reservas calóricas e proteicas.
Circunferência da panturrilha	Sentado ou deitado, a pessoa idosa deve flexionar o joelho, formando um ângulo de 90°. Nessa posição, o examinador deve encontrar o local de maior circunferência e realizar a medida.	31 cm	Marcador de massa muscular bastante sensível a alterações no estado nutricional.
Circunferência abdominal	A fita métrica deve estar posicionada sob a cicatriz abdominal.	Mulheres > 80 cm Homens > 94 cm	Indicativo do acúmulo de gordura abdominal, sinalizando risco cardiovascular.

Fonte: Blackburn; Thornton, 1979, tradução nossa.

Somado às avaliações citadas anteriormente, outro indicador que pode ser aplicado é a **Miniavaliação Nutricional (MNA)**. Trata-se de um questionário composto de quatro partes: (1) avaliação antropométrica; (2) avaliação global; (3) avaliação dietética; e (4) autoavaliação (Najas; Nebuloni, 2018).

Miniavaliação Nutricional (MNA)
Responda à secção "triagem", preenchendo as caixas com os números adequados. Some os números da secção "triagem". Se a pontuação obtida for igual ou menor que 11, continue o preenchimento do questionário para obter a pontuação indicadora de desnutrição.

Triagem

A Nos últimos três meses houve diminuição da ingesta alimentar devido a perda de apetite, problemas digestivos ou dificuldade para mastigar ou deglutir?
0 = diminuição grave da ingesta
1 = diminuição moderada da ingesta
2 = sem diminuição da ingesta ☐

B Perda de peso nos últimos 3 meses
0 = superior a três quilos
1 = não sabe informar
2 = entre um e três quilos
3 = sem perda de peso ☐

C Mobilidade
0 = restrito ao leito ou à cadeira de rodas
1 = deambula mas não é capaz de sair de casa
2 = normal ☐

D Passou por algum *stress* psicológico ou doença aguda nos últimos três meses?
0 = sim   2 = não ☐

E Problemas neuropsicológicos
0 = demência ou depressão graves
1 = demência ligeira
2 = sem problemas psicológicos ☐

F Índice de Massa Corporal = peso em kg/(estatura em m)^2
0 = IMC < 19
1 = 19 ≤ IMC < 21
2 = 21 ≤ IMC < 23
3 = IMC ≥ 23

Pontuação da Triagem (subtotal, máximo de 14 pontos) ☐ ☐
12-14 pontos: estado nutricional normal
8-11 pontos: sob risco de desnutrição
0-7 pontos: desnutrido

Para uma avaliação mais detalhada, continue com as perguntas G-R

Avaliação global

G O doente vive na sua própria casa (não em instituição geriátrica ou hospital)
1 = sim   0 = não ☐

H Utiliza mais de três medicamentos diferentes por dia?
0 = sim   1 = não ☐

I Lesões de pele ou escaras?
0 = sim   1 = não ☐

J Quantas refeições faz por dia?
0 = uma refeição
1 = duas refeições
2 = três refeições ☐

K O doente consome:	
• pelo menos uma porção diária de leite ou derivados (leite, queijo, iogurte)?	☐ Sim ☐ Não
• duas ou mais porções semanais de leguminosas ou ovos?	☐ Sim ☐ Não
• carne, peixe ou aves todos os dias?	☐ Sim ☐ Não
0.0 = nenhuma ou uma resposta <<sim>> 0.5 = duas respostas <<sim>> 1.0 = três respostas <<sim>>	☐.☐
L O doente consome duas ou mais porções diárias de fruta ou produtos hortícolas? 0 = não 1 = sim	
M Quantos copos de líquidos (água, suco, café, chá, leite) o doente consome por dia? 0.0 = menos de três copos 0.5 = três a cinco copos 1.0 = mais de cinco copos	☐.☐
N Modo de se alimentar 0 = não é capaz de se alimentar sozinho 1 = alimenta-se sozinho, porém com dificuldade 2 = alimenta-se sozinho sem dificuldade	☐
O O doente acredita ter algum problema nutricional? 0 = não acredita estar desnutrido 1 = não sabe dizer 2 = acredita não ter um problema nutricional	☐
P Em comparação com outras pessoas da mesma idade, como considera o doente a sua própria saúde? 0.0 = pior 0.5 = não sabe 1.0 = igual 2.0 = melhor	☐.☐
Q Perímetro braquial (PB) em cm 0.0 = PB < 21 0.5 = 21 ≤ PB ≤ 22 1.0 = PB > 22	☐.☐
R Perímetro de perna (PP) em cm 0 = PP < 31 1 = PP ≥ 31	☐
Avaliação global (máximo 16 pontos)	☐ ☐.☐
Pontuação de triagem	☐ ☐.☐
Pontuação total (máximo 30 pontos)	☐ ☐.☐
Avaliação do Estado Nutricional	
De 24 a 30 pontos: ☐ estado nutricional normal	
De 17 a 23,5 pontos: ☐ sob risco de desnutrição	
Menos de 17 pontos: ☐ desnutrido	

Fonte: Nestlé Nutrition Institute, 2009.

Importante destacar que essa avaliação não substitui uma avaliação nutricional por profissional da área de nutrição, já que ela somente indica rapidamente o estado nutricional da pessoa idosa, para que possam ser realizados encaminhamentos posteriores.

3.3.5 Saúde bucal

A avaliação da saúde oral da pessoa idosa fornece subsídios importantes relativos à qualidade global de sua saúde. Entre os vários indicadores internacionais, o Perfil de Impacto da Saúde Oral (***Oral Health Impact Profile* – OHIP**) é aquele que apresenta excelentes qualidades psicométricas e possibilita aferir a autopercepção das consequências inerentes às condições orais.

O OHIP-14 pauta-se na *International Classification of Impairments, Disabilities and Handicaps* (ICIDH), desenvolvida pela World Health Organization (WHO, 1980) e posteriormente adaptada para a saúde oral por Locker (Allen; Locker, 1997), viabilizando, em uma única aplicação, a obtenção de informações referentes à gravidade, à extensão e à prevalência dos impactos negativos na qualidade de vida. O instrumento pode ser visualizado a seguir.

Escala OHIP-14	
Pergunta: ... por causa de problemas com seus dentes, sua boca ou sua dentadura?	Resposta: 0 = nunca; 1 = raramente; 2 = às vezes; 3 = repetidamente; 4 = sempre.
1. Você teve problemas para falar alguma palavra...	
2. Você sentiu que o sabor dos alimentos tem piorado...	
3. Você sentiu dores fortes em sua boca?	
4. Você tem se sentido incomodado ao comer algum alimento...	
5. Você tem ficado pouco à vontade...	
6. Você se sentiu estressado...	
7. Sua alimentação tem sido prejudicada...	
8. Você teve que parar suas refeições...	
9. Você tem encontrado dificuldade em relaxar...	
10. Você já se sentiu um pouco envergonhado...	
11. Você tem estado irritado com outras pessoas...	
12. Você teve dificuldade em realizar suas atividades diárias...	
13. Você já sentiu que a vida em geral ficou pior...	
14. Você tem estado sem poder fazer suas atividades diárias...	

Fonte: Alvarenga et al., 2011, p. 120.

Quadro 3.6 – Domínios da Escala OHIP-14 segundo problemas apresentados

Domínio	Perguntas
Limitação funcional	1-2
Dor física	3-4
Desconforto psicológico	5-6
Incapacidade física	7-8
Incapacidade psicológica	9-10
Incapacidade social	11-12
Desvantagem social	13-14

Fonte: Alvarenga et al., 2011, p. 121.

3.3.6 Hábitos

O uso excessivo de álcool pode ocasionar diversas doenças na pessoa idosa. Para detecção de abuso de álcool e grau de dependência, pode-se recorrer ao instrumento *Cut Down, Annoyed, Guilty, Eye-Opener* **(CAGE)**. O escore consiste em: duas respostas positivas representam CAGE positivo, ou seja, risco para dependência alcoólica (Masur; Monteiro, 1983).

O CAGE é composto das seguintes questões:

1. Você já sentiu que deve reduzir a bebida? (*Cut Down*)
2. As pessoas têm irritado você por criticarem a sua bebida? (*Annoyed*)
3. Você já se sentiu mal ou culpado por beber? (*Guilty*)
4. Você já bebeu, como primeira ação da manhã, para melhorar seus nervos ou se livrar de uma ressaca? (*Eye-Opener*)

A WHO elaborou o *International Physical Activity Questionnaire* **(Ipaq)**, que foi padronizado e validado em diversas partes do mundo, incluindo o Brasil (Craig et al., 2003). Esse instrumento dispõe de uma vantagem se comparado à maioria dos que avaliam o padrão de atividade física: a quantificação do gasto metabólico.

Questionário Internacional de Atividade Física: Forma Curta
Nome: _____ Data: ___/___/___ Idade: ___ Sexo: F (__) M (__)
Você trabalha de forma remunerada: ( ) Sim ( ) Não   Quantas horas você trabalha por dia: ___   Quantos anos completos você estudou: ___   De forma geral sua saúde está: ( ) Excelente ( ) Muito boa ( ) Boa ( ) Regular ( ) Ruim
Nós estamos interessados em saber que tipos de atividade física as pessoas fazem como parte do seu dia a dia. Este projeto faz parte de um grande estudo que está sendo feito em diferentes países ao redor do mundo. Suas respostas nos ajudarão a entender quão [...] ativos nós somos em relação a pessoas de outros países. As perguntas estão relacionadas ao tempo que você gasta fazendo atividade física em uma semana **NORMAL, USUAL** ou **HABITUAL**. As perguntas incluem as atividades que você faz no trabalho, para ir de um lugar a outro, por lazer, por esporte, por exercício ou como parte das suas atividades em casa ou no jardim. Suas respostas são MUITO importantes. Por favor, responda cada questão mesmo que considere que não seja ativo. Obrigado pela sua participação!
Para responder as questões lembre que: • atividades físicas **VIGOROSAS** são aquelas que precisam de um grande esforço físico e que fazem respirar MUITO mais forte que o normal   • atividades físicas **MODERADAS** são aquelas que precisam de algum esforço físico e que fazem respirar UM POUCO mais forte que o normal
Para responder as perguntas pense somente nas atividades que você realiza **por pelo menos 10 minutos contínuos** de cada vez:
1a. Em quantos dias de uma semana normal, você realiza atividades **VIGOROSAS** por pelo menos 10 minutos contínuos, como por exemplo correr, fazer ginástica aeróbica, jogar futebol, pedalar rápido na bicicleta, fazer serviços domésticos pesados em casa, no quintal ou no jardim, carregar pesos elevados ou qualquer atividade que faça você suar **BASTANTE** ou aumentem **MUITO** sua respiração ou batimentos do coração.   dias ___ por **SEMANA** ( ) Nenhum   **1b.** Nos dias em que você faz essas atividades vigorosas por pelo menos 10 minutos contínuos, quanto tempo no total você gasta fazendo essas atividades **por dia**?   horas: ___ minutos: ___
2a. Em quantos dias de uma semana normal, você realiza atividades **MODERADAS** por pelo menos 10 minutos contínuos, como por exemplo pedalar leve na bicicleta, nadar, dançar, fazer ginástica aeróbica leve, jogar vôlei recreativo, carregar pesos leves, fazer serviços domésticos na casa, no quintal ou no jardim como varrer, aspirar, cuidar do jardim, ou qualquer atividade que faça você suar ou aumentem [sic] **moderadamente** sua respiração ou batimentos do coração **(POR FAVOR NÃO INCLUA CAMINHADA)**   dias ___ por **SEMANA** ( ) Nenhum   **2b.** Nos dias em que você faz essas atividades moderadas por pelo menos 10 minutos contínuos quanto tempo no total você gasta fazendo essas atividades **por dia**?   horas: ___ minutos: ___
3a. Em quantos dias de uma semana normal você caminha por pelo menos 10 minutos contínuos em casa ou no trabalho, como forma de transporte para ir de um lugar a outro, por lazer, por prazer ou como forma de exercício?   dias ___ por **SEMANA** ( ) Nenhum   **3b.** Nos dias em que você caminha por pelo menos 10 minutos contínuos quanto tempo no total você gasta caminhando **por dia**?   horas: ___ minutos: ___
4a. Estas últimas perguntas são em relação ao tempo que você gasta sentado ao todo no trabalho, em casa, na escola ou faculdade e durante o tempo livre. Isto inclui o tempo que você gasta sentado no escritório ou estudando, fazendo lição de casa, visitando amigos, lendo e sentado ou deitado assistindo televisão.   Quanto tempo **por dia** você fica sentado em uma semana?   horas: ___ minutos: ___   **4b.** Quanto tempo **por dia** você fica sentado no final de semana?   horas: ___ minutos: ___

Fonte: Matsudo et al., 2001, p. 12-13, grifo do original.

Questionário Internacional de Atividade Física: Forma Longa

Nome: _____ **Data:** ___/___/___ **Idade:** _____ **Sexo:** F (__) M (__)

Você trabalha de forma remunerada: ( ) Sim ( ) Não.
Quantas horas você trabalha por dia: ____
Quantos anos completos você estudou: ____
De forma geral sua saúde está: ( ) Excelente ( ) Muito boa ( ) Boa ( ) Regular ( ) Ruim

Nós estamos interessados em saber que tipos de atividade física as pessoas fazem como parte do seu dia a dia. Este projeto faz parte de um grande estudo que está sendo feito em diferentes países ao redor do mundo. Suas respostas nos ajudarão a entender quão [...] ativos nós somos em relação a pessoas de outros países. As perguntas estão relacionadas ao tempo que você gasta fazendo atividade física em uma semana **NORMAL USUAL** ou **HABITUAL**. As perguntas incluem as atividades que você faz no trabalho, para ir de um lugar a outro, por lazer, por esporte, por exercício ou como parte das suas atividades em casa ou no jardim. Suas respostas são MUITO importantes. Por favor, responda cada questão mesmo que considere que não seja ativo. Obrigado pela sua participação!

Para responder as questões lembre que:
- atividades físicas **VIGOROSAS** são aquelas que precisam de um grande esforço físico e que fazem respirar MUITO mais forte que o normal
- atividades físicas **MODERADAS** são aquelas que precisam de algum esforço físico e que fazem respirar UM POUCO mais forte que o normal

SEÇÃO 1 – ATIVIDADE FÍSICA NO TRABALHO
Esta seção inclui as atividades que você faz no seu serviço, que incluem trabalho remunerado ou voluntário, as atividades na escola ou faculdade e outro tipo de trabalho não remunerado fora da sua casa. **NÃO** incluir trabalho não remunerado que você faz na sua casa como tarefas domésticas, cuidar do jardim e da casa ou tomar conta da sua família. Estas serão incluídas na seção 3.
1a. Atualmente você trabalha ou faz trabalho voluntário fora de sua casa?
( ) Sim ( ) Não – Caso você responda não **Vá para a seção 2: Transporte**
As próximas questões são em relação a toda a atividade física que você faz em uma semana **USUAL** ou **NORMAL** como parte do seu trabalho remunerado ou não remunerado. **NÃO** inclua o transporte para o trabalho. Pense unicamente nas atividades que você faz por **pelo menos 10 minutos contínuos**:
1b. Em quantos dias de uma semana normal você gasta fazendo atividades **vigorosas**, por **pelo menos 10 minutos contínuos**, como trabalho de construção pesada, carregar grandes pesos, trabalhar com enxada, escavar ou subir escadas **como parte do seu trabalho**:
dias por SEMANA ( ) Nenhum – **Vá para a questão 1d**
1c. Quanto tempo no total você usualmente gasta **POR DIA** fazendo atividades físicas vigorosas **como parte do seu trabalho**?
horas: ____ minutos: ____
1d. Em quantos dias de uma semana normal você faz atividades **moderadas**, por **pelo menos 10 minutos contínuos**, como carregar pesos leves **como parte do seu trabalho**?
dias ____ por SEMANA ( ) Nenhum – **Vá para a questão 1f**
1e. Quanto tempo no total você usualmente gasta **POR DIA** fazendo atividades moderadas **como parte do seu trabalho**?
horas: ____ minutos: ____
1f. Em quantos dias de uma semana normal você **anda**, durante **pelo menos 10 minutos contínuos**, como parte do seu **trabalho**? Por favor, NÃO inclua o andar como forma de transporte para ir ou voltar do trabalho
dias ____ por SEMANA ( ) Nenhum – **Vá para a seção 2–Transporte**
1g. Quanto tempo no total você usualmente gasta **POR DIA** caminhando **como parte do seu trabalho**?
horas: ____ minutos: ____

SEÇÃO 2 – ATIVIDADE FÍSICA COMO MEIO DE TRANSPORTE
Estas questoes se referem a forma típica como você se desloca de um lugar para outro, incluindo seu trabalho, escola, cinema, lojas e outros.
2a. Em quantos dias de uma semana normal você anda de carro, onibus, metrô ou trem?
dias ____ por SEMANA ( ) Nenhum – **Vá para a questão 2c**
2b. Quanto tempo no total você usualmente gasta **POR DIA** andando de carro, ônibus, metrô ou trem?
horas: ____ minutos: ____
Agora pense **somente** em relação a caminhar ou pedalar para ir de um lugar a outro em uma semana normal.
2c. Em quantos dias de uma semana normal você anda de bicicleta por **pelo menos 10 minutos contínuos** para ir de um lugar para outro? (**NÃO** inclua o pedalar por lazer ou exercício)
dias ____ por SEMANA ( ) Nenhum – **Vá para a questão 2f**
2d. Nos dias que você pedala quanto tempo no total você pedala **POR DIA** para ir de um lugar
para outro?
horas: ____ minutos: ____
2e. Em quantos dias de uma semana normal você caminha por **pelo menos 10 minutos contínuos** para ir de um lugar para outro? (**NÃO** inclua as caminhadas por lazer ou exercício)
dias ____ por SEMANA ( ) Nenhum – **Vá para a Seção 3**
2f. Quando você caminha para ir de um lugar para outro quanto tempo **POR DIA** você gasta? (**NÃO** inclua as caminhadas por lazer ou exercício)
horas: ____ minutos: ____

SEÇÃO 3 – ATIVIDADE FÍSICA EM CASA: TRABALHO, TAREFAS DOMÉSTICAS E CUIDAR DA FAMÍLIA
Esta parte inclui as atividades físicas que você faz em uma semana **NORMAL** na sua casa e ao redor da sua casa, por exemplo trabalho em casa, cuidar do jardim, cuidar do quintal, trabalho de manutenção da casa ou para cuidar da sua família. Novamente, pense *somente* naquelas atividades físicas que você faz **por pelo menos 10 minutos contínuos**.
3a. Em quantos dias de uma semana normal você faz atividades físicas **vigorosas** no jardim ou quintal por pelo menos 10 minutos como carpir, lavar o quintal, esfregar o chão: dias _____ por **SEMANA** ( ) Nenhum – **Vá para a questão 3c**
3b. Nos dias que você faz este tipo de atividades vigorosas **no quintal ou jardim**, quanto tempo no total você gasta **POR DIA**?   horas: ____ minutos: ____
3c. Em quantos dias de uma semana normal você faz atividades **moderadas** por pelo menos 10 minutos como carregar pesos leves, limpar vidros, varrer, rastelar com **no jardim ou quintal**   dias _____ por **SEMANA** ( ) Nenhum – **Vá para a questão 3e**
3d. Nos dias que você faz este tipo de atividades quanto tempo no total você gasta **POR DIA** fazendo essas atividades moderadas **no jardim ou no quintal**?   horas: ____ minutos: ____
3e. Em quantos dias de uma semana normal você faz atividades **moderadas** por pelo menos 10 minutos, como carregar pesos leves, limpar vidros, varrer ou limpar o chão **dentro da sua casa**.   dias _____ por **SEMANA** ( ) Nenhum – **Vá para a seção 4**
3f. Nos dias que você faz este tipo de atividades moderadas **dentro da sua casa** quanto tempo no total você gasta **POR DIA**?   horas: ____ minutos: ____

SEÇÃO 4 – ATIVIDADES FÍSICAS DE RECREAÇÃO, ESPORTE, EXERCÍCIO E DE LAZER
Esta seção se refere às atividades físicas que você faz em uma semana **NORMAL** unicamente por recreação, esporte, exercício ou lazer. Novamente pense somente nas atividades físicas que faz **por pelo menos 10 minutos contínuos**. Por favor **NÃO** inclua atividades que você já tenha citado.
4a. Sem contar qualquer caminhada que você tenha citado anteriormente, em quantos dias de uma semana normal você caminha **por pelo menos 10 minutos contínuos no seu tempo livre**?   dias _____ por **SEMANA** ( ) Nenhum – **Vá para a questão 4d**
4b. Nos dias em que você caminha **no seu tempo livre**, quanto tempo no total você gasta **POR DIA**?   horas: ____ minutos: ____
4c. Em quantos dias de uma semana normal, você faz atividades **vigorosas no seu tempo livre** por pelo menos 10 minutos, como correr, fazer aeróbicos, nadar rápido, pedalar rapido ou fazer *jogging*:   dias _____ por **SEMANA** ( ) Nenhum – **Vá para a questão 4f**
4e. Nos dias em que você faz estas atividades vigorosas **no seu tempo livre**, quanto tempo no total você gasta **POR DIA**?   horas: ____ minutos: ____
4f. Em quantos dias de uma semana normal, você faz atividades **moderadas no seu tempo livre** por pelo menos 10 minutos, como pedalar ou nadar a velocidade regular, jogar bola, vôlei, basquete, tênis: dias _____ por **SEMANA** ( ) Nenhum – **Vá para a seção 5**
4g. Nos dias em que você faz estas atividades moderadas **no seu tempo livre**, quanto tempo no total você gasta **POR DIA**?   horas: ____ minutos: ____

SEÇÃO 5 – TEMPO GASTO SENTADO
Estas últimas questões são sobre o tempo que você permanece sentado todo dia, no trabalho, na escola ou faculdade, em casa e durante seu tempo livre. Isto inclui o tempo sentado estudando, sentado enquanto descansa, fazendo lição de casa, visitando um amigo, lendo, sentado ou deitado assistindo TV. Não inclua o tempo gasto sentado durante o transporte em ônibus, trem, metrô ou carro.
5a. Quanto tempo no total você gasta sentado durante um **dia de semana**?   horas: ____ minutos: ____
5b. Quanto tempo no total você gasta sentado durante em um **dia de final de semana**?   horas: ____ minutos: ____

Fonte: Matsudo et al., 2012, p. 13-16, grifo do original.

3.3.7 Sexualidade

Avaliar a disfunção sexual em pessoas idosas, em ambos os sexos, é importante para a melhoria da qualidade de vida. Para isso, há os testes de **Quociente Sexual – Versão Feminina (QS-F)** e **Quociente Sexual – Versão Masculina (QS-M)**.

Quociente Sexual – Versão Feminina (QS-F)	
Responda esse questionário, com sinceridade, baseando-se nos últimos seis meses de sua vida sexual, considerando a seguinte pontuação: 0 = nunca 1 = raramente 2 = às vezes 3 = aproximadamente 50% das vezes 4 = a maioria das vezes 5 = sempre	
1. Você costuma pensar espontaneamente em sexo, lembra de sexo ou se imagina fazendo sexo? ( ) 0 ( ) 1 ( ) 2 ( ) 3 ( ) 4 ( ) 5	
2. O seu interesse por sexo é suficiente para você participar da relação sexual com vontade? ( ) 0 ( ) 1 ( ) 2 ( ) 3 ( ) 4 ( ) 5	
3. As preliminares (carícias, beijos, abraços, afagos etc.) a estimulam a continuar a relação sexual? ( ) 0 ( ) 1 ( ) 2 ( ) 3 ( ) 4 ( ) 5	
4. Você costuma ficar lubrificada (molhada) durante a relação sexual? ( ) 0 ( ) 1 ( ) 2 ( ) 3 ( ) 4 ( ) 5	
5. Durante a relação sexual, à medida que a excitação do seu parceiro vai aumentando, você também se sente mais estimulada para o sexo? ( ) 0 ( ) 1 ( ) 2 ( ) 3 ( ) 4 ( ) 5	
6. Durante a relação sexual, você relaxa a vagina o suficiente para facilitar a penetração do pênis? ( ) 0 ( ) 1 ( ) 2 ( ) 3 ( ) 4 ( ) 5	
7. Você costuma sentir dor durante a relação sexual, quando o pênis penetra em sua vagina? ( ) 0 ( ) 1 ( ) 2 ( ) 3 ( ) 4 ( ) 5	
8. Você consegue se envolver, sem se distrair (sem perder a concentração), durante a relação sexual? ( ) 0 ( ) 1 ( ) 2 ( ) 3 ( ) 4 ( ) 5	
9. Você consegue atingir o orgasmo (prazer máximo) nas relações sexuais que realiza? ( ) 0 ( ) 1 ( ) 2 ( ) 3 ( ) 4 ( ) 5	
10. O grau de satisfação que você consegue com a relação sexual lhe dá vontade de fazer sexo outras vezes, em outros dias? ( ) 0 ( ) 1 ( ) 2 ( ) 3 ( ) 4 ( ) 5	
Resultado = padrão de desempenho sexual: 82-100 pontos: *bom a excelente* 62-80 pontos: *regular a bom* 42-60 pontos: *desfavorável a regular* 22-40 pontos: *ruim a desfavorável* 0-20 pontos: *nulo a ruim*	Como somar os pontos: $2 \times (Q^1 + Q^2 + Q^3 + Q^4 + Q^5 + Q^6 + [5-Q^7] + Q^8 + Q^9 + Q^{10})$ (Q = questão)

Fonte: Abdo, 2006a, p. 90.

Quociente Sexual – Versão Masculina (QS-M)
Responda esse questionário, com sinceridade, baseando-se nos últimos seis meses de sua vida sexual, considerando a seguinte pontuação: 0 = nunca 1 = raramente 2 = às vezes 3 = aproximadamente 50% das vezes 4 = a maioria das vezes 5 = sempre
1. Seu interesse por sexo é suficiente para você querer iniciar o ato sexual? ( ) 0   ( ) 1   ( ) 2   ( ) 3   ( ) 4   ( ) 5 2. Sua capacidade de sedução dá a você confiança de se lançar em atividade de conquista sexual? ( ) 0   ( ) 1   ( ) 2   ( ) 3   ( ) 4   ( ) 5 3. As preliminares de seu ato sexual são agradáveis e satisfazem você e sua (seu) parceira(o)? ( ) 0   ( ) 1   ( ) 2   ( ) 3   ( ) 4   ( ) 5 4. Seu desempenho sexual varia conforme sua (seu) parceira(o) seja ou não capaz de se satisfazer durante o ato sexual com você? ( ) 0   ( ) 1   ( ) 2   ( ) 3   ( ) 4   ( ) 5 5. Você consegue manter o pênis ereto (duro) o tempo que precisa para completar a atividade sexual com satisfação? ( ) 0   ( ) 1   ( ) 2   ( ) 3   ( ) 4   ( ) 5 6. Após o estímulo sexual, sua ereção é suficientemente rígida (dura) para garantir uma relação sexual satisfatória? ( ) 0   ( ) 1   ( ) 2   ( ) 3   ( ) 4   ( ) 5 7. Você é capaz de obter e manter a mesma qualidade de ereção nas várias relações sexuais que realiza em diferentes dias? ( ) 0   ( ) 1   ( ) 2   ( ) 3   ( ) 4   ( ) 5 8. Você consegue controlar a ejaculação para que seu ato sexual se prolongue o quanto você desejar? ( ) 0   ( ) 1   ( ) 2   ( ) 3   ( ) 4   ( ) 5 9. Você consegue chegar ao orgasmo nas relações sexuais que realiza? ( ) 0   ( ) 1   ( ) 2   ( ) 3   ( ) 4   ( ) 5 10. Seu desempenho sexual o estimula a fazer sexo outras vezes, em outras oportunidades? ( ) 0   ( ) 1   ( ) 2   ( ) 3   ( ) 4   ( ) 5
Aspectos avaliados pelo QS-M Desejo e interesse sexual (questão 1) Autoconfiança (questão 2) Qualidade da ereção (questões 5, 6, 7) Controle da ejaculação (questão 8) Capacidade de atingir o orgasmo (questão 9) Satisfação que o homem obtém (questões 3, 4 e 10) e que proporciona a sua parceira (questões 3 e 10)

Resultado = padrão de desempenho sexual:	**Como obter o resultado:**
82-100 pontos: *bom a excelente* 62-80 pontos: *regular a bom* 42-60 pontos: *desfavorável a regular* 22-40 pontos: *ruim a desfavorável* 0-20 pontos: *nulo a ruim*	Somar os pontos atribuídos a cada questão e multiplicar o total por 2: $2 \times (Q^1 + Q^2 + Q^3 + Q^4 + Q^5 + Q^6 + Q^7 + Q^8 + Q^9 + Q^{10})$ (Q = questão)

Fonte: Abdo, 2006b.

3.4 Saúde mental (cognição e humor)/psíquica

A cognição desempenha papel fundamental na execução das tarefas cotidianas. Quando surgem disfunções cognitivas, as tarefas mais simples e, em maior grau, as mais complexas têm sua realização comprometida ou, até mesmo, inviabilizada.

3.4.1 Cognição

O *Mini-Mental State Exam* (**MMSE**) ou **Miniexame do Estado Mental (MEEM)** é um instrumento composto de 30 questões que auxiliam no rastreio dos casos suspeitos de déficit cognitivo. O valor de corte padrão é de 24 pontos; abaixo desse valor, considera-se indício de déficit cognitivo (Folstein; Folstein; McHugh, 1975; Bertolucci et al., 1994).

Miniexame do Estado Mental (MEEM)	
Paciente: Data da Avaliação: / / Avaliador: ORIENTAÇÃO:	
Dia da semana (1 ponto)	☐
Dia do mês (1 ponto)	☐
Mês (1 ponto)	☐
Ano (1 ponto)	☐
Hora aproximada (1 ponto)	☐
Local específico (aposento ou setor) (1 ponto)	☐
Instituição (residência, hospital, clínica) (1 ponto)	☐
Bairro ou rua próxima (1 ponto)	☐
Cidade (1 ponto)	☐
Estado (1 ponto)	☐
MEMÓRIA IMEDIATA	
Fale 3 palavras não correlacionadas. Posteriormente pergunte ao paciente pelas 3 palavras. Dê 1 ponto para cada resposta correta	☐
Depois repita as palavras e certifique-se de que o paciente as aprendeu, pois mais adiante você irá perguntá-las novamente.	☐
ATENÇÃO E CÁLCULO	
(100-7) Sucessivos, 5 vezes sucessivamente (1 ponto para cada cálculo correto) (alternativamente soletrar MUNDO de trás para frente)	☐
EVOCAÇÃO	
Pergunte pelas 3 palavras ditas anteriormente (1 ponto por palavra)	☐
LINGUAGEM	
Nomear um relógio e uma caneta (2 pontos)	☐
Repetir "Nem aqui, nem ali, nem lá" (1 ponto)	☐
Comando: "Pegue este papel com a mão direita dobre ao meio e coloque no chão" (3 pontos)	☐
Ler e obedecer: "Feche os olhos" (1 ponto)	☐
Escrever uma frase (1 ponto)	☐
Copiar um desenho (1 ponto)	☐
ESCORE (___ / 30)	

Fonte: Folstein; Folstein; McHugh, 1975, citado por Oliveira, 2017.

O **Teste de Fluência Verbal** pode ser utilizado para a recordação de nomes de animais. O teste tem início com a seguinte instrução: "Fale todos os nomes de animais que conseguir lembrar. Vale qualquer tipo de bicho". A pessoa idosa parte da posição inicial no momento em que é dado o sinal de partida, simultaneamente evocando nomes de animais, levantando-se, andando o percurso linear de 3 m até um ponto predeterminado no chão, regressando e tornando a sentar-se, apoiando as costas na mesma cadeira. O paciente é instruído a não interromper a evocação de animais durante a execução do teste e a realizá-lo o mais rápido que conseguir (Salthouse, 2012).

Assim, avalia-se a capacidade atencional diante de uma tarefa dividida ou concorrente, denominada de *interferência da dupla tarefa*. O que se espera é que haja a priorização adequada, ou seja, aquela que cause menor perigo e que facilite a execução da tarefa com menor prejuízo possível. Por exemplo, ao andar e falar ao mesmo tempo, caso isso seja realizado em uma superfície livre de desníveis ou obstáculos, a conversa será priorizada, já que o impacto sobre o caminhar será muito pequeno. No entanto, se essa mesma tarefa for realizada em um terreno acidentado, é esperado que a pessoa idosa priorize a manutenção da postura em detrimento do fluxo de conversa, para que possa direcionar a atenção ao controle eficiente da marcha (Salthouse, 2012).

Outro teste para avaliação da cognição é o **Teste do Desenho do Relógio (TDR)** (Sunderland et al., 1989), que avalia a memória semântica, a orientação visuoespacial e as habilidades visuoconstrutivas. A aplicação do teste é simples: são fornecidos à pessoa idosa papel em branco, lápis ou caneta; depois, solicita-se que ela desenhe um relógio com todos os números e os ponteiros marcando 2h45min. Vale ressaltar que pessoas idosas com baixa escolaridade apresentam limitações importantes. A seguir, demonstramos como ocorre a avaliação do teste.

Quadro 3.7 – Avaliação do TDR

Avaliação: 10-6 (desenho do relógio e números estão corretos)
10. Ponteiros estão na posição correta
9. Leves distúrbios nos ponteiros
8. Distúrbios mais intensos nos ponteiros
7. Ponteiros completamente errados
6. Uso inapropriado dos ponteiros (uso de mostrador digital ou circulando números, apesar de repetidas instruções)
Avaliação: 5-1 (desenho do relógio e números incorretos)
5. Números em ordem inversa ou concentrados em determinada parte do relógio. Ponteiros presentes de alguma forma
4. Distorção da sequência numérica, números faltando ou colocados fora dos limites do relógio
3. Números e mostrador não mais conectados. Ausência de ponteiros
2. Alguma evidência de ter entendido as instruções, mas o desenho apresenta vaga semelhança com um relógio
1. Não tentou ou não conseguiu representar um relógio

Fonte: Sunderland et al., 1989, citados por Pereira et al., 2017, p. 23.

3.4.2 Saúde mental

Para os casos de depressão, há a **Escala de Depressão Geriátrica Abreviada (GDS-15)** (Yesavage et al., 1983), um instrumento de aplicabilidade e identificação rápida. Ela é composta de 30 perguntas breves, com respostas dicotômicas (sim ou não), a respeito de como a pessoa idosa tem se sentido durante a última semana, quanto às mudanças de humor e a sentimentos específicos, como desamparo, inutilidade, desinteresse, aborrecimento e felicidade.

Escala de Depressão Geriátrica Abreviada (GDS-15)	
D.1) Você está basicamente satisfeito com sua vida?	(0) SIM (1) NÃO
D.2) Você deixou muitos de seus interesses e atividades?	(1) SIM (0) NÃO
D.3. Você sente que sua vida está vazia?	(1) SIM (0) NÃO
D.4) Você se aborrece com frequência?	(1) SIM (0) NÃO
D.5) Você se sente de bom humor a maior parte do tempo?	(0) SIM (1) NÃO
D.6) Você tem medo que algum mal vá lhe acontecer?	(1) SIM (0) NÃO
D.7) Você se sente feliz a maior parte do tempo?	(0) SIM (1) NÃO
D.8) Você sente que sua situação não tem saída?	(1) SIM (0) NÃO
D.9) Você prefere ficar em casa a sair e fazer coisas novas?	(1) SIM (0) NÃO
D.10) Você se sente com mais problemas de memória do que a maioria?	(1) SIM (0) NÃO
D.11) Você acha maravilhoso estar vivo?	(0) SIM (1) NÃO
D.12) Você se sente um inútil nas atuais circunstâncias?	(1) SIM (0) NÃO
D.13) Você se sente cheio de energia?	(0) SIM (1) NÃO
D.14) Você acha que sua situação é sem esperanças?	(1) SIM (0) NÃO
D.15) Você sente que a maioria das pessoas está melhor que você?	(1) SIM (0) NÃO
Pontuação: _____	

Fonte: Escala..., 2022, p. 2.

Há, ainda, o instrumento denominado *Center for Epidemiological Studies Depression Scale* **(CES-D)**, com recente utilização e validação no Brasil. Essa escala contempla 20 itens escalares sobre humor, sintomas somáticos, interações com outras pessoas e funcionamento motor (Batistoni; Neri; Cupertino, 2007).

Versão brasileira do CES-D					
Durante a última semana	**Raramente (< 1 dia) 0 ponto**	**Durante pouco tempo (1 a 2 dias) 1 ponto**	**Durante tempo moderado (3 ou 4 dias) 2 pontos**	**Durante maior parte do tempo (5 a 7 dias) 3 pontos**	**Total**
1. Senti-me aborrecido(a)/incomodado(a) com coisas que normalmente não me aborrecem ou incomodam					
2. Não tive vontade de comer, não tive muita fome					
3. Não consegui sentir-me feliz, mesmo quando a minha família ou amigos tentaram "animar-me"					
4. Senti que era tão bom(boa) quanto os(as) outros(as) colegas					
5. Senti que não conseguia prestar atenção ao que estava a fazer					
6. Senti-me "em baixo" e infeliz					
7. Senti-me muito cansado(a) para fazer as minhas coisas					
8. Senti que alguma coisa boa estava para acontecer					
9. Senti que as coisas que eu fiz no passado falharam					
10. Senti-me com medo					
11. Não dormi tão bem como costumo dormir					
12. Senti-me feliz					
13. Estive mais parado(a) do que o habitual					
14. Senti-me sozinho(a), como se não tivesse nenhum amigo					
15. Senti que os meus colegas não eram meus amigos ou que não queriam estar comigo					
16. Diverti-me					
17. Tive vontade de chorar					
18. Senti-me triste					
19. Senti que as pessoas não gostavam de mim					
20. Foi difícil começar a fazer as coisas					
Total					

Fonte: Batistoni; Neri; Cupertino, 2007.

3.5 Funcionamento social/ambiental

A seguir, abordaremos as seguintes escalas de avaliação do funcionamento social ou ambiental: situação econômica e espiritualidade; suporte social/familiar; ambiente físico; cuidador; e qualidade de vida.

3.5.1 Situação econômica e espiritualidade

A situação econômica das pessoas idosas durante a avaliação geriátrica precisa ser analisada para que os cuidados ou os direcionamentos necessários possam ser tomados, de modo a conferir eficiência e eficácia a todo esse processo. Não existe uma escala específica para esse fim; contam muito, contudo, a sensibilidade e a *expertise* do avaliador.

Para avaliar a espiritualidade nos contextos de saúde, foi elaborada por Pinto e Pais-Ribeiro (2007) a **Escala de Espiritualidade de Pinto e Pais-Ribeiro (EEPP-R)**. Os itens foram delineados com base no construto teórico relacionado à espiritualidade e aos itens da dimensão espiritual do *Quality of Life – Cancer Survivor* e da subescala de espiritualidade do instrumento *World Health Organization Quality of Life Questionnaire* (WHOQOL), bem como nos dados clínicos provenientes do contato e de entrevistas com pessoas participantes do estudo.

A escala é constituída por cinco questões, que quantificam a concordância relativamente à espiritualidade. As respostas são dadas por meio de escala do tipo Likert de quatro pontos, sendo: (1) "não concordo"; (2) "concordo um pouco"; (3) "concordo bastante"; e (4) "concordo plenamente". São contemplados dois domínios:

1. **Crenças**: (atribuição de sentido/significado à vida), constituída por dois itens (questões 1 e 2) relativos a uma dimensão vertical da espiritualidade.
2. **Esperança/otimismo**: (construção da esperança e de uma perspectiva de vida positiva), constituída por três itens (questões 4, 5 e 6) relativos a uma dimensão horizontal da espiritualidade.

Nos resultados, os escores mais elevados na escala e nas subescalas indicam a maior concordância com a dimensão avaliada.

Escala de Espiritualidade de Pinto e Pais-Ribeiro (EEPP-R)				
As fases/expressões seguintes referem-se à sua espiritualidade/suas crenças pessoais, e ao modo como elas afetam a sua qualidade de vida. Por favor, **marque** com um X aquela opção que melhor expressar a sua opção, na **última semana**. Não existe resposta certa ou errada.				
	Não concordo	Concordo um pouco	Concordo bastante	Plenamente de acordo
1 – As minhas crenças espirituais/religiosas dão sentido à minha vida	1	2	3	4
2 – A minha fé e crenças dão-me forças nos momentos difíceis	1	2	3	4
3 – Vejo o futuro com esperança	1	2	3	4
4 – Sinto que a minha vida mudou para melhor	1	2	3	4
5 – Aprendi a dar valor às pequenas coisas da vida	1	2	3	4

Fonte: Pinto; Pais-Ribeiro, 2007, p. 53.

A **Escala de Esperança de Herth (EEH)**, validada por Sartore e Grossi (2008), foi elaborada por Herth (1992). Originalmente denominada de *Herth Hope Index* (HHI), objetiva capturar os elementos relativos à esperança das populações em situações clínicas, qualificando-os. Essa escala é constituída por 12 itens, escritos de forma afirmativa, cuja graduação ocorre por escala tipo Likert de 4 pontos, variando de "discordo completamente" (1 ponto) a "concordo completamente" (4 pontos); as afirmações dos itens 3 e 6 têm escores invertidos. O escore total varia de 12 a 48 pontos; quanto maior o escore, mais alto o nível de esperança.

Escala de Esperança de Herth (EEH)				
Várias afirmações estão abaixo enumeradas. Leia cada afirmação e coloque um [X] na coluna que descreve o quanto você concorda com esta afirmação neste momento.				
	Discordo completamente	Discordo	Concordo	Concordo completamente
1. Eu estou otimista quanto à vida.				
2. Eu tenho planos a curto e longo prazos.				
3. Eu me sinto muito sozinho(a).				
4. Eu consigo ver possibilidades em meio às dificuldades.				
5. Eu tenho uma fé que me conforta.				
6. Eu tenho medo do meu futuro.				
7. Eu posso me lembrar de tempos felizes e prazerosos.				
8. Eu me sinto muito forte.				
9. Eu me sinto capaz de dar e receber afeto/amor.				
10. Eu sei onde eu quero ir.				
11. Eu acredito no valor de cada dia.				
12. Eu sinto que minha vida tem valor e utilidade.				

Fonte: Sartore; Grossi, 2008, p. 232.

3.5.2 Suporte social/familiar

Para vários pacientes, o sucesso do tratamento tem relação com o entendimento da dinâmica familiar e com a função que a doença assume na família e em sua vida. No caso da pessoa idosa, o que é avaliado na perspectiva da funcionalidade são os seguintes aspectos: as funções de apoio; a forma como estas são percebidas; seu caráter protetor para a saúde e como agente na redução do estresse, tanto da pessoa idosa, em uma situação de dependência, quanto do cuidador.

Para facilitar a identificação do suporte familiar, é tradicionalmente utilizado o **genograma**, um instrumento que representa graficamente a estrutura e a dinâmica familiar, podendo incluir dados sociodemográficos, a história clínica e as relações interpessoais entre os elementos de, pelo menos, três gerações de uma família.

Para uma representação gráfica da força, do impacto e da qualidade de ligação dos membros da família com o meio, com a possibilidade de incluir a vizinhança, o trabalho, os serviços e os amigos, pode ser adicionado o **ecomapa** ao genograma. Esse instrumento permite examinar o impacto das relações da família com o meio, verificando os recursos disponíveis de suporte, bem como as fontes geradoras de estresse (Karsch, 2003).

Outro instrumento é o **Apgar de Família**, que faz a mensuração da satisfação dos membros da família quanto a cinco componentes considerados básicos na unidade e funcionalidade de qualquer família: (1) adaptação (recursos familiares oferecidos quando se faz necessária uma assistência); (2) companheirismo (reciprocidade nas comunicações familiares e na solução de problemas); (3) desenvolvimento (liberdade, disponibilidade da família para mudanças de papéis e para alcance de maturidade ou desenvolvimento emocional); (4) afetividade (intimidade e interações emocionais em um contexto familiar); e (5) capacidade resolutiva (decisão, determinação ou resolutividade existentes em uma unidade familiar) (Karsch, 2003).

O **Mapa Mínimo de Relações (MMR)** é um instrumento gráfico formulado por Sluzki (1997), adaptado e validado no Brasil para a utilização com a população idosa por Domingues e Derntl (2006), passando a ser chamado de **Mapa Mínimo de Relações do Idoso (MMRI)**. Trata-se de uma ferramenta para avaliação da rede de suporte social da pessoa idosa, que permite identificar os vínculos significativos para o indivíduo. Seus resultados proporcionam melhor mobilização das pessoas que compõem a rede de suporte social, preparando-as, de maneira mais significativa, para o cuidado da pessoa idosa em suas diversas necessidades, como a inclusão social.

Mapa Mínimo de Relações (MMR)

Características estruturais:
• mantida
• mantida
• não pesquisada
• mantida
• não pesquisada
Características funcionais:
• mantida
• não pesquisada
• não pesquisada
• não pesquisada
• mantida, detalhada em três funções:
    ▪ auxílio para serviços domésticos
    ▪ auxílio para cuidados pessoais
    ▪ auxílio financeiro

Perguntas para configurar a Rede de suporte social:
1. Quem o(a) visita ou lhe faz companhia? 2. Se o(a) senhor(a) precisar de auxílio para serviços domésticos, quem o(a) auxiliaria? 3. Se o(a) senhor(a) precisar de auxílio para 4. cuidados pessoais, quem o(a) auxiliaria? 5. Se o(a) senhor(a) precisar de auxílio financeiro, a quem o(a) senhor(a) recorreria?
Maneira de identificar a proximidade:
1º círculo: relação próxima 2º círculo: relação intermediária 3º círculo: relação distante
Maneira de proceder ao registro das respostas no mapa mínimo de relações:
O registro das respostas é efetuado colocando-se no Mapa Mínimo o número da pergunta formulada e a abreviação correspondente aos quadrantes de relações familiares e comunidade. Os relacionamentos relativos a amigos ou profissionais do sistema de saúde, deverão ser registrados apenas por meio de um ponto. Procede-se então as perguntas, informando ao entrevistado que cada uma delas tem três possibilidades de resposta, representando, cada uma delas, uma proximidade de relacionamento. Informa-se ainda que as perguntas que tiverem mais de um integrante com a mesma proximidade devem ser mencionados [sic] com a conjunção "e". A pausa entre uma resposta e outra significa a inclusão da última pessoa mencionada, num círculo mais distante.
Tamanho da Rede de suporte social: • Pequena • Média • Grande

Fonte: Domingues; Derntl, 2006.

Figura 3.8 – Rede de suporte

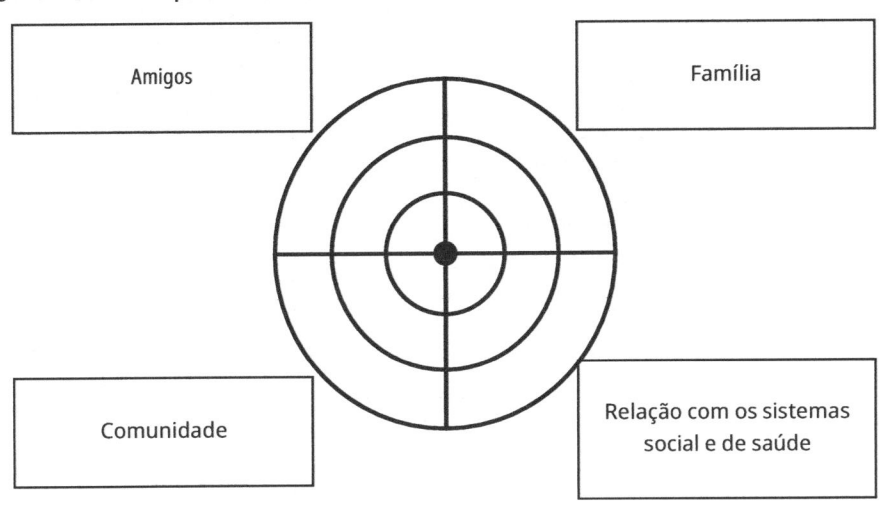

- Amigos
- Família
- Comunidade
- Relação com os sistemas social e de saúde

Fonte: Domingues; Derntl, 2006.

A avaliação diagnóstica da família, entretanto, pode ser realizada de modo mais fidedigno por meio de questionários. Entre eles, as escalas mais utilizadas no âmbito internacional são:

- **Escala de Avaliação da Adaptabilidade e Coesão Familiar**: conhecida como *Faces III* (*Family Adaptability and Cohesion Evaluation Scales*) (Olson; Sprenkle; Russel, 1979). Trata-se do instrumento mais utilizado, visto que é de autoaplicação, breve e simples, e com uma estrutura que seria adequada para uso como instrumento de triagem em serviços de Atenção Primária à Saúde (APS).
- **Escala de Beavers-Timberlawn** (BT) (Beavers, 1982).
- **Avaliação Global do Funcionamento Relacional** (*Global Assessment of Relational Functioning* – Garf) (Kaslow, 1996).

A seguir, são apresentadas as três escalas.

Faces III					
DESCREVA SUA FAMÍLIA ATUALMENTE:					
	1 Quase nunca	2 Raramente	3 Às vezes	4 Frequentemente	5 Quase sempre
1. Os membros da família pedem ajuda uns aos outros.					
2. Seguem-se as sugestões dos filhos na solução de problemas.					
3. Aprovamos os amigos que cada um tem.					
4. Os filhos expressam sua opinião quanto a sua disciplina.					
5. Gostamos de fazer coisas apenas com nossa família.					
6. Diferentes pessoas da família atuam nela como líderes.					
7. Os membros da família sentem-se mais próximos entre si que com pessoas estranhas à família.					
8. Em nossa família mudamos a forma de executar as tarefas domésticas.					
9. Os membros da família gostam de passar o tempo livre juntos.					
10. Pai(s) e filhos discutem juntos os castigos.					
11. Os membros da família se sentem muito próximos uns dos outros.					
12. Os filhos tomam as decisões em nossa família.					
13. Estamos todos presentes quando compartilhamos atividades em nossa família.					
14. As regras mudam em nossa família.					
15. Facilmente nos ocorrem coisas que podemos fazer juntos, em família					
16. Em nossa família fazemos rodízio das responsabilidades domésticas.					
17. Os membros da família consultam outras pessoas da família para tomarem suas decisões.					
18. É difícil identificar o(s) líder(es) em nossa família.					
19. A união familiar é muito importante.					
20. É difícil dizer quem faz cada tarefa doméstica em nossa casa.					
POR FAVOR, INDIQUE SEU LUGAR NA FAMÍLIA: MÃE _____ PAI _____ FILHO _____ (LEMBRE QUE O FILHO MAIS VELHO CORRESPONDE AO N. 1)					

Fonte: Falceto; Busnello; Bozzetti, 2000, p. 260.

Escala de Avaliação Familiar de Beavers-Timberlawn (BT)									
I. ESTRUTURA DA FAMÍLIA									
1. Evidências de distribuição de poder									
1	1,5	2	2,5	3	3,5	4	4,5	5	
Caos		Marcada Dominação		Moderada Dominação		Liderada		Igualitária	
Sem líder; ninguém tem poder suficiente para estruturar a interação.		Controle próximo ao absoluto. Não há negociação. Dominação e submissão são a regra.		Controle próximo ao absoluto. Alguma negociação, mas dominação e submissão são a regra.		Tendência a haver dominação e submissão, mas a maioria das interações é através de negociação respeitosa.		Liderança dividida entre os pais, mudando com a natureza da interação.	
2. Coalizões parentais									
1	1,5	2	2,5	3	3,5	4	4,5	5	
Coalizão principal é entre pai (ou mãe) e filho				Coalizão parental fraca				Coalizão parental forte	
3. Intimidade									
1	1,5	2	2,5	3	3,5	4	4,5	5	
Limites entre os indivíduos são amorfos e indistintos				Isolamento e distância				Intimidade com limites individuais bem distintos	
4. Mitologia — Congruência da mitologia familiar (como a família define seu próprio funcionamento) com a realidade observável									
1	1,5	2	2,5	3	3,5	4	4,5	5	
Muito congruente		Congruente na sua maior parte				Algo incongruente		Muito incongruente	
5. Capacidade de negociar e resolver problemas									
1	1,5	2	2,5	3	3,5	4	4,5	5	
Extremamente eficiente		Boa				Pouco eficiente		Extremamente ineficiente	
II. AUTONOMIA									
6. Clareza da comunicação individual de pensamentos e sentimentos									
1	1,5	2	2,5	3	3,5	4	4,5	5	
Muito clara				Algo vaga e escondida				Quase nunca as pessoas são claras	
7. Grau de responsabilidade assumida pelos membros sobre suas ações passadas, presentes e futuras									
1	1,5	2	2,5	3	3,5	4	4,5	5	
Em geral os membros assumem responsabilidade por suas ações individuais				Às vezes membros assumem a responsabilidade por suas ações individuais, mas a tática também inclui acusação de outros, falar na terceira pessoa ou no plural				Membros raramente ou nunca assumem responsabilidade por ações individuais	
8. Invasão da individualidade do outro (falam um pelo outro, "leem a mente" do outro)									
1	1,5	2	2,5	3	3,5	4	4,5	5	
Muitas invasões				Invasões ocasionais				Não há evidência de invasões	
9. Receptividade, abertura e permeabilidade dos membros às comunicações dos outros									
1	1,5	2	2,5	3	3,5	4	4,5	5	
Muito grande				Moderadamente grande		Membros frequentemente não são receptivos		Membros não são receptivos	

III. AFETO DA FAMÍLIA								
10. Grau de expressividade dos vários tipos de sentimentos								
1	1,5	2	2,5	3	3,5	4	4,5	5
Expressão direta de grande variedade de sentimentos		Expressão direta de muitos sentimentos apesar de alguma dificuldade		Restrição óbvia na expressão de alguns sentimentos		Apesar de haver alguma expressão de sentimentos, a maioria é mascarada		A expressão de sentimento é pequena ou inexistente
11. Tipo de afeto predominante								
1	1,5	2	2,5	3	3,5	4	4,5	5
Em geral afetuosos, com humor e otimismo		Polidos, com pouca expressão de afeto ou calor, frequentemente hostis, com algumas circunstâncias de prazer		Abertamente hostis		Deprimidos (desvitalizados)		Cínicos, desesperançados e pessimistas
12. Grau de conflito que parece impossível de resolver-se								
1	1,5	2	2,5	3	3,5	4	4,5	5
Conflito severo, com graves problemas de funcionamento do grupo		Presença evidente de conflito, com problemas de funcionamento do grupo		Presença evidente de conflito, com leves problemas de funcionamento do grupo		Algumas evidências de conflito, sem problemas de funcionamento do grupo		Pouco ou nenhum conflito impossível de resolver-se
13. Empatia: grau de sensibilidade e compreensão dos membros em relação aos sentimentos dos outros								
1	1,5	2	2,5	3	3,5	4	4,5	5
Respostas empáticas são consistentes		Maioria das respostas são empáticas, apesar de haver óbvia resistência		Tentativa de envolvimento empático, mas sem consistência		Ausência de respostas empáticas		Respostas obviamente inapropriadas aos sentimentos dos membros
14. ESCALA GLOBAL: Saúde-Patologia								
1	2	3	4	5	6	7	8	9	10
Mais sadias									Mais patológicas

Fonte: Falceto; Busnello; Bozzetti, 2000, p. 260-261.

Avaliação Global do Funcionamento Relacional (Garf)
NOTA: Leia toda a escala cuidadosamente antes de dar sua avaliação. Use escores específicos, intermediários quando possível, p.ex. 45, 68, 72. Se não há informação detalhada adequada para dar escores específicos, use pontuações médias nas cinco partes, isto é, 90, 70, 50 ou 10.
5. (81–99) Existem padrões e rotinas combinados que permitem a satisfação das necessidades habituais de cada participante; existe flexibilidade para mudar a resposta a eventos ou necessidades fora do usual; conflitos ocasionais e transições difíceis são resolvidos através de comunicações e negociações destinadas a solucionar problemas. Existe um entendimento compartilhado e acordo sobre os papéis e tarefas apropriados; a tomada de decisões é estabelecida para cada área funcional; existe reconhecimento das características particulares e dos méritos de cada subsistema (p.ex. pais/casal, irmão e indivíduos). Existe uma atmosfera otimista nas relações apropriada para a situação; uma grande variedade de sentimentos é livremente expressa e elaborada; há uma atmosfera geral de calor, carinho e valores compartilhados. As relações sexuais dos adultos são satisfatórias.
EM SUMA: A unidade interacional está funcionando satisfatoriamente segundo o relato dos participantes e a perspectiva dos observadores.
4. (61–80) A maioria dos problemas interacionais corriqueiros é resolvida adequadamente, mas existe dor e dificuldade em responder a situações incomuns. Alguns conflitos permanecem não resolvidos, mas não perturbam a relação. A tomada de decisões é feita, em geral, de forma competente, mas o esforço para o controle dos membros entre si, às vezes, é maior que o necessário e/ou é inefetivo. Indivíduos e coalizões são claramente demarcados mas, às vezes, são depreciados ou discriminados. Uma gama de sentimentos é expressa, mas é evidente que há áreas de bloqueio emocional e tensão. Calor e carinho estão presentes, mas são marcados por irritabilidade e frustração. A atividade sexual dos adultos pode ser algo insatisfatória e problemática.
EM SUMA: O funcionamento da unidade interacional é algo insatisfatório. São resolvidas muitas das dificuldades que ocorrem ao longo do tempo, mas não todas elas.

3. (41–60) A comunicação, a solução de problemas e as atividades rotineiras, com bastante frequência, são inibidas ou atrapalhadas por conflitos não resolvidos; há dificuldade moderadamente grave em adaptar-se a situações de stress e transições, como saídas da família, mortes, nascimentos e casamentos. A tomada de decisões é só intermitentemente competente e efetiva; nessas situações observa-se excessiva rigidez ou falta significativa de estrutura. As necessidades individuais estão frequentemente submersas. Dor e/ou raiva inefetiva ou paralisia emocional interferem com a possibilidade de compartir alegrias. Apesar de haver algum calor e apoio para os membros, esses, em geral, são desigualmente distribuídos. Problemas sexuais entre os adultos são frequentes.
EM SUMA: Apesar de haver períodos ocasionais de funcionamento satisfatório e competente das relações, aquelas disfuncionais e insatisfatórias tendem a prevalecer.
2. (21–40) Os padrões e rotinas interacionais não satisfazem as necessidades dos membros; expectativas estabelecidas são ignoradas ou rigidamente cumpridas, apesar de mudanças situacionais. Transições do ciclo vital como partidas ou entradas das/nas relações geram problemas frustrantes e não resolvidos. A tomada de decisões é tirânica ou bastante ineficaz. As características particulares dos indivíduos não são apreciadas, ou são ignoradas por coalizões rígidas ou confusamente fluidas. Períodos de convivência agradável em conjunto são infrequentes; distância óbvia e hostilidade declarada refletem conflitos importantes que permanecem não resolvidos e bastante doídos. Disfunção sexual grave entre os adultos é frequente.
EM SUMA: A unidade interacional é óbvia e seriamente disfuncional. Períodos de relacionamento satisfatório são raros.
1. (1–20) As rotinas interacionais são poucas (p.ex., não há horários combinados de refeições, sono ou período de vigília); os membros da casa frequentemente não sabem onde os outros estão, ou o que esperar uns dos outros; a comunicação é repetidamente atrapalhada por mal-entendidos e falta de atenção no que os outros dizem. Responsabilidades pessoais e geracionais não são reciprocamente aceitas e reconhecidas. Os limites da unidade interacional como um todo e dos subsistemas não podem ser identificados ou respeitados. Pessoas, nessa relação, podem fisicamente ameaçar, agredir ou sexualmente atacar umas às outras. O desespero e o cinismo são francos; pouca atenção é prestada às necessidades emocionais dos outros; quase não existe sentimento de pertencimento, ligação ou preocupação com o bem-estar uns dos outros.
EM SUMA: A unidade interacional tornou-se excessivamente disfuncional para garantir a continuidade de contato e ligação.
0. Informação inadequada.
ESCORE ATUAL _____ MAIS COMPETENTE NO ANO PASSADO _____ (por alguns meses) MENOS COMPETENTE NO ANO PASSADO _____ NO INÍCIO DO TRATAMENTO _____ Adequação da escala (marque uma das opções) 1. não aplicável 2. difícil (caso compatível com dois ou mais níveis) 3. pobre (possível, mas as características principais do caso não combinavam) 4. bastante boa 5. muito boa 6. informação inadequada para classificar Comente livremente a impressão que essa família lhe deixou:

Fonte: Falceto; Busnello; Bozzetti, 2000, p. 260-262.

3.5.3 Ambiente físico

O ambiente físico requer avaliação quanto aos seguintes aspectos: acessibilidade, facilidade de circulação, conservação de energia, comunicação (aspectos sensoriais e interação social), segurança, proteção e privacidade. Para a avaliação, pode ser utilizado um instrumento conhecido internacionalmente, visto que são pouquíssimas as ferramentas disponíveis para esse aspecto: **Home Environment Survey (HES)** (Rodriguez et al., 1995), adaptado por Ferrer, Perracini e Ramos (2004). Ele tem como objetivo mensurar o risco de quedas no domicílio de pessoas idosas e permite averiguar tanto a presença de atributos ambientais capazes de desencadear um evento de queda quanto as atitudes da pessoa idosa perante o risco.

Além desse instrumento, há também o **Home Fast-SR**, composto de 25 questões que avaliam como o ambiente doméstico influencia a saúde das pessoas, como foco no piso e no acesso a cada cômodo (Mehraban; Mackenzie; Byles, 2011).

O *Home Self Safety Assessment Tool* **(HSSAT)**, por sua vez, destina-se à autoavaliação, a fim de que as pessoas idosas e seus cuidadores possam avaliar os riscos de queda em suas residências e receber as devidas orientações para a melhoria do ambiente. É composto de um *checklist* de 64 itens de risco em nove ambientes da casa: entrada da frente, entrada dos fundos/de serviço, *hall* de entrada, sala de estar, cozinha, quarto, banheiro, escadas e lavanderia. É apresentado por meio de figuras, e o próprio paciente aponta os fatores de risco para quedas presentes em seu domicílio (Horowitz; Nochajski; Schweitzer, 2013).

3.5.4 Cuidador

As principais escalas para avaliar o estresse e o impacto do "cuidar" em familiares são: *Zarit Burden Interview* **(ZBI)**(Zarit; Reever; Bach-Peterson, 1980); *Caregiver Burden Scale* (Elmståhl; Malmberg; Annerstedt, 1996); *Caregiver Appraisal Measure* (Lawton, 1986); *Caregiver Hassles Scale* (Kinney; Stephens, 1989); e *Relatives' Stress Scale* (González-Salvador, 1999).

3.5.5 Qualidade de vida

Para a avaliação da qualidade de vida da pessoa idosa, os principais instrumentos utilizados são: **Qualidade de Vida no Idoso – WHOQOL-Old** e **SF-36**.

O **WHOQOL-Old** é composto de 24 perguntas, e suas respostas se baseiam na escala Likert, variando de 1 a 5, considerando-se seis facetas: (1) "Funcionamento do sensório" (FS); (2) "Autonomia" (AUT); (3) "Atividades passadas, presentes e futuras" (PPF); (4) "Participação social" (PSO); (5) "Morte e morrer" (MEM); e (6) "Intimidade" (INT). Em cada uma dessas facetas há quatro perguntas, cujas respostas podem oscilar de 4 a 20. Os escores mais altos representam uma alta qualidade de vida, e os mais baixos, uma baixa qualidade de vida. As formas de apresentação dos resultados podem variar de três modos: (1) o total (de 4 a 20); (2) a média (1 a 5); ou (3) o percentual (0 a 100).

Qualidade de Vida no Idoso – WHOQOL-Old
Por favor, tenha em mente os seus valores, esperanças, prazeres e preocupações. Pedimos que pense na sua vida nas duas últimas semanas.
As seguintes questões perguntam sobre o **quanto** você tem tido certos sentimentos nas últimas duas semanas. Q.1 Até que ponto as perdas nos seus sentidos (por exemplo, audição, visão, paladar, olfato, tato), afetam a sua vida diária? Nada (1)   Muito pouco (2)   Mais ou menos (3)   Bastante (4)   Extremamente (5) Q.2 Até que ponto a perda de, por exemplo, audição, visão, paladar, olfato, tato, afeta a sua capacidade de participar em atividades? Nada (1)   Muito pouco (2)   Mais ou menos (3)   Bastante (4)   Extremamente (5) Q.3 Quanta liberdade você tem de tomar as suas próprias decisões? Nada (1)   Muito pouco (2)   Mais ou menos (3)   Bastante (4)   Extremamente (5) Q.4 Até que ponto você sente que controla o seu futuro? Nada (1)   Muito pouco (2)   Mais ou menos (3)   Bastante (4)   Extremamente (5) Q.5 O quanto você sente que as pessoas ao seu redor respeitam a sua liberdade? Nada (1)   Muito pouco (2)   Mais ou menos (3)   Bastante (4)   Extremamente (5) Q.6 Quão preocupado você está com a maneira pela qual irá morrer? Nada (1)   Muito pouco (2)   Mais ou menos (3)   Bastante (4)   Extremamente (5) Q.7 O quanto você tem medo de não poder controlar a sua morte? Nada (1)   Muito pouco (2)   Mais ou menos (3)   Bastante (4)   Extremamente (5) Q.8 O quanto você tem medo de morrer? Nada (1)   Muito pouco (2)   Mais ou menos (3)   Bastante (4)   Extremamente (5) Q.9 O quanto você teme sofrer dor antes de morrer? Nada (1)   Muito pouco (2)   Mais ou menos (3)   Bastante (4)   Extremamente (5)
As seguintes questões perguntam sobre **quão completamente** você fez ou se sentiu apto a fazer algumas coisas nas duas últimas semanas. Q.10 Até que ponto o funcionamento dos seus sentidos (por exemplo, audição, visão, paladar, olfato, tato) afeta a sua capacidade de interagir com outras pessoas? Nada (1)   Muito pouco (2)   Mais ou menos (3)   Bastante (4)   Extremamente (5) Q.11 Até que ponto você consegue fazer as coisas que gostaria de fazer? Nada (1)   Muito pouco (2)   Mais ou menos (3)   Bastante (4)   Extremamente (5) Q.12 Até que ponto você está satisfeito com as suas oportunidades para continuar alcançando outras realizações na sua vida? Nada (1)   Muito pouco (2)   Mais ou menos (3)   Bastante (4)   Extremamente (5) Q.13 O quanto você sente que recebeu o reconhecimento que merece na sua vida? Nada (1)   Muito pouco (2)   Mais ou menos (3)   Bastante (4)   Extremamente (5) Q.14 Até que ponto você sente que tem o suficiente para fazer em cada dia? Nada (1)   Muito pouco (2)   Mais ou menos (3)   Bastante (4)   Extremamente (5)
As seguintes questões pedem a você que diga o quanto você se sentiu **satisfeito, feliz ou bem** sobre vários aspectos de sua vida nas duas últimas semanas. Q.15 Quão satisfeito você está com aquilo que alcançou na sua vida? Muito insatisfeito (1)   Insatisfeito (2)   Nem satisfeito nem insatisfeito (3) Satisfeito (4)   Muito satisfeito (5) Q.16 Quão satisfeito você está com a maneira com a qual você usa o seu tempo? Muito insatisfeito (1)   Insatisfeito (2)   Nem satisfeito nem insatisfeito (3) Satisfeito (4)   Muito satisfeito (5) Q.17 Quão satisfeito você está com o seu nível de atividade? Muito insatisfeito (1)   Insatisfeito (2)   Nem satisfeito nem insatisfeito (3) Satisfeito (4)   Muito satisfeito (5) Q.18 Quão satisfeito você está com as oportunidades que você tem para participar de atividades da comunidade? Muito insatisfeito (1)   Insatisfeito (2)   Nem satisfeito nem insatisfeito (3) Satisfeito (4)   Muito satisfeito (5) Q.19 Quão feliz você está com as coisas que você pode esperar daqui para frente? Muito infeliz (1)   Infeliz (2)   Nem feliz nem infeliz (3)   Feliz (4)   Muito feliz (5) Q.20 Como você avaliaria o funcionamento dos seus sentidos (por exemplo, audição, visão, paladar, olfato, tato)? Muito ruim (1)   Ruim (2)   Nem ruim nem boa (3)   Boa (4)   Muito boa (5)
As seguintes questões se referem a qualquer **relacionamento íntimo** que você possa ter. Por favor, considere estas questões em relação a um companheiro ou uma pessoa próxima com a qual você pode compartilhar (dividir) sua intimidade mais do que com qualquer outra pessoa em sua vida. Q.21 Até que ponto você tem um sentimento de companheirismo em sua vida? Nada (1)   Muito pouco (2)   Mais ou menos (3)   Bastante (4)   Extremamente (5) Q.22 Até que ponto você sente amor em sua vida? Nada (1)   Muito pouco (2)   Mais ou menos (3)   Bastante (4)   Extremamente (5) Q.23 Até que ponto você tem oportunidades para amar? Nada (1)   Muito pouco (2)   Mais ou menos (3)   Bastante (4)   Extremamente (5) Q.24 Até que ponto você tem oportunidades para ser amado? Nada (1)   Muito pouco (2)   Mais ou menos (3)   Bastante (4)   Extremamente (5)

Fonte: Qualidade..., 2022, p. 1-3, grifo do original.

O **Questionário de Estado de Saúde (SF-36)** (Ware Jr.; Sherbourne, 1992; Ware; Gandek, 1994) é uma ferramenta valiosa para a avaliação da qualidade de vida. É composto de 36 perguntas, sendo que uma delas mede a transição do estado de saúde no período de um ano e não é empregada no cálculo das escalas, enquanto as demais são agrupadas em oito escalas ou domínios. Para o resultado, as pontuações mais altas indicam melhor estado de saúde. O questionário foi validado no Brasil por Ciconelli (1997).

Questionário de Estado de Saúde (SF-36)					
INSTRUÇÕES: As questões que se seguem pedem-lhe opinião sobre a sua saúde, a forma como se sente e sobre a sua capacidade de desempenhar as actividades habituais. Pedimos que leia com atenção cada pergunta e que responda o mais honestamente possível. Se não tiver a certeza sobre a resposta a dar, dê-nos a que achar mais apropriada e, se quiser, escreva um comentário a seguir à pergunta. **Para as perguntas 1 e 2, por favor coloque um círculo no número que melhor descreve a sua saúde.**					
1. Em geral, diria que a sua saúde é: 1. Ótima 2. Muito boa 3. Boa 4. Razoável 5. Fraca					
2. Comparando com o que acontecia há um ano, como descreve o seu estado geral actual: 1. Muito melhor 2. Com algumas melhoras 3. Aproximadamente igual 4. Um pouco pior 5. Muito pior					
3. As perguntas que se seguem são sobre actividades que executa no seu dia a dia. Será que a sua saúde o/a limita nestas actividades? Se sim, quanto? *(Por favor assinale com um círculo um número em cada linha)*					
		Sim, muito limitado/a	Sim, um pouco limitado/a	Não, nada limitado/a	
a. **Atividades violentas,** tais como correr, levantar pesos, participar em desportos extenuantes		1	2	3	
b. **Atividades moderadas**, tais como deslocar uma mesa ou aspirar a casa		1	2	3	
c. Levantar ou pegar nas compras de mercearia		1	2	3	
d. Subir **vários** lanços de escada		1	2	3	
e. Subir **um** lanço de escadas		1	2	3	
f. Inclinar-se, ajoelhar-se ou baixar-se		1	2	3	
g. Andar **mais de 1 km**		1	2	3	
h. Andar **várias** centenas de metros		1	2	3	
i. Andar **uma** centena de metros		1	2	3	
j. Tomar banho ou vestir-se sozinho/a		1	2	3	
4. Durante as últimas 4 semanas teve, no seu trabalho ou actividades diárias, algum dos problemas apresentados a seguir como consequência do seu estado de saúde físico?					
Quanto tempo, nas **últimas quatro semanas**...	Sempre	A maior parte do tempo	Algum tempo	Pouco tempo	Nunca
a. Diminuiu o **tempo gasto** a trabalhar ou noutras actividades	1	2	3	4	5
b. Fez **menos** do que queria?	1	2	3	4	5
c. Sentiu-se limitado/a no **tipo** de trabalho ou outras actividades	1	2	3	4	5

Questionário de Estado de Saúde (SF-36)					
d. Teve **dificuldade** em executar o seu trabalho ou outras actividades (por exemplo, foi preciso mais esforço)	1	2	3	4	5
5. Durante as últimas 4 semanas, teve com o seu trabalho ou com as suas actividades diárias, algum dos problemas apresentados a seguir devido a quaisquer problemas emocionais (tal como sentir-se deprimido/a ou ansioso/a)?					
Quanto tempo, nas **últimas quatro semanas**...	Sempre	A maior parte do tempo	Algum tempo	Pouco tempo	Nunca
a. Diminuiu o **tempo gasto** a trabalhar noutras atividades	1	2	3	4	5
b. Fez **menos** do que queria?	1	2	3	4	5
c. Executou o seu trabalho ou outras actividades **menos cuidadosamente** do que era costume	1	2	3	4	5
Para cada uma das perguntas 6, 7 e 8, por favor ponha um círculo no número que melhor descreve a sua saúde.					
6. Durante as últimas 4 semanas, em que medida é que a sua saúde física ou problemas emocionais interferiram no seu relacionamento social normal com a família, amigos, vizinhos ou outras pessoas? 1. Absolutamente nada 2. Pouco 3. Moderadamente 4. Bastante 5. Imenso					
7. Durante as últimas 4 semanas teve dores? 1. Nenhumas 2. Muito fracas 3. Ligeiras 4. Moderadas 5. Fortes 6. Muito fortes					
8. Durante as últimas 4 semanas, de que forma é que a dor interferiu com o seu trabalho normal (tanto o trabalho fora de casa como o trabalho doméstico)? 1. Absolutamente nada 2. Pouco 3. Moderadamente 4. Bastante 5. Imenso					
9. As perguntas que se seguem pretendem avaliar a forma como se sentiu e como lhe correram as coisas nas últimas quatro semanas. Para cada pergunta, coloque por favor um círculo à volta do número que melhor descreve a forma como se sentiu. Certifique-se que coloca um círculo em cada linha.					
Quanto tempo, nas **últimas quatro semanas**...	Sempre	A maior parte do tempo	Algum tempo	Pouco tempo	Nunca
a. Se sentiu cheio/a de vitalidade?	1	2	3	4	5
b. Se sentiu muito nervoso/a?	1	2	3	4	5
c. Se sentiu tão deprimido/a que nada o/a animava?	1	2	3	4	5
d. Se sentiu calmo/a e tranquilo/a?	1	2	3	4	5
e. Se sentiu com muita energia?	1	2	3	4	5
f. Se sentiu deprimido/a?	1	2	3	4	5
g. Se sentiu estafado/a?	1	2	3	4	5
h. Se sentiu feliz?	1	2	3	4	5
i. Se sentiu cansado/a?	1	2	3	4	5
10. Durante as últimas quatro semanas, até que ponto é que a sua saúde física ou problemas emocionais limitaram a sua actividade social (tal como visitar amigos ou familiares próximos)? 1. Sempre 2. A maior parte do tempo 3. Algum tempo 4. Pouco tempo 5. Nunca					
11. Por favor, diga em que medida são verdadeiras ou falsas as seguintes afirmações. Ponha um círculo para cada linha.					
Quanto tempo, nas **últimas quatro semanas**...	Absolutamente verdade	Verdade	Não sei	Falso	Absolutamente falso
a. Parece que adoeço mais facilmente do que os outros	1	2	3	4	5
b. Sou tão saudável como qualquer outra pessoa					
c. Estou convencido/a que a minha saúde vai piorar					
d. A minha saúde é óptima					

Fonte: Ceisuc, 1997, p. 1-4, grifo do original.

Síntese

A perda funcional é uma condição que pode ocasionar quedas, fraturas, síndrome de imobilidade e, consequentemente, aumento do grau de dependência, isolamento social, depressão, entre outros efeitos. Diante disso, a Avaliação Geriátrica Ampla (AGA) pode auxiliar na detecção precoce de alguns desses eventos e melhorar o cuidado à pessoa idosa.

É fundamental que a AGA seja inserida na rotina de atendimento da pessoa idosa, com o intuito de ampliar e de aprimorar a qualidade dos cuidados prestados. Além disso, faz-se necessária a atuação de uma equipe interdisciplinar para sua interpretação, que deve ser feita conjuntamente pelos membros dessa equipe, e para o planejamento dos cuidados.

Cada contexto apresenta variações quanto ao protocolo proposto, sendo salutar sempre levar em consideração outros instrumentos, cada um para atender a determinada necessidade da pessoa idosa. Assim, nenhum protocolo ou escala tem a finalidade de substituir a observação aguçada do entrevistador, que, com sua *expertise*, deve conduzir a entrevista para identificar a hierarquia dos problemas e os possíveis caminhos para as soluções, visando à melhoria da qualidade de vida da pessoa idosa.

Para saber mais

Para saber mais sobre a AGA, confira:

SARAIVA, L. B. et al. Avaliação Geriátrica Ampla e sua utilização no cuidado de enfermagem a pessoas idosas. **Journal of Health Sciences**, Londrina, v. 19, n. 4, p. 262-267, 2017. Disponível em: <http://www.repositorio.ufc.br/bitstream/riufc/35666/1/2017_art_lbsaraiva.pdf>. Acesso em: 30 jan. 2022.

Questões para revisão

1. A Avaliação Geriátrica Ampla (AGA) teve seu início no final da década de 1930, no Reino Unido. É realizada de forma multidimensional, e comumente interdisciplinar, com o objetivo de estipular as deficiências e as incapacidades apresentadas pela pessoa idosa. Engloba o processo clínico padrão, com ênfase na avaliação da capacidade funcional (CF) e da qualidade de vida. Trata-se de uma avaliação voltada para as características individuais da pessoa idosa, e não para a doença. Entre os benefícios listados a seguir, assinale V para verdadeiro e F para falso.

    ( ) Complementa o exame clínico tradicional e melhora a precisão diagnóstica.
    ( ) Determina o grau e a extensão da incapacidade: motora, mental, psíquica.
    ( ) Identifica os riscos gerais, com as possibilidades de identificação do estado nutricional.
    ( ) Não possibilita a identificação do risco de declínio funcional.

( ) Serve de apoio na escolha de medidas que possibilitam restaurar e preservar a saúde (farmacoterapia, fisioterapia, terapia ocupacional, psicoterapia).

Agora, assinale a alternativa que apresenta a sequência obtida:

a) V – V – V – F – V.
b) V – V – V – F – F.
c) F – V – V – F – V.
d) V – V – F – F – V.
e) V – F – V – F – V.

2. Na Avaliação Geriátrica Ampla (AGA), é possível acompanhar as necessidades específicas de cada pessoa idosa em diferentes dimensões. Assinale a alternativa que corresponde à dimensão que não é o foco da AGA:
   a) Estado funcional.
   b) Condições médicas ou clínicas.
   c) Saúde mental (cognição e humor)/psíquica.
   d) Funcionamento social/ambiental.
   e) Condição sanitária.

3. A Avaliação Geriátrica Ampla (AGA) pode ser realizada com a utilização de vários testes. Não existe um formato único para sua aplicação, devendo-se considerar as necessidades identificadas durante a anamnese. Sobre isso, associe as dimensões listas a seguir aos testes que as contemplam.
   I) Estado funcional.
   II) Condições médicas ou clínicas.
   III) Saúde mental (cognição e humor)/psíquica.
   IV) Funcionamento social/ambiental.
   ( ) Teste de Apoio Unipodal (TAU).
   ( ) Genograma e ecomapa.
   ( ) Teste do Desenho do Relógio (TDR).
   ( ) Testes podológicos: teste de sensibilidade cutânea, sensibilidade dolorosa e sensibilidade térmica.

Agora, assinale a alternativa que apresenta a sequência obtida:

a) IV – III – II – I.
b) I – IV – III – II.
c) II – IV – III – I.
d) I – IV – II – III.
e) I – III – II – IV.

4. A manutenção do equilíbrio corporal é necessária para a mobilidade independente e para um envelhecimento seguro. Os problemas de equilíbrio podem limitar a mobilidade dentro e fora da residência, aumentando exponencialmente os riscos de queda, o medo e a insegurança, o que acaba por restringir o desempenho em atividades diárias. Cite os testes que podem ser utilizados para a avaliação do equilíbrio.

5. Durante a entrevista, é possível empreender o levantamento de todas as queixas da pessoa idosa, relatadas por ela ou pelo familiar/acompanhante. Nesse momento, o entrevistador ou o avaliador obtém informações sobre as condições médicas ou clínicas. Um ponto importante a ser avaliado é o *status* vacinal da pessoa idosa. Quais são as principais vacinas que precisam ser avaliadas na caderneta de vacinação da pessoa idosa?

Questão para reflexão

1. Imaginemos a seguinte situação: durante o início da Avaliação Geriátrica Ampla (AGA), uma pessoa idosa e seu acompanhante relataram que ela sofreu duas quedas no último ano, em razão das dificuldades que tem para se sentar no sofá. A família acredita que o episódio está vinculado ao fato de ela não "sentir os pés". Nesse caso, quais são as possíveis escalas a serem aplicadas?

Capítulo 4
Avaliação em gerontologia

Ana Paula Hey

Conteúdos do capítulo:

- Avaliação da incontinência.
- Avaliação de risco ambiental.
- Avaliação familiar e da rede de suporte social.
- Avaliação da fragilidade.
- Elaboração de relatórios técnicos decorrentes da avaliação gerontológica.
- Orientações para anotações em prontuários.

Após o estudo deste capítulo, você será capaz de:

1. descrever as especificidades da avaliação da incontinência em pessoas idosas e seu impacto na qualidade de vida;
2. utilizar as principais estratégias para a avaliação de riscos ambientais que permeiam a vida e o cuidado a pessoas idosas;
3. reconhecer a importância e os critérios da avaliação familiar e da rede de apoio social;
4. compreender o conceito de fragilidade e apontar sua evolução e formas de avaliação;
5. descrever os componentes dos registros oriundos da avaliação gerontológica nos prontuários.

A avaliação da pessoa idosa é fundamental no planejamento e no gerenciamento do cuidado, que envolve não apenas questões físicas, mas também sociais, familiares, psicoafetivas, espirituais e ambientais.

A Organização Mundial da Saúde (OMS), ao tratar das prioridades na área da saúde, chama a atenção para a importância do sistema de saúde ao longo da vida, principalmente em seu primeiro ponto de contato: a rede básica de atenção à saúde, na prestação de cuidados integrados, acessíveis e baseados na comunidade.

Os temas abordados neste capítulo podem ser debatidos em diversos níveis de atenção à saúde, por diversas profissões e, ainda, por diversos atores sociais, pois exercem intenso impacto na vida de pessoas idosas.

O primeiro tema do diálogo que se pretende estabelecer aqui diz respeito à avaliação da incontinência, um agravo que altera sobremaneira a qualidade de vida e o bem-estar dos sujeitos e de sua rede de afetos, sendo, por vezes, escamoteado e negligenciado no contexto da avaliação nas áreas da gerontologia e da geriatria. Além disso, compõe as síndromes geriátricas, que contribuem para alterações importantes na autonomia, na funcionalidade e na interação social, influenciando até mesmo a sobrevida da pessoa idosa.

O segundo tema refere-se à avaliação do risco ambiental, entendendo-se o ambiente não apenas como o local de moradia, mas também como o espaço singular ocupado pelo sujeito, sua composição e sua interação com o bairro, com as cidades e com o país, com todas as suas interseccionalidades.

O terceiro tema envolve a reflexão acerca da avaliação familiar e da avaliação da rede de suporte social, tão essencial nas relações humanas, sendo parte primordial de nosso processo civilizatório.

O quarto tema concerne à avaliação da fragilidade e, por fim, o quinto tema consiste na importância dos relatórios técnicos e dos registros de avaliação gerontológica.

Essas questões que permeiam a avaliação das pessoas idosas não se esgotam aqui, configurando um diálogo infindo entre diversas categorias profissionais e sociais, com a participação ativa desse público.

Em vez de se optar pelo diálogo **sobre** os sujeitos envolvidos, acredita-se que é fundamental dialogar **com** as pessoas idosas, o que certamente contempla a avaliação gerontológica. Essa postura favorece que tais indivíduos tenham maior confiança em si mesmos, sintam maior liberdade para falar, busquem o fortalecimento das próprias vontades, além de proporcionar maior participação social e segurança nas tomadas de decisão (Massi et al., 2019).

4.1 Avaliação da incontinência

"Passado é referência, não é direção. Cautela para não aumentar demais o retrovisor."
(Mario Sergio Cortella, 2013)

Pessoas idosas com incontinência urinária (IU) ou fecal/anal (IA) merecem atenção especial, por diversos motivos. Com o avançar da idade, mudanças fisiológicas, oriundas do envelhecer, podem tornar mais comum a ocorrência desses eventos, podendo estar ou não associados a outras comorbidades, como a mobilidade reduzida, a cognição prejudicada e a fragilidade.

Cabe ressaltar, contudo, que, apesar de a IU e a IA estarem comumente associadas à idade avançada e à baixa funcionalidade, existe grande prevalência desses agravos em adultos e pessoas idosas com funcionalidade preservada, que buscam alternativas caseiras para a contenção dos efluentes, por vezes sem mencionar sinais e sintomas a ninguém.

Esses eventos podem se apresentar de forma única (por IU ou por IA) ou, até mesmo, combinada (Santos; Santos, 2009).

Atualmente, observa-se baixa investigação acerca dessas ocorrências pelos profissionais da área da saúde, associada à pouca expressão de queixas e de sinais e sintomas que envolvem as perdas urinária e anal, o que certamente dificulta o estabelecimento de ações voltadas para sua prevenção e controle (Santos; Santos, 2009).

A incontinência é capaz de alterar a qualidade de vida de pessoas idosas, visto que pode levar ao isolamento social, conduzindo a internações, principalmente de pessoas idosas residentes em instituições de longa permanência para idosos (Ilpis) (Santos; Santos, 2009).

Neste capítulo, trataremos das incontinências urinária e anal. Destaca-se, no entanto, que pessoas idosas podem sofrer diversas disfunções relacionadas a eliminações, como retenção urinária, infecção do trato urinário, motilidade gastrointestinal disfuncional, constipação intestinal e diarreia. Dessa forma, a avaliação da ingestão de alimentos e líquidos, bem como do padrão das eliminações, deve ser constante.

A **incontinência urinária** (IU) é um sintoma de armazenamento, sendo definida como queixa de qualquer perda involuntária de urina. É classificada em: incontinência de esforço; incontinência de urgência; incontinência mista; incontinência urinária total; enurese noturna; perda urinária pós-miccional e extrauretral (Abrams et al., 2010).

No Quadro 4.1, são apresentados alguns conceitos acerca dos tipos de IU.

Quadro 4.1 – Tipos de IU

Tipo de incontinência urinária	Conceito	Fatores relacionados	Condições associadas
Incontinência urinária de esforço	Perda repentina de urina com atividades que aumentam a pressão intra-abdominal.	Enfraquecimento da musculatura do assoalho pélvico.	Aumento da pressão intra-abdominal. Deficiência intrínseca do esfíncter uretral. Mudanças degenerativas da musculatura do assoalho pélvico.
Incontinência urinária de urgência	Perda involuntária de urina, que ocorre imediatamente após uma forte sensação de urgência para urinar.	Consumo de álcool. Hábitos de higiene íntima ineficazes. Impactação fecal. Ingestão de cafeína. Relaxamento involuntário do esfíncter.	Capacidade vesical reduzida. Contratilidade da bexiga prejudicada. Hiperatividade do detrusor com contratilidade da bexiga prejudicada. Infecção na bexiga.
Incontinência urinária funcional	Incapacidade da pessoa, que é geralmente continente, de alcançar o banheiro a tempo de evitar a perda não intencional de urina.	Alteração em fator ambiental. Enfraquecimento das estruturas de suporte pélvico.	Alteração na função cognitiva. Prejuízo neuromuscular. Transtorno psicológico. Visão prejudicada.
Incontinência urinária por transbordamento	Perda involuntária de urina associada à distensão excessiva da bexiga.	Impactação fecal.	Dissinergia detrusor/esfíncter externo. Hipocontratilidade do detrusor. Obstrução da uretra. Obstrução do colo da bexiga. Prolapso pélvico grande. Regime de tratamento.
Incontinência urinária reflexa	Perda involuntária de urina a intervalos, de certa forma, previsíveis, quando determinado volume na bexiga é atingido.	-	Dano tecidual. Prejuízo neurológico acima do nível do centro da micção sacral. Prejuízo neurológico acima do nível do centro pontino da micção.

Fonte: Elaborado com base em Nanda, 2018.

Além disso, a IU pode ser transitória ou reversível, crônica ou estabelecida. Na Linha Guia da Saúde do Idoso, editada pelo estado do Paraná, há a citação do epônimo Diuramid, buscando-se descrever causas da IU que devem ser investigadas.

Epônimo Diuramid de principais causas da IU	
D	*Delirium*
I	Infecção urinária
U	Uretrite e vaginite atrófica
R	Restrição da mobilidade
A	Aumento do débito urinário
M	Medicamentos
I	Impactação fecal
D	Distúrbios psíquicos

Fonte: Elaborado com base em Pereira; Rosa, 2018.

Salienta-se, todavia, que muitas das causas da IU transitória se encontram fora do trato urinário, e o risco dessa IU aumenta com as mudanças fisiológicas do trato urinário baixo em razão do envelhecimento, somando-se a isso lesões causadas por condições patológicas. Outrossim, caso essas condições não sejam tratadas, a IU pode se tornar persistente ou perene (Rhoden et al., 2009).

Algumas causas da IU são agudas e reversíveis, como o enfraquecimento do assoalho pélvico, o delírio, a retenção urinária, a depressão, algumas infecções e o uso de medicamentos; outras causas, porém, são irreversíveis.

Entre os homens, as alterações miccionais têm como principal causa o aumento da próstata. Nas mulheres, a principal alteração encontrada é a redução da pressão máxima de fechamento uretral, como dano secundário a partos, cirurgias, tabagismo, obesidade, disfunções neurológicas, redução da vascularização e hipotrofia dos tecidos que compreendem a uretra, a vagina, a bexiga e outros. Algumas alterações ocorrem tanto em homens como em mulheres e incluem a redução da contração (Brasil, 2006c).

Nos Cadernos de Atenção Básica, publicados pelo Ministério da Saúde (Brasil, 2006c), são elencadas algumas perguntas para o auxílio na avalião da IU. Por exemplo:

- Como ocorre a perda?
- Quando e há quanto tempo ocorre?
- Quantas vezes ela ocorre durante o dia ou durante a noite?
- A perda se tornou um problema?
- Você fica molhado?
- Há consciência de que é preciso urinar, antes do escape?
- Você usa fraldas ou outros meios para conter a urina?
- Você evita encontros sociais em razão da perda?
- Há perdas quando espirra, tosse ou faz força?
- Você tem infecção urinária?
- Há incontinência quando você corre?
- Há incontinência quando você está sentado ou parado?
- Apresenta constipação intestinal?
- Você faz tratamento para isso?
- Já fez ou faz exercícios para fortalecimento do assoalho pélvico?
- Que cirurgias realizou?
- Que medicamentos usa?
- Você toma café?
- Ingere bebidas alcóolicas?
- Você fuma?
- Tem algum outro sintoma?

Em complemento a essa avaliação, há a recomendação de uso do diário miccional, um documento fornecido para a pessoa idosa e/ou ao seu cuidador para o registro diário do horário em que houve a micção espontânea, devendo-se descrever se a pessoa ficou com a roupa íntima úmida ou molhada, bem como a quantidade e o tipo de bebidas ingeridas. Existem também aplicativos para *smartphones* que oferecem um modelo de diário miccional.

Nos anexos destinados à avaliação funcional nos já citados Cadernos de Atenção Básica (Brasil, 2006c), há referência ao instrumento Medida da Independência Funcional (MIF), que propõe a verificação do desempenho na realização de tarefas que incluem, entre outras categorias, o controle dos esfíncteres. Vale ressaltar, no entanto, que tal instrumento permite avaliar se a pessoa utiliza o vaso sanitário ou se tem controle dos esfíncteres, auxiliando, por meio de um algoritmo, na verificação da necessidade de assistência, que pode ser mínima, moderada, máxima ou total; não se avalia o impacto desse agravo na qualidade de vida.

As estratégias para o cuidado à pessoa com IU variam conforme sua etiologia, podendo ser conservadoras, medicamentosas ou, até mesmo, cirúrgicas, a depender da etiologia do agravo.

No tratamento conservador, é essencial listar todos os medicamentos utilizados pela pessoa, na tentativa de verificar alguma influência deles na perda urinária, além de evitar a ingestão de líquidos horas antes de dormir; é igualmente importante praticar exercícios para fortalecimento do soalho pélvico.

Além disso, descrevem-se, para as mulheres, a modificação das medicações que possam exacerbar a IU; a redução do consumo de bebidas que contenham cafeína; o tratamento/exclusão da infecção urinária; a redução de peso; a micção programada (a cada três horas ou conforme a análise do diário miccional); o uso racional de absorventes ou fraldas; a utilização de cones e pessários vaginais (Rhoden et al., 2009).

Para saber mais

Sobre o tema, confira a cartilha *Prevenindo e tratando a incontinência urinária feminina*, lançada pela Associação Brasileira de Estomaterapia (Sobest). Nesse material, há referência aos fatores que podem sobrecarregar o soalho pélvico, principalmente das mulheres – como é o caso do histórico gestacional, por exemplo –, os quais podem contribuir para a IU. Destaca-se também a inexistência de educação para a prática de exercícios capazes de fortalecer esses músculos ao longo da vida.

ASSIS, G. M. et al. **Prevenindo e tratando a incontinência urinária feminina**. Taubaté: Casa Cultura, 2020. Disponível em: <https://sobest.com.br/wp-content/uploads/2020/11/Cartilha-Sobest-Incontinencia.pdf>. Acesso em: 13 jan. 2022.

A **incontinência fecal/anal** (IA) pode ser definida como a perda do controle das eliminações intestinais, que se caracterizam por episódios recorrentes na passagem de conteúdo fecal (flatos, fezes líquidas ou sólidas) de forma involuntária, com duração de, ao menos, um mês, sendo suficiente para causar problemas sociais ou higiênicos.

Sua classificação envolve a relação entre as estruturas anorretais e as características das fezes, inter-relacionadas com as funções cognitivas, a mobilidade e as alterações relacionadas ao humor.

No Quadro 4.2, são descritas algumas características definidoras da IA, bem como condições e fatores que podem estar relacionados à sua ocorrência, que demandam avaliação e acompanhamento multiprofissional.

Quadro 4.2 – Incontinência intestinal

Conceito	Características definidoras	Fatores relacionados	Condições relacionadas
Eliminação involuntária de fezes	Desatenção à urgência para evacuar. Eliminação constante de fezes amolecidas. Incapacidade de expelir fezes formadas, apesar de reconhecer que o reto está preenchido. Incapacidade de reconhecer o preenchimento retal. Incapacidade para retardar a evacuação. Manchas de fezes. Não reconhecimento da urgência para evacuar. Urgência intestinal.	Abuso de laxantes. Dificuldade no autocuidado para a higiene íntima. Diminuição geral do tônus muscular. Estressores. Esvaziamento intestinal incompleto. Fator ambiental. Hábitos alimentares inadequados. Imobilidade.	Agente farmacêutico. Alteração da função cognitiva. Anormalidade do esfíncter retal. Aumento anormal da pressão abdominal. Aumento anormal da pressão intestinal. Capacidade do reservatório prejudicada. Diarreia crônica. Esfíncter retal disfuncional. Impactação. Lesão colorretal. Lesão em nervo motor inferior. Lesão em nervo motor superior.

Fonte: Elaborado com base em Nanda, 2018.

Como medidas comportamentais importantes para a prevenção da IU, recomenda-se: aumentar a ingestão de água; ter uma alimentação rica em fibras; sentar-se corretamente no vaso sanitário, encostando os pés no chão ou em um apoio, com o tórax inclinado em um ângulo de 35° para frente; e relaxar o soalho pélvico com o uso de bolsas de água quente e banhos de assento.

4.2 Avaliação de risco ambiental

"Zelar por algo é fazer com que a integridade – de uma ideia, de um objeto, de uma pessoa, de um lugar – seja preservada, mantida inteira e, portanto, não tenha rachaduras nem ameaças."

(Mario Sergio Cortella, 2013)

O ambiente tem importante relação com a qualidade de vida de pessoas idosas e das populações em geral, contribuindo sobremaneira para a segurança e a proteção dos indivíduos. A adaptação dos ambientes mostra-se, assim, fundamental para o bem-estar das pessoas, de modo que se possa alcançar maior congruência na vinculação estabelecida entre indivíduo e ambiente, com vistas à redução do estresse diante das necessidades adaptativas que ocorrem ao longo da vida. Para isso, é necessário que a voz das pessoas idosas seja incluída no planejamento urbano, enfatizando-se seu papel ativo e relevante para a sociedade.

Quando questionamos quais são os riscos ambientais a que esse público pode estar exposto, normalmente pensamos em pessoas idosas fragilizadas, com mobilidade física reduzida, morando em suas casas ou em instituições destinadas a seus cuidados, com o objetivo de prevenir agravos relativos à dimensão do corpo físico, o que demonstra a influência medicalizadora do cuidado em saúde.

Esse diálogo, no entanto, deve ser ampliado, considerando-se também pessoas idosas robustas, que circulam em diversos espaços sociais, que abarcam as ruas, o comércio, os setores de serviços, os espaços de lazer e de socialização, assim como espaços que evocam a espiritualidade.

Há que se pensar ainda nos diversos espaços que merecem atenção nesse contexto, como as casas de repouso, os abrigos, os asilos, as casas-lares, os centros de convivência, as repúblicas e as Ilpis, bem como os espaços urbanos nas cidades, visto que os riscos estão presentes em diversos cenários.

Fatores como a violência urbana, as dificuldades financeiras, a redução da sensação de proteção, a baixa interação social, as ruas e os asfaltos em más condições, além da baixa interação intergeracional (Stival et al., 2014), são apontados como importantes fatores de risco para as alterações na qualidade de vida de pessoas idosas.

Albuquerque et al. (2018) identificam três aspectos relevantes nessa relação entre pessoa e ambiente: (1) a manutenção; (2) a estimulação; e (3) o suporte.

A **manutenção** consiste na necessidade de envelhecimento no lugar, pressupondo-se um ambiente constante e com algum nível de previsibilidade, com apropriação, apego e preservação de significados e afetos positivos.

Enfatiza-se aqui a importância da singularidade do espaço ocupado pela pessoa idosa, de suas lembranças e de seus objetos, com o fortalecimento dos vínculos sociais e do envolvimento comunitário. Os autores trazem à tona o termo "docilidade ambiental", no esforço de reiterar a importância de o indivíduo ter seu lugar singular, em que se constrói uma relação de afeto e proteção.

A **estimulação** representa a capacidade de o ambiente ser flexível diante das necessidades de novos arranjos, novos comportamentos e relações. Entende-se, então, a relevância da interação, da ativação da memória e das atividades sociais envolvendo as pessoas idosas.

Por fim, para os autores, o **suporte** se reflete na garantia da eliminação de obstáculos e barreiras que possam contribuir para dificuldades de acessibilidade no ambiente, o que pode incluir adaptações do espaço físico, no nível de assistência e de acompanhamento.

O ambiente abrange ainda uma **dimensão pessoal**, na qual estão presentes pessoas idosas, seu círculo familiar e o círculo de afetos; o **ambiente grupal**, que envolve aqueles que compartilham o mesmo espaço, independentemente de a relação ser profissional ou não; o **ambiente suprapessoal**, caracterizado pelas pessoas com características semelhantes, como o nível de dependência, a idade e a renda; o **ambiente sociocultural**, que contempla as características mais amplas que refletem as normas e regras de cada espaço; e o **ambiente físico**, que engloba a iluminação, o ruído, a sensação térmica, o conforto, a segurança e o mobiliário. Todos esses ambientes se inter-relacionam na vida dos indivíduos e na sociedade (Lawton; Brody, 1969; Lawton, 1986; Albuquerque et al., 2018).

Vale ressaltar que um desenho urbano com maior inclusão, participação social e maior visibilidade das pessoas idosas permite um maior diálogo intergeracional, colaborando para a articulação de características sociais e ambientais que favoreçam e potencializem a independência, a segurança, a valorização, a preferência e a atratividade do ambiente, culminando no envelhecimento ativo.

Não há um modelo único a ser seguido, em virtude das diversidades sociais das pessoas idosas e, ainda, da diversidade de espaços; ouvir, porém, as múltiplas vozes certamente fará toda a diferença ao se pensar na relação das pessoas com os ambientes.

Alguns pontos a serem observados no ambiente físico e que contribuem para agravos como as quedas são: pisos escorregadios; tapetes soltos; ausência de barras de apoio e corrimãos em diferentes ambientes; presença de móveis instáveis (por exemplo, cadeiras que podem se quebrar facilmente); camas muito altas, que dificultam a mobilidade; sofás, cadeiras e vasos sanitários muito baixos; degraus de escadas irregulares; prateleiras de difícil alcance; ambientes desorganizados, com objetos deixados ao chão; presença de animais domésticos; uso de chinelos e de sapatos em más condições ou mal-adaptados; e iluminação inadequada de ambientes (Rodrigues et al., 2018).

Algumas ações e intervenções descritas por Rodrigues et al. (2018) para a prevenção de quedas seriam: identificar a pessoa sob risco de queda, sinalizando o leito ou por meio de pulseira; movimentar a pessoa idosa de forma segura; atender ao chamado da pessoa prontamente; assegurar comunicação efetiva; ter regularidade nos horários de higiene e de ida ao banheiro; monitorizar sinais vitais e sintomas que possam surgir; monitorizar o sono; supervisionar o conforto e a segurança da pessoa; e orientar cuidadores e familiares.

No que se refere às Ilpis, podem ser utilizados alguns critérios para a avaliação de riscos no ambiente físico, descritos a seguir.

Avaliação do ambiente físico de Ilpis

1. Verificar se o número de camas é compatível com o número de moradores.
2. Verificar a estrutura física, como ventilação, iluminação, espaço para lazer e cultura, para banho de sol, entre outros aspectos.
3. Verificar condições e disponibilidade de lençóis, travesseiros, fronhas, cobertas e toalhas.
4. Verificar a existência de arquivo com dados sobre os moradores.
5. Verificar o estado de conservação dos colchões.
6. Verificar se há adaptação dos banheiros e se há sabonete líquido e papel-toalha.
7. Verificar se a água do banho está adaptada ao clima.
8. Todas as entidades de longa permanência, ou casa-lar, são obrigadas a firmar contrato de prestação de serviços com a pessoa idosa abrigada, conforme o art. 35 do Estatuto do Idoso.
9. Se a pessoa idosa for incapaz, caberá ao seu representante legal firmar o Contrato de Prestação de Serviços, conforme o art. 35 do Estatuto do Idoso.
10. Observar o nível de dependência dos moradores e as adaptações necessárias no ambiente.

Fonte: Elaborado com base em Curitiba, 2009.

A Resolução n. 283, de 26 de setembro de 2005 (Brasil, 2005a), da Agência Nacional de Vigilância Sanitária (Anvisa) aprova o regulamento técnico para o funcionamento das Ilpis e enfatiza, entre outras questões, a importância de um ambiente que preserve a identidade e a privacidade da pessoa, contando com respeito e dignidade. Deve-se também promover ambiência acolhedora e convivência de pessoas com diferentes níveis de dependência, além de favorecer a integração entre os moradores, as gerações e os familiares. Essa resolução apresenta ainda detalhes sobre as normas que devem ser seguidas no que tange à estrutura física desses estabelecimentos.

No que se refere ao ambiente físico domiciliar, Martinez e Emmel (2013) criaram um instrumento para auxiliar na avaliação da residência de pessoas idosas, o qual mostramos parcialmente a seguir.

Avaliação ambiental da residência de pessoas idosas				
CÔMODO: _____				
ÁREA DE CIRCU-LAÇÃO DO IDOSO	Passagens com menos de 90 cm?*	Piso	Desníveis	Presença de obstáculos
	Medidas:	( ) plano ( ) com vãos ( ) com buracos ( ) inclinado Ângulo: _____** ( ) mudança de textura/ tipo de piso ( ) colorido ( ) escorregadio***	( ) degrau Altura: _____ ( ) escada**** Altura de cada degrau: _____	( ) vaso ( ) fio ( ) outros: Tapetes: ( ) Soltos ( ) Embutidos ( ) Nivelados***** ( ) Bordas fixadas ( ) Antiderrapante
TRANSIÇÃO OU PASSAGEM PARA	Largura*	Maçaneta	Desníveis	Passagem coberta?
	Medida: ( ) menos de 75 cm ( ) entre 75 e 90 cm ( ) mais de 90 cm	( ) alavanca ( ) giratória ( ) outro tipo Altura da maçaneta ao piso: _____	( ) degrau Altura: _____ ( ) escada**** Altura de cada degrau: _____ ( ) mudança de textura/ tipo de piso	( ) sim ( ) não OBS:
PRESENÇA DE FA-CILITADORES	Barra de apoio	Corrimão	Sinalização de informações	Outros
	Quantas: _____ ( ) fixação estável ( ) seção circular ( ) diâmetro < 3 cm ( ) entre 3,0 e 4,5 cm ( ) > 4,5 cm	( ) fixação estável ( ) seção circular ( ) diâmetro < 3 cm ( ) entre 3,0 e 4,5 cm ( ) > 4,5 cm	( ) visual ( ) tátil ( ) sonora ( ) informativa	( ) Interruptor perto da cama ( ) luz de emergência ( ) tapete antiderrapante ( ) cadeira de banho ( ) banco ( ) elevação do sanitário ( ) outros:
* ABNT 9050 deslocamentos: pessoa em pé c/ uma bengala – mínimo de 75 cm; pessoa em pé c/ andador – mínimo de 90 cm.				
**O ângulo da inclinação será medido através de clinômetro.				
***Escorregadio – neste caso se o idoso julga escorregadio.				
**** Considera-se escada dois ou mais degraus.				
*****Tapetes nivelados – apresentam diferença menor do que 5 mm do chão (> 5 mm = desnível).				

Fonte: Agnelli, 2012, p. 101, citada por Martinez; Emmel, 2013, p. 23.

4.3 Avaliação familiar e da rede de suporte social

As famílias estão em constante evolução, passando por diversas modificações ao longo da história e exercendo importante função social.

Em situações de adoecimento e de alterações na funcionalidade oriundas do envelhecimento, a família pode tornar-se a principal fonte de suporte e de apoio social, funcional, afetivo, econômico e material. Além das demandas no cuidado à pessoa idosa, há aquelas relacionadas aos cuidados com a residência e com interesses próprios e responsabilidades.

Diante disso, são necessárias inúmeras adaptações, devendo-se considerar que as reações e as formas de enfrentamento em face dessas modificações são singulares. Desse modo, estas precisam ser avaliadas, pois seus impactos podem ser refletidos na qualidade de vida e no bem-estar dos familiares, em suas redes de socialização e, ainda, no cuidado à pessoa idosa.

Destaca-se que o familiar/cuidador e a pessoa idosa com algum nível de dependência de cuidados formam um binômio indissociável, em que podem ser observadas diversas formas de envolvimento e de resiliência (Pedreira, 2020). Nesse cenário, é importante também avaliar a qualidade de vida do cuidador principal (formal ou informal).

Nesta seção, enfocaremos três avaliações: (1) a da família; (2) a do cuidador; e (3) a das redes de apoio.

No que tange à **família**, suas recentes configurações apresentam um número reduzido de membros, que, em sua maioria, dispõem de tempo restrito para a prestação de cuidados às pessoas idosas, as quais permanecem residindo nas próprias moradias ou em residências de parentes (Ziesemer et al., 2020).

A família também é local de reconhecimento das diversidades e de aprendizado quanto à união ou à separação, sendo sede das primeiras trocas emocionais e afetivas, contribuindo sobremaneira na construção da identidade (Fernandes; Curra, 2006).

Diante do completo grupamento social que é a família, deve-se ter um olhar sistêmico sobre sua configuração, que reflete a compreensão de suas relações, as quais, por sua vez, condicionam o bem-estar individual e social. Deve-se ainda avaliar o tipo de configuração da família, sua estrutura e dinâmica, bem como as formas de conferência familiar. Os Cadernos de Atenção Domiciliar, editados pelo Ministério da Saúde (Brasil, 2013a), mencionam três escalas para avaliação familiar:

1. **Apgar familiar**: é um construto que permite pensar a satisfação dos membros da família, por meio de um questionário predeterminado, sendo as famílias classificadas como funcionais e moderadamente/gravemente disfuncionais. Tal instrumento tem como especificações a adaptação, a participação, o crescimento, a afeição e a resolução familiar.
2. **Practice**: tem por objetivo avaliar o funcionamento das famílias, com foco em problemas, possibilitando a aproximação esquematizada para o trabalho com esses grupos. Suas especificidades abrangem o problema apresentado, os papéis e a estrutura familiar, o afeto, a comunicação, a fase do ciclo de vida, o enfrentamento ao estresse, o meio ambiente e a rede de apoio.
3. **Firo**: sigla de *Fundamental Interpersonal Relations Orientation* (Orientações Fundamentais nas Relações Interpessoais). Apresenta como especificidades a inclusão, o controle e a intimidade.

Para complementar a avaliação familiar, pode-se recorrer ao **genograma**, por meio do qual é possível identificar, mediante o uso de desenhos e linhas, a dinâmica familiar e suas possíveis implicações. O genograma demonstra como as pessoas se relacionam e com quem moram, com quem têm vínculos rompidos, vínculos conflituosos, vínculos distantes, além de outras configurações (Brasil, 2013a).

Pode-se utilizar também o **ecopama**, que consiste em uma representação gráfica dos contatos dos membros da família com os outros sistemas sociais e de suas relações com a comunidade. Busca-se, assim, associar a compreensão familiar com o meio e com outros atores sociais (por exemplo, outras famílias, pessoas ou instituições) que possam contribuir para a preservação do equilíbrio biológico, psicológico, espiritual e social da unidade familiar. No centro de um círculo, registram-se os integrantes da família e suas idades e, em círculos externos, os contatos da família com os membros da comunidade ou com pessoas e grupos significativos, por meio de linhas que indicam o tipo de conexão.

Para saber mais

Para entender melhor o genograma e o ecomapa, confira:

BRASIL. Ministério da Saúde. Secretaria de Atenção à Saúde. Departamento de Atenção Básica. **Caderno de Atenção Domiciliar**: melhor em casa – a segurança do hospital no conforto do seu lar. Brasília, 2013a. v. 2. Disponível em: <https://bvsms.saude.gov.br/bvs/publicacoes/caderno_atencao_domiciliar_melhor_casa.pdf>. Acesso em: 13 jan. 2022.

Uma abordagem mais tecnicista e voltada apenas ao corpo físico, centrada na doença e na queda da funcionalidade, não será capaz de contribuir para uma ampla avaliação do sistema familiar e de seu impacto no bem-estar dos envolvidos.

No que se refere à avaliação dos **cuidadores**, ressalta-se que estes podem estar vulneráveis na relação de cuidado quando também se encontram em um processo de envelhecimento biológico, quando enfrentam dificuldade para o autocuidado e quando há sobrecarga diante das demandas exigidas pela pessoa dependente de cuidados (Pedreira, 2020).

Dessa forma, para atenderem às necessidades de cuidados das pessoas idosas e, ao mesmo tempo, evitarem o frequente estresse advindo da sobrecarga emocional e física atrelada à experiência de cuidar de um parente, várias famílias têm contratado serviços de terceiros para essa atividade (Nardi; Sawada; Santos, 2013; Ziesemer et al., 2020). Esses cuidadores de pessoas idosas podem ser informais – normalmente, membros da própria família – ou formais.

No Brasil, o cuidador de pessoas idosas insere-se no âmbito dos trabalhadores domésticos, os quais podem trabalhar em tempo integral ou parcial, de forma autônoma ou assalariada, desenvolvendo ações relacionadas ao bem-estar, à recreação, ao lazer, à alimentação, à educação, à saúde e à higiene da pessoa idosa. Para tanto, devem ter mais de 18 anos, ensino fundamental completo, acrescido de formação livre voltada ao cuidado de pessoas idosas.

Destaca-se, entretanto, que, embora reconhecida como ocupação, tal prática carece de regulamentação específica no Brasil, não contando com cobertura legal para o seu exercício; desse modo, permanecem indefinidas as atribuições do cuidador (Ziesemer et al., 2020).

Na atenção aos cuidadores, podem ser consideradas algumas condutas, tais como: estabelecer um diálogo, abordando questões relativas às percepções sobre seu cotidiano, com atenção às suas experiências, necessidades e queixas; verificar a jornada e os horários de trabalho e de descanso; averiguar a existência de redes de apoio; questionar sobre o autocuidado, contemplando sua higiene, alimentação e hidratação, lazer, eliminações, sono, estresse e tensões; indagar sobre a dificuldade na realização do cuidado; observar o estado geral do cuidador e aplicar a **Escala de Zarit**, reproduzida a seguir, que avalia a sobrecarga do cuidador.

Escala de Zarit	
1. Sente que, por causa do tempo que utiliza com o seu familiar/doente, já não tem tempo suficiente para você mesmo?	(1) Nunca (2) Quase nunca (3) Às vezes (4) Frequentemente (5) Quase sempre
2. Sente-se estressado/angustiado por ter que cuidar do seu familiar/doente e ao mesmo tempo ser responsável por outras tarefas? (ex.: cuidar de outros familiares, ter que trabalhar)	(1) Nunca (2) Quase nunca (3) Às vezes (4) Frequentemente (5) Quase sempre
3. Acha que a situação atual afeta a sua relação com amigos ou outros elementos da família de uma forma negativa?	(1) Nunca (2) Quase nunca (3) Às vezes (4) Frequentemente (5) Quase sempre
4. Sente-se exausto quando tem de estar junto do seu familiar/doente?	(1) Nunca (2) Quase nunca (3) Às vezes (4) Frequentemente (5) Quase sempre
5. Sente que a sua saúde tem sido afetada por ter que cuidar do seu familiar/doente?	(1) Nunca (2) Quase nunca (3) Às vezes (4) Frequentemente (5) Quase sempre
6. Sente que tem perdido o controle da sua vida desde que a doença ou seu familiar/doente se manifestou?	(1) Nunca (2) Quase nunca (3) Às vezes (4) Frequentemente (5) Quase sempre
7. No geral, sente-se muito sobrecarregado por ter que cuidar do seu familiar/doente?	(1) Nunca (2) Quase nunca (3) Às vezes (4) Frequentemente (5) Quase sempre
AVALIAÇÃO DA SOBRECARGA Leve: até 14 pontos Moderada: de 15 a 21 pontos Grave: acima de 22 pontos	

Fonte: UFPel, 2022, p. 1-2.

> **Para saber mais**
>
> A Escala de Zarit tem por objetivo avaliar a sobrecarga dos cuidadores de pessoas idosas (formais ou informais). Há a recomendação de que não seja aplicada na presença da pessoa idosa. Essa escala pode ser preenchida com o auxílio de um computador ou *smartphone*, em páginas que calculam o resultado rapidamente. Confira em:
>
> UFPEL – Universidade Federal de Pelotas. **Avaliação da sobrecarga dos cuidadores**: Escala de Zarit. Disponível em: <https://dms.ufpel.edu.br/casca/modulos/zarit-main#comp/zarit-main>. Acesso em: 17 jan. 2022.

Por fim, é fundamental a avaliação da **rede de apoio** formal ou informal a essa família e à pessoa idosa, já que a ausência dessa rede pode contribuir para maior sobrecarga e menor qualidade de vida, bem-estar e nível de saúde física e mental dos envolvidos.

No Brasil, as redes de apoio formais para cuidadores contemplam os serviços de saúde em toda a rede de atenção, desde a baixa até a alta complexidade. Sabe-se, porém, que a rede de apoio extrapola o âmbito da saúde, envolvendo questões financeiras e estruturais, bem como políticas públicas em diversas áreas sociais (Pedreira, 2020).

As redes de apoio informais são marcadas pela espontaneidade e pela reciprocidade que caracterizam, principalmente, a comunidade e podem incluir as relações que ocorrem nos espaços de lazer, de convivência social, destinados a práticas religiosas ou voltadas à espiritualidade, nos grupos de apoio, no trabalho de voluntariados e nas relações com amigos e vizinhos.

4.4 Avaliação da fragilidade

"Não encurta a vida, vida é intensidade e não extensidade."
(Mario Sergio Cortella, 2013)

A fragilidade das pessoas idosas pode ser pensada com base em dois pontos principais: (1) as condições crônicas de saúde que podem ser preditoras de declínio na funcionalidade, de necessidade de institucionalização e, até mesmo, da morte; e (2) o estabelecimento da dependência funcional (Moraes et al., 2016).

Existem muitos conceitos de fragilidade, em virtude da complexidade das dimensões envolvidas na vida das pessoas (como a biológica, a psicológica e a social), que podem favorecer um estado de maior vulnerabilidade, associando-se a eventos adversos, como quedas, hospitalização e, até mesmo, a morte. Destaca-se, porém, que o fato de se tornar frágil pode estar presente ou não na biografia de uma pessoa idosa, já que nem todas as pessoas com declínio funcional são frágeis, assim como nem todas as pessoas frágeis apresentam declínio funcional (Brasil, 2006c).

O Consenso Brasileiro de Fragilidade em Idosos (Lourenço et al., 2018) conceitua **fragilidade** como um estado de vulnerabilidade fisiológica relacionada à idade, ocasionada pela redução da reserva homeostática e pela redução da capacidade orgânica no enfrentamento de diversos desfechos negativos que se referem à saúde, como é o caso das internações hospitalares. Representa, assim, um estado inespecífico, que acarreta aumento do risco de eventos adversos em saúde e aumento da mortalidade. Nesse sentido, enfatiza-se que nessa população os indivíduos frágeis são aqueles que mais precisam de cuidados e de gerenciamento da saúde.

Algumas pessoas entendem esse processo como parte natural do envelhecimento, no entanto sua identificação precoce pode contribuir para o planejamento de cuidados que favoreçam o aumento da expectativa de vida, da independência e da autonomia, da prevenção de eventos adversos e da melhoria da qualidade de vida remanescente e do bem-estar.

No Brasil, estima-se que de 10% a 25% das pessoas idosas com mais de 65 anos apresentem FRAGILIDADE; para aquelas com mais de 85 anos, por sua vez, a prevalência aumentaria para 46%, denotando maior risco para eventos adversos (Brasil, 2006c).

Nem todas as pessoas idosas, todavia, são frágeis. No Quadro 4.3 constam alguns conceitos que podem auxiliar no entendimento desse contexto e, na sequência, é apresentada a **Escala Visual de Fragilidade**.

Quadro 4.3 – Classificação das pessoas idosas conforme sua funcionalidade

Pessoa idosa robusta	Capaz de gerenciar sua vida de forma independente e autônoma. Não implica a ausência de doenças, porém não apresenta condição crônica de saúde associada a maior vulnerabilidade.
Pessoa idosa em risco de fragilização	Capaz de gerenciar sua vida de forma independente e autônoma. Encontra-se entre um estado dinâmico de senescência e senilidade, com algumas limitações funcionais, porém sem dependência funcional. Apresenta uma ou mais condições crônicas de saúde preditoras de eventos adversos, como: evidências de sarcopenia, como alterações na força e no desempenho muscular, e/ou presença de comorbidades múltiplas (cinco ou mais) acometendo sistemas fisiológicos diferentes, polifarmácia (cinco ou mais medicamentos) ou histórico de internações recentes (seis meses) ou após alta hospitalar.
Pessoa idosa frágil	Declínio funcional estabelecido. Incapaz de gerenciar sua vida em virtude de incapacidades únicas ou múltiplas.

Fonte: Elaborado com base em Moraes et al., 2016.

Nesse sentido, pessoas idosas robustas apresentam maior VITALIDADE e independência; aquelas em fragilização demonstram declínio funcional iminente, com decaimento da vitalidade; por fim, aqueles em fragilidade estabelecida perdem bastante a vitalidade, porém podem apresentar variações no declínio funcional em virtude de diferenças clínicas.

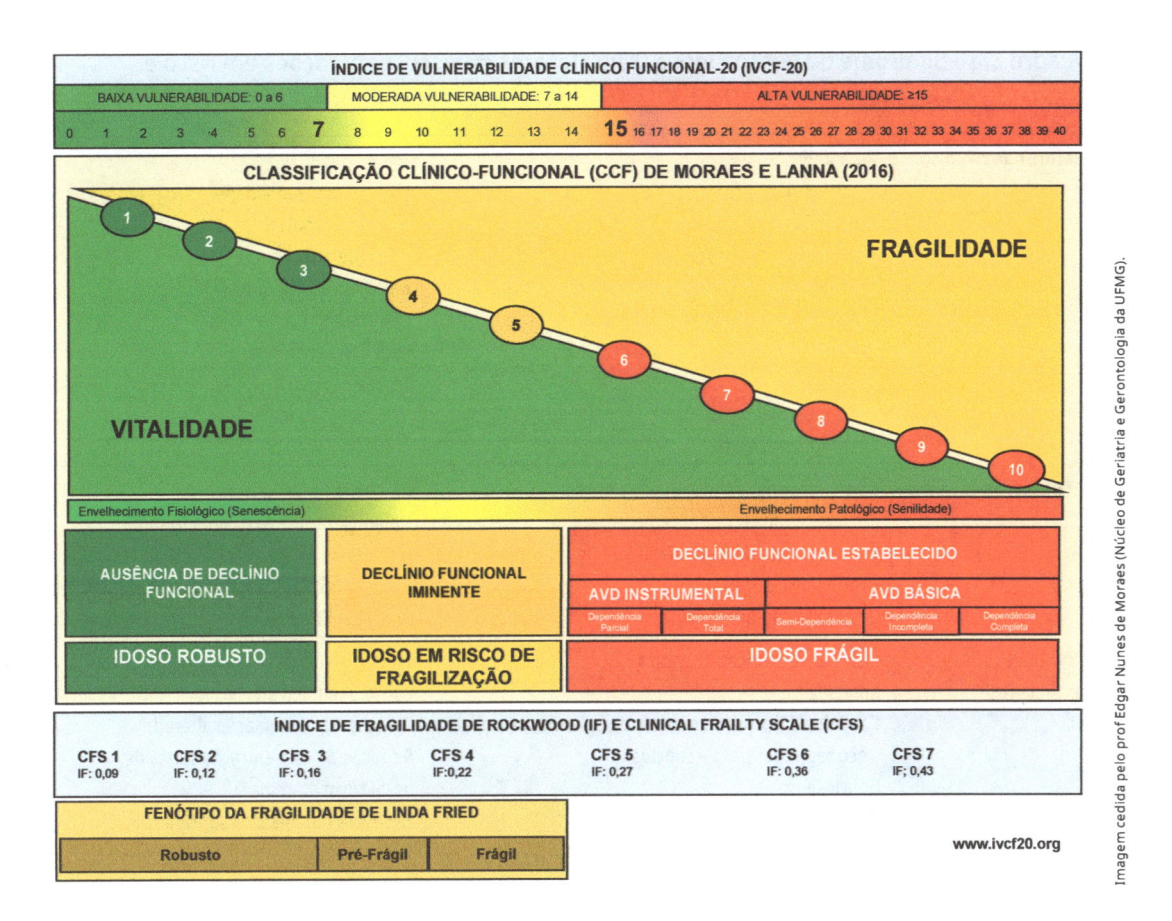

ÍNDICE DE VULNERABILIDADE CLÍNICO FUNCIONAL-20 (IVCF-20)		
BAIXA VULNERABILIDADE: 0 a 6	MODERADA VULNERABILIDADE: 7 a 14	ALTA VULNERABILIDADE: ≥15
0 1 2 3 4 5 6	7 8 9 10 11 12 13 14	15 16 17 18 19 20 21 22 23 24 25 26 27 28 29 30 31 32 33 34 35 36 37 38 39 40

CLASSIFICAÇÃO CLÍNICO-FUNCIONAL (CCF) DE MORAES E LANNA (2016)

VITALIDADE — FRAGILIDADE

Envelhecimento Fisiológico (Senescência) — Envelhecimento Patológico (Senilidade)

AUSÊNCIA DE DECLÍNIO FUNCIONAL	DECLÍNIO FUNCIONAL IMINENTE	DECLÍNIO FUNCIONAL ESTABELECIDO	
		AVD INSTRUMENTAL	AVD BÁSICA
		Dependência Parcial / Dependência Total	Semi-Dependência / Dependência Incompleta / Dependência Completa
IDOSO ROBUSTO	IDOSO EM RISCO DE FRAGILIZAÇÃO	IDOSO FRÁGIL	

ÍNDICE DE FRAGILIDADE DE ROCKWOOD (IF) E CLINICAL FRAILTY SCALE (CFS)

| CFS 1 IF: 0,09 | CFS 2 IF: 0,12 | CFS 3 IF: 0,16 | CFS 4 IF: 0,22 | CFS 5 IF: 0,27 | CFS 6 IF: 0,36 | CFS 7 IF: 0,43 |

FENÓTIPO DA FRAGILIDADE DE LINDA FRIED

| Robusto | Pré-Frágil | Frágil |

www.ivcf20.org

Imagem cedida pelo prof Edgar Nunes de Moraes (Núcleo de Geriatria e Gerontologia da UFMG).

Fonte: MedLogic, 2022.

Assim, as pessoas idosas consideradas frágeis tendem a ter declínio estabelecido das atividades de vida diária (AVD) e das atividades instrumentais de vida diária (AIVD), avançando para a dependência completa e, também, a dependência para as AVD básicas. Nessa categoria, as pessoas idosas frágeis podem ser consideradas ainda de alta complexidade, quando apresentam maior nível de dependência e demanda de cuidados do que aquelas em fase final de vida. Nesse cenário, todos seriam beneficiados com a atuação de profissionais que utilizem os princípios e objetivos dos cuidados paliativos.

Alguns autores consideram a fragilidade uma síndrome, concentrando-se nos aspectos biológicos que podem ocorrer em diversos sistemas orgânicos simultaneamente; outros autores, contudo, chamam a atenção para a múltipla dimensão dessa síndrome, que pode envolver renda precária, baixo nível de escolarização, pouco apoio social, entre outros (Brasil, 2006c).

O conceito de **síndrome da pessoa idosa frágil**, adotado neste texto, diz respeito à suscetibilidade a um estado dinâmico de equilíbrio instável que afeta a pessoa idosa que passa por deterioração em um ou mais domínios de saúde (físico, funcional, psicológico ou social), o que eleva a suscetibilidade a efeitos adversos de saúde, em particular. No Quadro 4.4, são apresentadas algumas das características dessa síndrome.

Quadro 4.4 – Síndrome da pessoa idosa frágil: fatores de risco, populações em risco e condições associadas

Fatores de risco	Ansiedade Apoio social insuficiente Depressão Desnutrição Conhecimento insuficiente sobre fatores modificáveis Equilíbrio prejudicado Sedentarismo Exaustão Força muscular reduzida Fraqueza muscular	Imobilidade Intolerância à atividade Isolamento social Medo de quedas Mobilidade prejudicada Obesidade Redução de energia Tristeza
Populações em risco	Baixo nível educacional Desfavorecidos economicamente Etnia diferente da caucasiana História de quedas Hospitalização prolongada	Idade maior de 70 anos Habitação solitária (viver sozinho) Sexo feminino Espaço limitado de habitação Vulnerabilidade social
Condições associadas	Alteração da função cognitiva Anorexia Caminhada de quatro metros requerendo mais de cinco segundos para a conclusão Déficit sensorial Disfunção da regulação endócrina Obesidade sarcopênica Perda não intencional de mais de 4,5 kg em um ano	Perda não intencional de 25% do peso corporal em um ano Processo de coagulação alterado Redução da concentração sérica de 25-hidroxovitamina D Resposta inflamatória suprimida Sarcopenia Transtorno psiquiátrico

Fonte: Elaborado com base em Nanda, 2018.

Como instrumento para a avaliação da fragilidade, há o ***Vulnerable Elderly Survey* (VES-13)** (Saliba et al., 2001; Maia et al., 2012; Luz et al., 2013), que permite identificar o risco de deterioração da saúde.

Na avaliação da fragilidade, consideram-se cinco marcadores: (1) redução da força de preensão manual, avaliada por meio de dinamômetro hidráulico; (2) redução da velocidade de marcha, em cuja estimativa, com o uso de corda ou fita, demarca-se um trecho de 6,6 metros, considerando-se um percurso de 4,4 metros para a avaliação; (3) perda de peso não intencional, avaliada por meio do autorrelato, tendo em vista perda igual ou superior a 4,5 kg, no último ano, de forma não intencional; (4) fadiga e exaustão autorrelatadas, que podem ser raras ou < 1 dia, 1-2 dias, 3-4 dias ou > de 4 dias; e (5) redução do nível de atividade física, avaliada conforme a frequência e o tempo de duração das atividades realizadas no último ano, calculando-se o gasto energético aproximado nessas atividades (Lenardt et al., 2019).

Existem diversos instrumentos que podem auxiliar na avaliação da fragilidade, bem como na avaliação multidimensional da pessoa idosa. De modo a contribuir para a compreensão desses temas, no Quadro 4.5 são apresentados alguns conceitos fundamentais que englobam a avaliação da saúde de pessoas idosas.

Quadro 4.5 – Conceitos fundamentais em saúde de pessoas idosas

Independência	Capacidade individual para a execução das coisas com meios próprios. A pessoa idosa não necessita da ajuda de outra pessoa.
Autonomia	Capacidade individual para decidir e comandar ações, como aquelas voltadas ao autocuidado. A pessoa idosa estabelece e segue convicções próprias.
Capacidade funcional	Capacidade individual para a manutenção de habilidades físicas e mentais desenvolvidas ao longo da vida. Manutenção de habilidades importantes e suficientes para a vida com independência e autonomia.
Declínio funcional	Perda da autonomia e/ou da independência, restringindo a participação social individual.

Fonte: Elaborado com base em Pereira; Rosa, 2018.

Para a gestão da fragilidade, entre outras estratégias, deve-se considerar o planejamento de atividades físicas, o suporte calórico/proteico, a reposição de vitamina D e a redução da polifarmácia, conforme orientação médica (Lenardt et al., 2019).

Por fim, salienta-se que, para a avaliação completa do estado clínico e funcional, é fundamental a realização de avaliação multidimensional da pessoa idosa, conhecida como **Avaliação Geriátrica Ampla (AGA)**, que contempla a funcionalidade, a cognição, o humor, as questões sensoriais, a mobilidade/quedas, o estado nutricional e o suporte social.

Para saber mais

A Sociedade Brasileira de Geriatria e Gerontologia (SBGG) dispõe de material sobre o tema em sua página:

COSTA, E. F. de A.; GALERA, S. C. **Avaliação Geriátrica Ampla (AGA)**. Rio de Janeiro: Sociedade Brasileira de Geriatria e Gerontologia, 2013. Disponível em: <https://sbgg.org.br/wp-content/uploads/2014/10/aula-aga.pdf>. Acesso em: 13 jan. 2022.

Em complemento, cabe observar que é fundamental considerar a biografia da pessoa idosa, com toda a sua singularidade, no processo de avaliação global.

4.5 Elaboração de relatórios técnicos de avaliação gerontológica e orientações para anotações em prontuários

"Vida é o desejo de continuar vivendo e viva é aquela coisa que vai morrer. A vida serve é para se morrer dela."

(Clarice Lispector, 1998)

Diante da diversidade de espaços onde se planeja e se implementa o cuidado à pessoa idosa, é importante pensar que em cada cenário existem recomendações específicas para o registro e para a guarda das informações que compõem a avaliação gerontológica e os cuidados assistenciais. Assim, deve-se pensar em relatórios técnicos que serão produzidos após o atendimento domiciliar, em Ilpis e em centros de convivência, entre outros espaços.

Nesse sentido, nesta seção serão considerados três espaços: (1) as Ilpis; (2) as instituições de saúde; e (3) os domicílios.

No que se refere às **Ilpis**, a Resolução n. 283/2005 da Anvisa define suas normas de funcionamento. Na descrição dos processos operacionais, o item 5.1.3 do Regulamento Técnico para o Funcionamento das Instituições de Longa Permanência para Idosos determina que cabe a esses estabelecimentos manter a atualização dos registros das pessoas idosas que neles residirem, em conformidade com o estabelecido no art. 50, inciso XV, da Lei n. 10.741, de 1º de outubro de 2003 (Brasil, 2003a).

Está prevista, ainda, a elaboração de um Plano de Atenção à Saúde, no qual devem constar informações acerca das doenças incidentes e prevalentes nos residentes, a situação vacinal e as rotinas e procedimentos realizados no cuidado às pessoas idosas (Brasil, 2005a).

Além disso, qualquer doença de notificação compulsória deve ser notificada à vigilância epidemiológica do município, conforme o Decreto n. 49.974-A, de 21 de janeiro de 1961 (Brasil, 1961), e a Portaria n. 1.943, de 18 de outubro de 2001 (Brasil, 2001), do Ministério da Saúde.

Aponta-se também a necessidade de registro de indicadores, como a taxa de mortalidade, de doenças diarreicas agudas, de escabiose, de desidratação, de lesões por pressão (LP) e a prevalência da desnutrição (Brasil, 2005a).

Destaca-se que, para o bom funcionamento e gerenciamento do cuidado, deve-se realizar a AGA e, ainda, descrever dados pessoais e da biografia da pessoa idosa, incluindo contato de familiares, rede de afetos e rede de apoio existentes para o adequado planejamento e gerenciamento do cuidado, informações estas que devem ser atualizadas periodicamente.

É fundamental que cada morador tenha seu prontuário organizado, com todas essas informações, bem como arquivos de exames efetuados e contatos dos profissionais de saúde que realizam seu atendimento.

No que tange às **instituições de saúde**, o Conselho Federal de Medicina (CFM) estabelece, na Resolução n. 1.638, de 10 de julho de 2002 (CFM, 2002), normativas sobre os cuidados que se deve ter com esse registo em tais instituições, as quais devem nomear uma comissão de revisão de prontuários, que podem ser eletrônicos ou em papel, a fim de assegurar: a identificação correta da pessoa; a anamnese; o exame físico; os exames complementares; os diagnósticos e os tratamentos realizados; a evolução diária do quadro, com data e hora dos procedimentos realizados; o uso de letra legível, em caso de prontuários de papel, bem como a identificação e o registro no conselho de classe dos profissionais que realizam atendimento; além da responsabilidade pelo sigilo sobre os dados contidos no documento e por sua guarda.

Outros conselhos de classe, como o de enfermagem, também dispõem de resoluções que contemplam as questões descritas, reforçando a importância do tema.

Já no que concerne aos registros realizados no contexto da atenção domiciliar à pessoa idosa, é importante realizar a leitura da Resolução n. 11, de 26 de janeiro de 2006 (Brasil, 2006b), da Anvisa, que dispõe sobre o Regulamento Técnico de Funcionamento de Serviços que prestam Atenção Domiciliar. Tal resolução considera três conceitos importantes: o de **atenção domiciliar**, caracterizada pela realização de ações de promoção à saúde, prevenção, tratamento de doenças e de reabilitação, desenvolvidas em domicílio; o de **assistência domiciliar**, caracterizada pelo conjunto de atividades de caráter ambulatorial, programadas e continuadas, desenvolvidas em domicílio; e o de **internação domiciliar**, caracterizada pelo conjunto de atividades prestadas no domicílio, que envolvem a atenção em tempo integral à pessoa com quadro clínico mais complexo e com necessidade de tecnologia especializada.

Em todos esses modelos assistenciais, registros organizados são fundamentais, com garantia de guarda e sigilo, especificando-se a prescrição clínica e terapêutica assistencial, bem como a psicossocial.

A seguir, são apresentados alguns artigos dessa importante resolução, referentes ao Serviço de Atenção Domiciliar (SAD):

> 4.12 O SAD deve manter um prontuário domiciliar com o registro de todas as atividades realizadas durante a atenção direta ao paciente, desde a indicação até a alta ou óbito do paciente.
>
> 4.12.1 O prontuário domiciliar deve conter identificação do paciente, prescrição e evolução multiprofissional, resultados de exames, descrição do fluxo de atendimento de Urgência e Emergência, telefones de contatos do SAD e orientações para chamados.
>
> 4.12.2 O prontuário deve ser preenchido com letra legível e assinado por todos os profissionais envolvidos diretamente na assistência ao paciente.
>
> 4.12.3 Após a alta ou óbito do paciente o prontuário deve ser arquivado na sede do SAD, conforme legislação vigente.
>
> 4.12.4 O SAD deve garantir o fornecimento de cópia integral do prontuário quando solicitado pelo paciente ou pelos responsáveis legais. (Brasil, 2006b)

No cenário domiciliar, pode ser útil também que o profissional disponibilize um instrumento próprio, como um impresso ou um caderno de anotações, para que a pessoa idosa e/ou seus familiares e a rede de apoio registrem informações que considerem importantes, como sinais e sintomas, medos, dúvidas, angústias, alegrias e desejos. Assim, garante-se que, quando houver contato com a equipe que realiza e planeja os cuidados, nada será esquecido ou negligenciado.

Em todos esses espaços, não há um modelo único a ser adotado para o registro da avaliação da pessoa idosa e do planejamento e realização do cuidado voltado a ela e a seus familiares e fluxo de afetos. Existem, no entanto, diversas publicações descritas neste livro, editadas pelo Ministério da Saúde, pelas Secretarias de Saúde de diversos municípios brasileiros e pela SBGG, que podem auxiliar na elaboração de instrumentos e roteiros apropriados às necessidades de cada público e adaptados a cada contexto.

Síntese

Neste capítulo, abordamos temas que contemplam aspectos fundamentais da avaliação da pessoa idosa, entre eles a avaliação da incontinência e do risco ambiental, bem como a avaliação familiar e da rede de suporte social. Outro tema discutido foi a avaliação da fragilidade, que se considera de extrema relevância no gerenciamento do cuidado a esse público.

Por fim, destacamos a importância do registro da avaliação gerontológica e do planejamento de cuidados, fundamentais para a documentação, o ensino e a pesquisa nessa área.

Para saber mais

Para saber mais sobre a avaliação da fragilidade, consulte:

PEREIRA, A. M. V. B.; ROSA, A. C. D. S. **Linha Guia da Saúde do Idoso.** Curitiba: Sesa, 2018. Disponível em: <https://www.saude.pr.gov.br/sites/default/arquivos_restritos/files/documento/2020-04/linhaguiasaudeidoso_2018_atualiz.pdf>. Acesso em: 17 jan. 2022.

Para ampliar a reflexão acerca do perfil dos cuidadores formais de pessoas idosas no Brasil, confira:

ZIESEMER, N. de B. S. et al. Profile of Professional Home Caregivers of Senior Citizens from a Southern Brazil Setting. **Research, Society and Development**, v. 9, n. 11, p. 1-19, 2020. Disponível em: <https://rsdjournal.org/index.php/rsd/article/view/10111>. Acesso em: 17 jan. 2022.

Em complemento às reflexões sobre a velhice, leia:

BEAUVOIR, S. de. **A velhice.** Tradução de Maria Helena Franco Martins. 3. ed. Rio de Janeiro: Nova Fronteira, 2018. (Biblioteca Áurea).

Questões para revisão

1. Pessoas idosas com incontinência urinária (IU) ou fecal/anal (IA) merecem atenção especial, por diversos motivos. Com o avançar da idade, mudanças fisiológicas oriundas do envelhecimento podem tornar mais comum a ocorrência desses eventos, podendo estar ou não associadas a outras comorbidades, como a mobilidade reduzida, a cognição prejudicada e a fragilidade. Sobre a IU, assinale a alternativa correta:
   a) Cerca de 95% das pessoas idosas apresentam IU.
   b) O *delirium* e a infecção urinária podem ser fatores de risco para a ocorrência da IU.
   c) A IU é um agravo comumente relatado por pessoas idosas, e a investigação sobre sua ocorrência sempre está presente nas práticas em saúde.
   d) A IU acomete apenas mulheres idosas.

2. O ambiente tem importante relação com a qualidade de vida de pessoas idosas e das populações em geral, contribuindo sobremaneira para a segurança e a proteção dos indivíduos. Sobre a avaliação ambiental no cuidado a pessoas idosas, marque a alternativa correta:
   a) Camas muito altas, que dificultam a mobilidade, e sofás, cadeiras e vasos sanitários muito baixos podem ser fatores de risco ambientais para quedas de pessoas idosas.
   b) A avaliação ambiental considera apenas onde a pessoa reside.
   c) Pessoas idosas devem sempre se adaptar aos ambientes, e não o contrário.
   d) Não há norma regulamentadora para a avaliação da estrutura física de instituições de longa permanência para idosos (Ilpis).

3. As famílias estão em constante evolução e passam por diversas modificações ao longo da história, tendo importante função social. Sobre esse tema, marque a alternativa **incorreta**:
   a) Em situações de adoecimento e de alterações na funcionalidade, oriundas do envelhecimento, a família pode se tornar a principal fonte de suporte e de apoio social, funcional, afetivo, econômico e material.
   b) O familiar/cuidador e a pessoa idosa com algum nível de dependência de cuidados formam um binômio indissociável na relação de cuidado.
   c) A família não deve ser contemplada na avaliação gerontológica, pois a pessoa idosa é o foco principal de todas as ações, sempre.
   d) Pode haver sobrecarga do cuidador principal, assim como dificuldades de enfrentamento diante da fragilidade de pessoas idosas e das modificações acarretadas pelo envelhecimento.

4. Sobre a fragilidade de pessoas idosas, marque a alternativa correta:
   a) Todas as pessoas idosas são consideradas frágeis.
   b) Todas as pessoas idosas apresentam redução da capacidade funcional (CF).
   c) Pessoas idosas robustas apresentam um declínio funcional estabelecido.
   d) Pessoas idosas frágeis são aquelas incapazes de gerenciar a própria vida em virtude de incapacidades únicas ou múltiplas.

5. Sobre relatórios técnicos decorrentes da avaliação gerontológica e orientações para anotações em prontuários, marque a alternativa correta:
   a) O registro da avaliação gerontológica não precisa ser realizado.
   b) Na atenção domiciliar, está dispensado o registro da avaliação gerontológica.
   c) Indicadores como a taxa de mortalidade devem ser registrados pelas instituições de longa permanência para idosos (Ilpis).
   d) Não é obrigatório o uso de letra legível nos prontuários.

6. Descreva ações importantes no que se refere ao ambiente onde residem pessoas idosas.

7. Descreva aspectos que você considera importantes na avaliação familiar de pessoas idosas.

Questão para reflexão

1. Diante das informações acerca da influência do ambiente no bem-estar e na qualidade de vida de pessoas idosas, quais desafios você vislumbra em relação a esse tema na prática gerontológica?

Capítulo 5
Farmacologia voltada para o envelhecimento

Adriana de Oliveira Christoff

Conteúdos do capítulo:

- Origem dos fármacos.
- Princípios e conceitos básicos em farmacologia.
- Farmacodinâmica.
- Efeitos colaterais e adversos dos fármacos.
- Medicamentos considerados impróprios para pessoas idosas.
- Considerações gerais sobre alguns medicamentos de uso comum em geriatria.

Após o estudo deste capítulo, você será capaz de:

1. distinguir pessoas idosas e adultos jovens no que tange ao tratamento farmacológico;
2. compreender os aspectos farmacológicos centrados na pessoa idosa para reduzir os efeitos negativos relacionados a medicamentos;
3. diferenciar padrões farmacocinéticos e farmacodinâmicos no tratamento de pacientes idosos;
4. aplicar cuidados e recomendações relacionados à farmacologia da pessoa idosa;
5. descrever alguns fármacos mais comuns na farmacoterapia de pessoas idosas;
6. apontar as razões para a não utilização de certos medicamentos entre a população idosa.

A farmacologia é uma das ciências mais antigas da humanidade. Os primeiros registros sobre o uso de substâncias químicas para o tratamento de doenças datam de 1600 a.C. Com o desenvolvimento da ciência como um todo, houve uma melhor compreensão das patologias, de sua natureza e de seus principais sinais e sintomas. Com isso, foi possível identificar substâncias químicas capazes de tratar sinais e sintomas, curar doenças e melhorar a qualidade de vida das pessoas.

Nessa direção, pode-se afirmar que a farmacologia é a ciência que se dedica a estudar o mecanismo de ação dos fármacos, sua composição, suas propriedades físico-químicas e todo o aspecto farmacocinético envolvido, o que basicamente corresponde ao estudo do caminho que o medicamento faz pelo corpo, desde o momento em que é absorvido até sua excreção.

Nesse contexto, a população idosa apresenta inúmeras peculiaridades, conforme o entendimento de que o organismo de um indivíduo idoso se comporta de forma diferente, especialmente no que tange aos aspectos farmacocinéticos, como aqueles observados durante a excreção dos fármacos. Além disso, esse público-alvo, normalmente, é uma população conhecida como *polifarmácia*, isto é, faz uso de mais de cinco medicamentos por dia, o que traz impactos negativos para seu tratamento, por sobrecarregar os sistemas mobilizados na farmacocinética (Storpirtis et al., 2008).

O envelhecimento populacional é um fenômeno que ocorre no mundo todo. No Brasil, a população idosa vem aumentando cerca de 2% a 4% por ano, enquanto o grupo de jovens vem diminuindo. Em 1970, a população idosa havia aumentado em torno de 3,1% e, segundo estudos, haverá um aumento de 19% em 2050 (Carvalho; Garcia, 2003; Costa e Silva; Santos; Marchini, 2014).

É sabido que o envelhecimento predispõe a um consumo elevado de medicamentos prescritos e não prescritos, em virtude do número de doenças crônicas que acometem essa população (Costa e Silva; Santos; Marchini, 2014). Ademais, justamente nessa fase da vida, as mudanças fisiológicas relacionadas ao processo de "envelhecer" – como o aumento da composição corporal, a redução da função hepática, renal e cardiovascular, o aparecimento de muitas comorbidades, entre outras características – tornam esses indivíduos mais vulneráveis aos efeitos adversos dos medicamentos, ocasionando problemas como interações medicamentosas e a necessidade de uma avaliação mais apurada, com mudanças em esquemas posológicos (redução de doses, por exemplo, e demais alternativas) para contornar, da melhor maneira possível, os problemas farmacológicos enfrentados por esse público-alvo (Nóbrega; Karnikowski, 2005).

Para a compreensão dos fatores citados anteriormente, analisaremos, neste capítulo, os princípios basilares da farmacologia, as principais vias de administração, a classificação dos principais fármacos usados em geriatria, bem como os principais efeitos colaterais e adversos e as interações medicamentosas que normalmente aparecem nessa população. Para iniciarmos o capítulo, é importante relembrarmos a origem dos fármacos.

5.1 A origem dos fármacos

Se hoje estivéssemos vivendo no início dos anos 1990, certamente poderíamos afirmar que os fármacos se originam de plantas ou mesmo que são produtos de origem natural advindos de microrganismos. No entanto, com toda a revolução e inovação acontecendo no campo da ciência, na atualidade, no início da terceira década do século XXI, podemos afirmar que a maioria dos fármacos têm origem sintética.

A busca do homem por substâncias capazes de atenuar o sofrimento físico e psíquico é muito antiga. Há relatos do uso da folha de coca, por exemplo, ou mesmo do uso da papoula há milhares de anos. Nessa conjuntura, os indivíduos procuravam encontrar na planta o alívio das tensões. Ao longo de seu uso, foram desenvolvidos os conhecimentos sobre a forma como a planta deveria ser preparada: qual parte apresentava os efeitos desejados; de quanto em quanto tempo ela deveria ser utilizada etc. Assim, esses conhecimentos foram passando por diferentes gerações e sendo aprimorados ao longo dos anos.

A expressão *descoberta de um fármaco* refere-se ao processo pelo qual um laboratório farmacêutico, de biotecnologia, acadêmico ou governamental, identifica determinada substância e, dessa forma, agentes terapeuticamente ativos (Golan et al., 2016).

A morfina foi a primeira droga isolada; em 1805, Friedrich Sertüner a extraiu do ópio. Já em 1847, Rudolf Buchheim fundou o primeiro instituto de farmacologia, na Universidade de Dorpat, na Estônia. Nessa época, já havia o entendimento, por parte dos pesquisadores, de que as plantas poderiam fornecer uma única substância ou, até mesmo, a associação de algumas delas, para que se pudesse obter o efeito terapêutico. Por exemplo, na folha da maconha é possível encontrar cerca de 144 substâncias químicas diferentes, entre elas aquela conhecida como *canabidiol*, que vem sendo estudada e prescrita para o tratamento da epilepsia. É importante compreender que não se trata do uso da maconha como um todo, mas do isolamento e da purificação do canabidiol da folha.

O processo de obtenção do princípio ativo por meio de plantas foi se aperfeiçoando com o tempo até que chegou um momento na história da farmacologia em que se tornou possível sintetizar esses componentes em laboratório – dispensando-se, assim, a necessidade de utilização da planta –, o que chamamos de *produção sintética*.

Foi assim com o ácido acetilsalicílico (AAS), uma medicação muito usada pela população idosa para a prevenção de infarto, acidente vascular cerebral (AVC) e trombose. O AAS foi descoberto por intermédio de estudos com a folha do salgueiro. A Bayer, uma grande indústria farmacêutica, chegou a estudá-la em virtude do relato popular de que seu uso poderia aliviar processos inflamatórios, incluindo a dor. Pesquisadores da Bayer resolveram estudar a folha e conseguiram isolar o princípio ativo para testar suas propriedades anti-inflamatórias. Alguns anos depois, foi possível realizar a síntese do AAS em laboratório, ou seja, hoje não é mais necessário ter a folha do salgueiro para produzir o medicamento, mas tal conhecimento foi fundamental para que se chegasse à molécula usada atualmente.

Esse tipo de descoberta foi a mais comum na farmacologia. Pode-se afirmar que, até o início dos anos 2000, a maior parte dos medicamentos era de origem natural, seguindo esse mesmo processo. Por exemplo, observava-se qual parte da planta era usada pela população (raízes, folhas, caules, frutos etc.); depois, os pesquisadores isolavam o princípio ativo, ou seja, aquele responsável por seus efeitos farmacológicos, e desenvolviam formas de produzi-lo de maneira totalmente sintética.

Mas a história evidencia que nem sempre esse fluxo foi possível. Um exemplo é o caso da digoxina, um medicamento muito empregado no tratamento da insuficiência cardiocongestiva (ICC), uma doença prevalente em pessoas idosas. A digoxina é extraída das folhas da *Digitalis purpurea* e, até os dias atuais, é necessário extrair da planta o prinípio ativo (a digoxina), não sendo viável sua síntese em laboratórios.

Também existem aqueles medicamentos produzidos por microrganismos, como alguns antibióticos. A penicilina é um produto derivado, inicialmente, de fungos (*Penicillium chrysogenum*), cuja produção sintética também se tornou viável, e mais: foi possível aperfeiçoar sua molécula para melhorar aspectos relacionados à sua administração, a fim de burlar os mecanismos de resistência desenvolvidos pelas bactérias com a administração continuada. Nesse caso, pode-se obter a amoxicilina, uma molécula semissintética, pois, embora de origem natural, sua estrutura sofreu mudanças.

Além dos medicamentos de origem natural e semissintética, existem os que são totalmente sintéticos, os quais dominam os estudos atuais. Uma das estratégias implementadas pelos laboratórios é o estudo centrado da doença, para seu completo entendimento e, posteriormente, o desenvolvimento de um agente químico com capacidade de atenuar os sintomas ou, até mesmo, de curar a doença. Consideremos uma situação recente para melhor contextualizar esse aspecto.

Em meados de 2020, teve início uma nova pandemia, causada por um vírus, da classe do coronavírus (SARS-CoV-2), causador da Covid-19 e responsável por provocar sintomas semelhantes aos da gripe, com possíveis complicações respiratórias, especialmente em pessoas idosas. Muitos pesquisadores, no mundo todo, vêm estudando o referido vírus e sua capacidade de replicação, para que possam ser desenvolvidas ferramentas químicas que interfiram nesse processo e reduzam sua elevada capacidade de multiplicação celular.

Trabalhar com fármacos já aprovados por órgãos regulamentadores, como a Agência Nacional de Vigilância Sanitária (Anvisa), no Brasil, ou a Food and Drugs Administration (FDA), em nível internacional, é uma excelente opção, uma vez que esses fármacos já têm aprovação para comercialização e já existem dados sobre doses seguras, alvo de ação, efeitos adversos e colaterais; portanto, sua aprovação para uso no combate da Covid-19 seria mais rápida. Por isso, passaram a ser testados a cloroquina, antibióticos já aprovados e a nitazoxanida, um antiviral e antiparasitário já disponível no mercado, entre outros antivirais já aprovados. No entanto, até o momento, nenhum deles apresentou dados de eficácia em estudos controlados e randomizados.

Atualmente, indústrias farmacêuticas e biotecnológicas estão se voltando cada vez mais para o desenvolvimento de grandes moléculas, como peptídeos, proteínas e anticorpos monoclonais, os quais aumentam a seletividade do fármaco para determinada proteína-alvo, o que gera menos efeitos colaterais.

Independentemente da origem, todos os novos fármacos devem passar por uma série de testes, os quais são subdivididos em duas fases: (1) a **fase pré-clínica**, na qual o novo fármaco é testado em modelos animais, e (2) a **fase clínica**, que compreende testes em humanos. Depois de passar por essas etapas, o medicamento pode ser aprovado ou não, para uso clínico; mesmo aprovado, a Anvisa ou a FDA poderão decretar sua proibição em decorrência de um problema não retratado em estudos, como o aparecimento de uma reação adversa grave que comprometa a vida do paciente.

5.2 Princípios e conceitos básicos em farmacologia

A **farmacologia** é a ciência que estuda os efeitos dos medicamentos pelo corpo. Assim, é importante entender que, quando usamos a palavra *medicamento*, estamos nos referindo a uma substância química (princípio ativo) inserida em uma forma farmacêutica, definida como o estado final no qual a(s) substância(s) ativa(s) se apresenta(m) para facilitar sua absorção e, desse modo, promover maior efeito farmacológico. São exemplos de formas farmacêuticas: cápsulas, drágeas, comprimidos, suspensão oral, líquidos injetáveis e xaropes.

Os comprimidos, por exemplo, apresentam em sua composição, além do princípio ativo, substâncias adjuvantes, como o estearato de magnésio e o amido. Essas substâncias são inertes e não devem afetar o mecanismo de ação do princípio ativo, mas são necessáriass para a sua composição. Pode ser feita uma analogia com o bolo de laranja: é como se a laranja fosse o princípio ativo; não se consegue, porém, fazer um bolo somente com o suco da laranja, pois é preciso adicionar trigo, açúcar, fermento e margarina, que representariam os adjuvantes, mas que não afetariam o sabor da laranja.

Ocorre que a palavra *medicamento* é pouco usada no meio científico, porque o grande interesse nesse meio é estudar e avaliar apenas o princípio ativo. Por essa razão, o termo mais comum é *fármaco* ou mesmo *droga*. No âmbito popular, muitas pessoas, quando escutam a palavra *droga*, pensam em algo que faz mal à saúde, que causa dependência, que atua somente no cérebro, entre outras coisas. Vale notar, contudo, que as farmácias também são chamadas de *drogarias*, e isso leva ao entendimento de que as farmácias vendem drogas.

No âmbito científico, a palavra *droga* faz referência a uma substância química conhecida que pode ou não ter aplicação terapêutica. Isso significa que a cocaína pode ser chamada de *droga*, assim como o paracetamol. Já a palavra *fármaco* fica limitada à substância química conhecida que tem aplicação terapêutica. Nesse caso, o paracetamol é um fármaco, e a cocaína, não. Visto isso, trataremos, principalmente das moléculas ativas contidas nos medicamentos, logo as palavras *fármaco* e *drogas* serão comuns neste texto.

Quando se estuda farmacologia, é imprescindível citar as bases farmacológicas, conhecidas como *farmacocinética* e *farmacodinâmica*. A **farmacocinética** é o ramo da farmacologia que se destina a estudar o caminho que o fármaco faz pelo corpo do paciente, desde o momento em que ele é administrado até sua saída do corpo. A **farmacodinâmica**, por sua vez, compreende os processos de absorção, distribuição, biotransformação e excreção.

5.2.1 Absorção de fármacos

É interessante relembrar que o corpo humano desenvolveu vários obstáculos para impedir que substâncias indesejáveis, como microrganismos, atravessem as membranas e cheguem até a corrente sanguínea (Golan et al., 2016). As membranas celulares formam uma barreira entre os compartimentos aquosos do organismo, sendo que uma camada de membrana separa os compartimentos intracelulares e extracelulares. Essa membrana tem como característica principal o fato de ser anfipática, ou seja, uma de suas porções é polar (solúvel em água), enquanto outra é apolar (solúvel em gordura); assim, há uma dificuldade imposta à passagem de substâncias (Figura 5.1).

Figura 5.1 – Representação esquemática da membrana plasmática

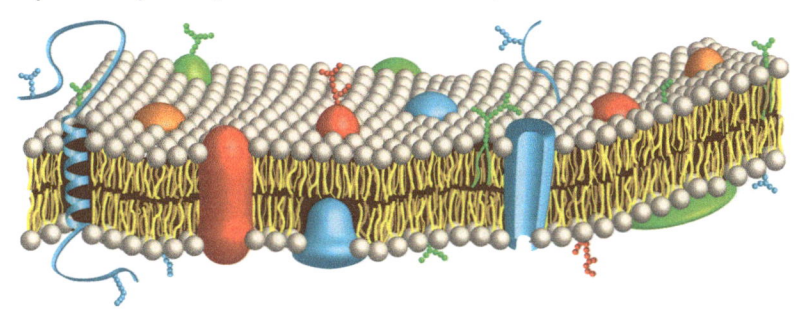

magnetix/Shutterstock

Dessa maneira, os fármacos precisam ter características químicas que facilitem sua passagem por essa membrana, pois o objetivo de sua absorção é fazer com que eles cheguem até a corrente sanguínea; para isso, precisarão passar por várias camadas de células, as quais contam com membrana plasmática.

Sabe-se que os fármacos com natureza mais apolar (solúveis em gordura) têm maior facilidade de penetrar pelas barreiras, ao passo que os fármacos mais polares (solúveis em água) precisam, de forma geral, interagir com proteínas localizadas na parte externa da membrana, que os transportam para o meio intracelular até que atinjam a corrente sanguínea.

Para facilitar o processo de absorção, os fármacos são administrados por diferentes vias, as quais apresentam certas especificidades, incluindo a velocidade de absorção. Cabe ressaltar que nem sempre o objetivo é uma absorção rápida, mas uma absorção contínua e eficaz. É claro que isso depende dos objetivos do tratamento.

A **via oral** de administração é a mais comum, mais barata e com melhor adesão por parte dos pacientes, pois lhes garante autonomia, além de ser de fácil esquema terapêutico. Comumente, quando se fala em via oral, pode-se esperar que a absorção ocorra no estômago ou no intestino, uma vez que o que determina o local de absorção é a característica química do fármaco.

Os fármacos são ácidos ou bases fracas. Normalmente, fármacos ácidos são mais bem absorvidos no estômago em razão de seu pH; já os fármacos básicos são mais bem absorvidos em meio básico, como no intestino. Essa informação é importante para entender por que os medicamentos devem ser administrados sempre com água. A água é uma substância inerte, que não afeta a absorção de fármacos. Já o café, por suas propriedades ácidas, ou mesmo a Coca-Cola podem interferir na absorção de fármacos básicos, assim como o leite, que, em virtude de suas propriedades menos ácidas, pode afetar a absorção de fármacos ácidos.

Muitas pessoas idosas utilizam AAS, como mencionado anteriormente. O AAS é uma substância ácida e precisa do meio ácido para ser absorvido. Se o paciente fizer a ingestão de AAS na presença de um líquido básico, como o leite, pode haver a redução drástica de sua absorção. Quando isso ocorre, o AAS não atinge níveis plasmáticos ideais na corrente sanguínea, deixando de provocar seus efeitos farmacológicos.

Outra interferência importante dessa via está relacionada à presença de alimentos no trato gastrointestinal (TGI). Alguns medicamentos se beneficiam quando o TGI está vazio, requerendo que sejam administrados em jejum, como a levotiroxina e o omeprazol; já outros precisam do TGI cheio, em razão da vasodilatação que ocorre durante a digestão, ou necessitam do pH ácido para melhorar a absorção. Novamente, um bom exemplo é o AAS, que deve ser administrado após o almoço, pelo fato de o meio estar ácido, o que favorece sua absorção.

Apesar de a via oral ser a mais utilizada, ela causa inúmeros problemas, como a circunstância de não ser ideal para todas as pessoas (crianças, idosos, pacientes epilépticos, inconscientes, com vômito, diarreia, entre outros). No caso das pessoas idosas, há uma grande dificuldade na administração de comprimidos por causa de seu tamanho. Outra queixa comum é o desconforto gástrico gerado pelo medicamento.

Outra via de administração é a **via sublingual**. Ela tem a vantagem de ser de rápida absorção, desde que o item seja colocado na região sublingual e que permaneça lá até sua completa dissolução. É muito comum os pacientes colocarem o medicamento na região citada, mas acharem que podem engoli-lo e que isso não fará diferença. O fato, entretanto, de engolir uma apresentação sublingual afeta, principalmente, a velocidade de sua absorção, o que provoca um efeito retardado. Em uma situação de emergência, isso pode trazer complicações.

A **via retal**, por sua vez, costuma ser destinada aos públicos infantil e idoso, justamente por conta das complicações da via oral. Em geral, esses fármacos apresentam efeito local, como no tratamento de colites e de hemorroidas, mas, em razão de sua satisfatória absorção, podem ser usados para outros fins, como é o caso do acetoaminofeno, para febre e inflamação, do diazepam, para convulsões, além de alguns antibióticos. Todas as apresentações para a via retal estão disponíveis na forma de supositórios, produzidos com alta quantidade de ácidos graxos, obtidos mediante a hidrogenação de óleos vegetais oriundos do coco, do babaçu, da soja, entre outros, o que facilita sua administração.

Para a introdução do supositório, são necessários a higienização das mãos e do local e o uso de luvas. O paciente deve estar deitado sobre seu lado esquerdo, com a perna esquerda esticada e a direita flectida. Depois de retirar o **supositório** do revestimento, deve-se lubrificar sua ponta com um gel hidrossolúvel, com o intuito de facilitar sua introdução pelo ânus; é preciso manter as nádegas unidas por cinco minutos, para que haja a absorção do medicamento.

A **via respiratória** é uma excelente via de absorção, que compreende *sprays* nasais e dispositivos inalatórios, como bombinhas e inalações. Os pulmões são órgãos com grande superfície de contato e muito vascularizados, o que facilita a absorção; além disso, via de regra, são de fácil manejo. Para as pessoas idosas com dificuldades no controle dos dispositivos inalatórios, existem os espaçadores, que auxiliam na completa absorção dos fármacos. Os espaçadores consistem em uma câmara expansora, na qual fica armazenado o medicamento, na forma de aerossol, quando a bombinha é acionada. Com o aprisionamento do fármaco no dispositivo, o paciente, com calma, pode inalar o medicamento. É importante pontuar que esses espaçadores devem ser higienizados sempre após seu uso, e a forma correta de fazê-lo é por meio da imersão do aparato em água com detergente; deve-se mantê-lo por alguns minutos na solução e deixá-lo secar espontaneamente.

Antigamente, a via respiratória era utilizada apenas para o tratamento de patologias do trato respiratório, mas, com a compreensão de que a via é de fácil manejo e apresenta rápida absorção, os pesquisadores passaram a empregá-la para medicamentos destinados a outras finalidades clínicas, como é o caso dos anestésicos gerais e da insulina, que recentemente foi aprovada pela Anvisa na forma inalatória, o que beneficiará muitos usuários.

As **vias parenterais** compreendem aquelas que demandam o uso de seringas para a colocação do medicamento no local desejado. Nesse grupo se encontram as vias subcutânea, intramuscular e endovenosa.

A **via subcutânea** requer o uso de agulhas com pouca capacidade volumétrica; de maneira geral, são utilizadas as seringas de insulina com capacidade de 1 ml, acopladas a uma agulha curta, que pode ter 6 mm × 0,25 mm, 8 mm × 0,3 mm ou 12,7 mm × 0,33 mm. Um exemplo clássico de medicação injetada por essa via é a insulina ou outros hormônios, como o hormônio do crescimento (GH), o IGF1 e a testosterona. Normalmente, a aplicação desse tipo de medicação precisa ser feita por via parenteral, por se tratar de compostos proteicos que seriam totalmente degradados pelo TGI se fossem administrados pela via oral.

A aplicação subcutânea pode ser realizada com o auxílio da formação de uma prega com os dedos, nas regiões do deltoide, no terço proximal, na face superior externa do braço, na face anterior da coxa ou na face anterior do antebraço (Figura 5.3). A formação da prega é necessária para que se obtenha acesso mais fácil à região subcutânea. A angulação da agulha é de 45° ou de 90° em pacientes obesos (Figura 5.2).

Figura 5.2 – Demonstração do objetivo da prega cutânea e angulação correta da agulha para injeção subcutânea

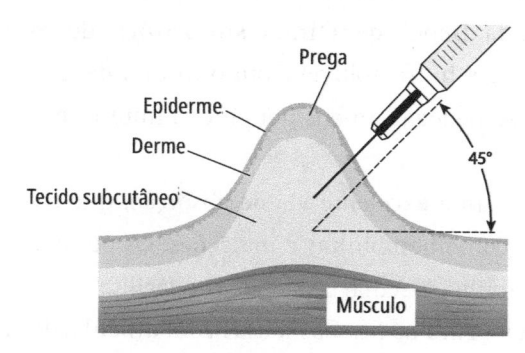

Figura 5.3 – Regiões para administração de injeções subcutâneas

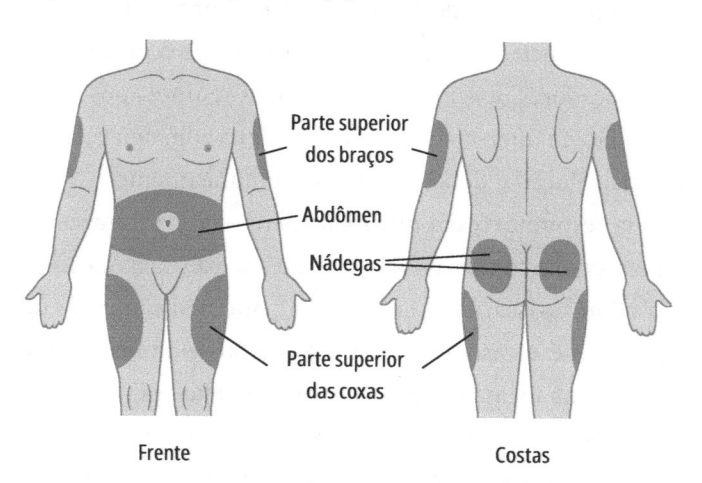

É interessante pontuar que a prevalência de diabetes tipo II em pacientes idosos é alta e que, com a progressão da doença, faz-se necessário o uso de insulina. Para a segura aplicação da insulina, devem ser seguidas algumas recomendações específicas: realizar a introdução da agulha por completo; higienizar o local e as mãos com álcool 70% antes do procedimento; variar os locais, não excedendo mais do que sete vezes a aplicação na mesma região; deixar claro ao paciente ou ao cuidador que não se deve, em hipótese alguma, reaproveitar seringas e agulhas; ensinar técnicas de misturas de insulina, em casos de associação de subtipos de insulina (NPH, glargina, regular), e seu correto armazenamento, ou seja, em geladeiras, respeitando-se a temperatura entre 0 e 4 °C (SBD, 2019).

Algumas vacinas também são aplicadas por essa via. Em geral, trata-se de uma via que suporta poucas quantidades de líquidos (no máximo, 1,5 ml) e que pode ser usada para a administração de fármacos lipo ou hidrossolúveis. É fundamental que pacientes em uso crônico de medicação administrada por essa via façam o revezamento dos locais de administração, para evitar necrose da região.

Outra via parenteral muito importante é a **via intramuscular**. Ela só deve ser utilizada por profissionais da saúde, como médicos, enfermeiros e farmacêuticos. A via suporta um volume pequeno de líquidos (no máximo, 5 ml). Assim como a via subcutânea, pode ser usada para a administração de medicamentos hidro ou lipossolúveis; no entanto, quando a medicação é lipossolúvel, os pacientes relatam dor. São exemplos de medicamentos administrados por essa via: anticoncepcionais injetáveis, antibióticos, relaxantes musculares, anti-inflamatórios.

As injeções intramusculares normalmente são aplicadas no deltoide, no dorso do glúteo, no reto femoral e no vasto lateral, sendo mais recomendável no dorso do glúteo, especialmente em pessoas idosas. O calibre da agulha a ser utilizada é de 25 mm × 0,8 mm ou 30 mm × 0,8 mm; ela deve ser totalmente imersa na pele para que o bisel da agulha encontre o tecido muscular e lá seja depositado o fármaco (Figura 5.4). Como o tecido intramuscular é bastante vascularizado, a absorção do medicamento é rápida.

Figura 5.4 – Via de administração intramuscular

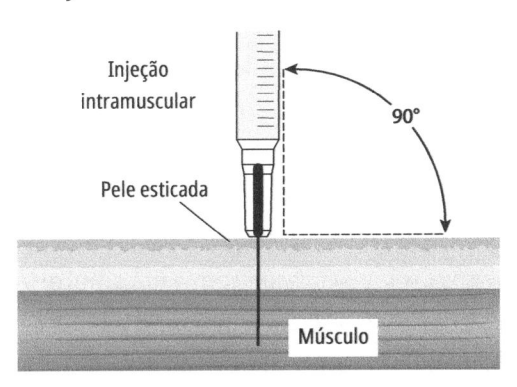

A **via endovenosa** é a única via com a qual não há qualquer preocupação em relação à fração da droga que será absorvida, tampouco com a velocidade de absorção, pois é considerada a via mais rápida, sem perdas no processo de absorção. Ao contrário das outras vias parenterais citadas, pode suportar grandes volumes de fármacos hidrossolúveis. A injeção pode ser realizada em vários locais, sendo melhor na face anterior do antebraço "não dominante". O calibre das agulhas para a administração é de 25 mm × 0,7 mm ou 30 mm × 0,7 mm. Após a injeção, que deve ser realizada exclusivamente por profissionais de saúde, o local deve receber compressão, com o auxílio de algodão seco, para ajudar no estancamento do sangue e reduzir o sangramento local.

Uma situação comum a todas essas vias parenterais refere-se aos cuidados com a assepsia do local em que for realizada a administração, pois, com a introdução da agulha, pode ocorrer a penetração de microrganismos presentes no meio, o que pode acarretar infecções. Outro ponto extremante relevante diz respeito ao cuidado na checagem do medicamento, que deve ser o certo, na dose correta.

Infelizmente, é comum a ocorrência de erros na administração de medicamentos, por parte do profissional de saúde, do próprio paciente, do acompanhante ou do familiar. Erros de administração pela via oral podem ser revertidos, dependendo do tempo que se passou desde a administração do medicamento até a chegada do paciente a um hospital. Uma abordagem para a redução de sinais de intoxicação por medicamento é a utilização de carvão ativado, que tem por finalidade diminuir a absorção do medicamento enquanto ele ainda está no TGI. O tratamento de intoxicações por vias parenterais ou por medicamentos administrados pela via oral que já foram absorvidos tem como base o processo de ionizar o fármaco na corrente sanguínea, o que reduz sua passagem para o tecido e aumenta sua excreção (Brunton; Chabner; Knollmann, 2012).

A velocidade e a quantidade de absorção são muito variáveis, pois dependem não só da via de administração, como mencionado anteriormente, mas também de muitos outros fatores, como a coadministração com outros fármacos, o que pode aumentar ou diminuir a velocidade de absorção, o peristaltismo do TGI, a solubilidade do fármaco, entre outros efeitos. Por essa razão, deve-se: minimizar ao máximo os problemas relacionados à administração, respeitando-se os horários corretos e as doses corretas; cuidar do jejum ou do estado alimentado, quando for o caso; na administração, evitar o uso de líquidos que não sejam água; cuidar da assepsia do uso e do manejo correto de utensílios durante a administração (como bombinhas e espaçadores).

É essencial a percepção de que, quando um fármaco é corretamente administrado, o mesmo ocorrerá com sua absorção, o que garantirá o efeito terapêutico desejado. A maioria dos insucessos farmacológicos está relacionada com a má administração dos medicamentos, a qual implica uma absorção ruim, o que contribui para a redução do efeito esperado.

As pessoas idosas, independentemente da via de administração do fármaco, tendem a ter uma velocidade de absorção comprometida, normalmente reduzida, e isso se deve a processos ligados ao envelhecimento celular, que acontecem naturalmente nessa idade. Os movimentos peristálticos podem ficar mais lentos, o que pode reduzir a absorção oral, por exemplo. Em geral, as pessoas idosas têm dificuldade de deglutição dos comprimidos, que sempre lhes parecem grandes demais.

Embora haja a vontade de minimizar esses problemas, condutas de familiares e cuidadores podem comprometer a absorção, como a diluição do comprimido em líquidos, a abertura de cápsulas e a colocação do conteúdo em alimentos. A não ser que tenham sido recomendadas por profissionais da saúde, que detêm conhecimento científico para garantir a absorção desses medicamentos, tais condutas não devem ser adotadas, uma vez que podem acarretar a contaminação do medicamento, a alteração de seu perfil químico (acidez e basicidade), a inativação do fármaco etc., levando, portanto, a uma mesma consequência: a perda da atividade farmacológica.

5.2.2 Distribuição de fármacos

A distribuição de fármacos é o segundo processo farmacocinético, tão importante quanto o primeiro passo, que é o da absorção. Quando o medicamento é absorvido, ele passa a estar presente no sangue, devendo agora ser encaminhado para os tecidos, por isso a etapa é conhecida como *distribuição*. Esse processo acontece através dos líquidos intersticiais e intracelulares. A distribuição depende de uma série de fatores, como aqueles relacionados a propriedades físico-químicas específicas de cada fármaco, além de fatores individuais. A velocidade de distribuição dos fármacos obedece à velocidade do batimento cardíaco; dessa forma, pode-se concluir que a pressão arterial (PA) está, de certa forma, envolvida na distribuição, assim como a permeabilidade capilar e o volume tecidual (Brunton; Chabner; Knollmann, 2012).

Antes de discutir as questões envolvidas na distribuição, é importante destacar que o fármaco não conta com a determinação de "para onde deve ir"; por essa perspectiva, ele se distribui para todos os tecidos. Nesse processo, o fármaco encontrará alguma proteína com a qual demonstre afinidade química, ligando-se a esse alvo. O alvo em questão é o local de ação do fármaco, e o efeito farmacológico efetiva-se por meio dessa interação. Desse modo, a distribuição é o processo farmacocinético pelo qual o fármaco chega até o local de ação.

A dosagem total de um medicamento em uma única administração, por exemplo, não atingirá o alvo. Inicialmente, os tecidos mais vascularizados serão os primeiros a recebê-lo, como rins, coração e fígado. A liberação para a pele, o tecido adiposo e as vísceras é mais lenta e pode levar de minutos a horas. Já com relação aos fatores da distribuição do fármaco, a lipossolubilidade constitui um aspecto importante. Também pode ocorrer um sequestro iônico associado ao gradiente de pH transmembrana entre o tecido e o sangue (Golan et al., 2016; Brunton; Chabner; Knollmann, 2012).

Nesse contexto, consideremos, por exemplo, uma pessoa idosa que usa 750 mg de paracetamol. É fato que ela não terá essa quantidade total chegando ao local de ação, mas é importante que sejam tomados os 750 mg para garantir que a biodisponibilidade do fármaco seja respeitada, o que significa que uma parte desse total chegará a ser absorvida. Desse montante que é absorvido, apenas uma fração chegará até o local, mas, para garantir que isso ocorra, é importante que sejam administrados 750 mg e que a absorção seja a mais completa possível.

Ainda, é pertinente pontuar que os fármacos, uma vez presentes na corrente sanguínea, circulam ligados a proteínas plasmáticas, sendo a albumina e a α1 glicoproteína ácida as mais importantes nesse processo. Via de regra, os fármacos ácidos tendem a se ligar à albumina, ao passo que os básicos tendem a se ligar à α1 glicoproteína ácida.

Essa ligação é reversível, e a fração de todo fármaco ligado à proteína é determinada pela sua concentração, pela sua afinidade pela proteína, o que pode variar muito entre os fármacos, e pelo número de locais de ligação. A taxa de ligação, dada em porcentagem, sempre é indicada na bula. Esse dado representa a quantidade de substância livre, isto é, a fração não ligada – e, portanto, disponível para ir ao local da ação – e a fração ligada à proteína plasmática – que não está disponível para agir, pois está ligada.

Na pessoa idosa, a distribuição de fármacos pode ser mais lenta. Isso acarreta atraso dos efeitos farmacológicos, o que se dá, muitas vezes, pelo estado nutricional da pessoa idosa e pela presença de comorbidade, como doenças cardiovasculares, que podem reduzir a velocidade de distribuição do fármaco. Pacientes desnutridos podem apresentar uma concentração de proteínas plasmáticas mais baixa e isso reflete diretamente nas ações do fármaco. Se o paciente idoso tiver hipoproteinemia, a fração de fármaco livre poderá ser maior, o que pode ocasionar um aumento no aparecimento de eventos colaterais ou mesmo de efeitos tóxicos. Um exemplo é o caso do paciente que usa anticoagulante, como o pradaxa, para evitar eventos tromboembolíticos e acaba tendo sangramentos nasais constantes ou mesmo sangue nas fezes (melena). Esse paciente precisa de ajuste de dose (redução da dose) e aumento da ingesta de proteínas.

A amplitude de ligação às proteínas plasmáticas pode ser afetada por fatores vinculados a doenças prevalentes na população idosa, como doença hepática grave e síndrome nefrótica, situações que podem diminuir a ligação proteica e elevar a fração livre da droga (Brunton; Chabner; Knollmann, 2012). Em contrapartida, distúrbios que causam uma resposta de fase aguda, como câncer, artrite, infarto e doença de Crohn, podem promover o aumento dos níveis de glicoproteína ácida, podendo ampliar a ligação dos fármacos básicos (Golan et al., 2016).

Outra situação é a do paciente obeso, que, quando em uso de fármaco altamente lipossolúvel, apresenta maior aprisionamento do medicamento na gordura corpórea, o que atrasa seus efeitos e acarreta eventos de redistribuição.

A **redistribuição** é o processo de devolução do fármaco da gordura corpórea (usando-se o mesmo exemplo) para a corrente sanguínea, o que eleva sua concentração plasmática e estimula o retorno dos efeitos farmacológicos. Muitas pessoas idosas, quando lhes é solicitada a parada da administração de medicamentos hipnóticos, como o midazolam e o clonazepam, podem sentir seus efeitos por longos períodos após a parada na administração, em razão do retorno do fármaco (que estava armazenado na gordura corpórea) para o sangue.

5.2.3 Biotransformação de fármacos

Também chamado de *metabolismo*, o processo de biotransformação é aquele que garante a saída do fármaco do organismo, e este parece ser o processo farmacocinético mais afetado na população idosa.

As características lipofílicas de um medicamento, que o ajudam no processo de absorção, dificultam o processo de excreção. Isso ocorre simplesmente porque os principais líquidos de excreção, como a urina, a saliva, o suor, as fezes e o leite materno, são substâncias formadas a partir da água, portanto são hidrossolúveis e incompatíveis com a permanência do fármaco. Dessa forma, o metabolismo dos fármacos e das demais substâncias é essencial para promover sua eliminação dos tecidos e a cessação dos efeitos farmacológicos. Em geral, o resultado da biotransformação é a produção de metabólitos polares e inativos, facilmente excretados pela urina.

O principal órgão envolvido na biotransformação é o fígado. Isso porque a produção da maior parte das enzimas que participam desse processo ocorre nos hepatócitos. Basicamente, as **reações de biotransformação** são divididas em duas: fase I e fase II.

A **fase I** tem como principal objetivo tornar os fármacos polares, ou seja, solúveis em água. As enzimas que participam dessas reações são conhecidas como *enzimas do complexo do citocromo P450*. Os seres humanos são capazes de sintetizar mais de 30 isoformas de CYP, as quais são denominadas de acordo com o cromossomo e sua posição de localização (por exemplo, CYP3A4, CYP2D10, CYP2C9). Essas enzimas têm como principal função doar um radical polar para a estrutura do fármaco, tornando-o polar e cumprindo com sua função.

Já a **fase II** visa tornar a droga inativa, isto é, ela deve perder sua afinidade pelo local de ação e ser excretada mais facilmente. As enzimas que participam dessa fase são transferases, glicuronidases, entre outras, as quais, por meio de reações de conjugações, permitem a alteração da estrutura da droga.

Um fato bastante relevante é que alguns fármacos se tornam ativos após a reação de biotransformação de fase I. Isso significa que, inicialmente, são moléculas inertes, ou seja, inativas, que se tornam ativas após o processo de biotransformação de fase I. Esses fármacos são conhecidos como *pró-fármacos*. Um exemplo clássico é o enalapril, um medicamento que, para se tornar ativo no organismo, precisa passar pela reação de fase I, ser transformado em enalaprilato e promover seus efeitos anti-hipertensivos. Depois, o enalaprilato sofre reação de fase II e pode ser eliminado do organismo.

Os indivíduos idosos sofrem inúmeras complicações relacionadas à biotransformação de fármacos. Uma das principais causas está associada ao fato de que as funções hepáticas decaem com a idade e, dessa maneira, a atividade de metabolização se torna mais lenta, o que muitas vezes requer ajuste de doses. O *clearance* hepático dos fármacos metabolizados por reações de fase I tem maior probabilidade de ser prolongado na pessoa idosa, o que pode acarretar o aparecimento de mais efeitos adversos e até mesmo de efeitos tóxicos. Por essa razão, é necessário ficar atento a todos os eventos adversos e colaterais que aparecem no indivíduo.

Além disso, há mais um detalhe adicional: quando um medicamento é administrado pela via oral, ele pode sofrer um evento conhecido como *efeito de primeira passagem*. Esse efeito ocorre em medicamentos que, no TGI, caem em uma circulação fechada, chamada de *circulação entero-hepática*, e através dela são encaminhados diretamente para o fígado, local em que ocorre a biotransformação. Dessa forma, antes mesmo de ser absorvido e de ter a chance de ir para o local de ação, o fármaco acaba sendo biotransformado. É claro que esse evento é previsto e estudado e, para que ele não afete o efeito farmacológico, normalmente são administradas doses maiores. Isso, no entanto, acaba sendo mais um fator complicador na pessoa idosa, pois, como a velocidade de biotransformação se encontra prejudicada, a quantidade de fármaco que cai na circulação sistêmica é maior, podendo provocar falha terapêutica. Essa falha pode encorajar o prescritor a aumentar as doses de administração, promovendo níveis elevados do fármaco e, assim, aumento do efeito tóxico. Deve haver atenção redobrada no caso do uso de nitratos orgânicos, como monitrato de issorbida, propranolol, fenobarbital, digoxina, benzodiazepínicos e nifedipina.

Outro problema que envolve as questões de biotransformação está relacionado com um tipo de interação farmacológica conhecida como *interação medicamentosa maléfica de biotransformação*. Essa situação ocorre porque alguns fármacos apresentam a capacidade de induzir o aumento da expressão de algumas CYPs, como é o caso do fenobarbital e do álcool. Isso significa que a quantidade de enzimas poderá aumentar, levando, consequentemente, a um aumento da velocidade de biotransformação de fármacos que são administrados em conjunto com o fenobarbital. O resultado dessa interação é a redução dos efeitos farmacológicos desse fármaco. Também existem os fármacos inibidores enzimáticos, os quais atuam inibindo diretamente a atividade de algumas CYPs, o que leva ao aumento da concentração plasmática dos fármacos, promovendo efeitos colaterais. Um exemplo clássico de fármaco inibidor enzimático é o omeprazol, fármaco utilizado por muitas pessoas idosas (conforme será abordado adiante).

5.2.4 Excreção de fármacos

Para finalizarmos a discussão sobre farmacocinética, trataremos da excreção de fármacos, importante processo, facilitado pela biotransformação. A maioria dos fármacos são excretados pela urina, na forma de metabólitos. Cerca de 2% dos medicamentos são excretados na forma inalterada. Esse processo, assim como o da biotransformação, pode ser fortemente afetado nos pacientes idosos, em razão da redução da depuração renal, ou seja, há uma redução na velocidade de excreção dos fármacos, acarretando efeitos tóxicos. Por essa razão, como já ressaltamos, as doses dos medicamentos para esse grupo de pacientes devem ser ajustadas.

De maneira geral, de todos os parâmetros farmacológicos, a distribuição e a metabolização são os mais afetados pelo envelhecimento do organismo. A biodisponibilidade de drogas hidrossolúveis administradas por via oral, por exemplo, pode estar aumentada em virtude do fato de as pessoas idosas terem menor teor de água no organismo, o que ocasiona a redução em seu volume de distribuição (Beyth; Shorr, 2002). Além disso, o fluxo sanguíneo hepático costuma estar diminuído, por vezes reduzido quase à metade, dependendo do quão idoso está o indivíduo e das comorbidades presentes. O fato de o fluxo sanguíneo estar baixo pode reduzir o metabolismo de primeira passagem de alguns medicamentos. Vale lembrar que esse evento é esperado e que a dose do fármaco é ajustada para contornar esse problema, mas, na pessoa idosa, isso pode se tornar desastroso, porque a biodisponibilidade aumenta consideravelmente, podendo provocar efeitos tóxicos (Fonseca; Carmo, 2000; Beyth; Shorr, 2002; Thorn Burg, 1997).

Outra situação é que alguns medicamentos lipossolúveis, como os anestésicos gerais e os benzodiazepínicos, podem apresentar maior volume de distribuição em virtude do aumento do tecido adiposo, situação frequente na pessoa idosa (Beers et al., 1991; Nóbrega; Karnikowski, 2005).

Basicamente, a maior parte das alterações farmacocinéticas são afetadas por mudanças na composição corporal da pessoa idosa. A diminuição do tecido adiposo pode influir na velocidade de distribuição dos fármacos, dependendo de suas características lipofílicas. Pode acontecer de o tecido acumular quantidades menores de fármacos lipofílicos, enquanto a alteração da massa muscular e o volume da água corpórea condicionam a distribuição dos fármacos hidrossolúveis, resultando, possivelmente, em flutuações das concentrações plasmáticas dos medicamentos (Falcone et al., 2020).

Pacientes idosos com caquexia tendem a ter uma redução da massa hepática, o que resulta em menores quantidade de hepatócitos. Esse efeito, sob o ponto de vista farmacológico, pode reduzir a metabolização de fármacos, levando a um aumento de suas concentrações plasmáticas e, consequentemente, dos efeitos tóxicos. As alterações morfológicas e funcionais, como o atraso do esvaziamento gástrico e a redução da circulação, podem comprometer a velocidade de absorção dos medicamentos, a qual pode tornar-se mais lenta, nos casos de administração pela via oral (Falcone et al., 2020).

A redução do fluxo sanguíneo renal, a taxa de filtração glomerular e a capacidade de secreção tubular renal podem aumentar a meia-vida plasmática dos medicamentos eliminados pelo rim (Faulkner; Cox; Williamson, 2005). Considerando-se que boa parte dos medicamentos é eliminada pelos rins, esse efeito acaba sendo importante.

5.3 Farmacodinâmica

A farmacodinâmica é o ramo da farmacologia que estuda os mecanismos de ação dos fármacos, ou seja, propõe-se a investigar o alvo dos fármacos e suas formas de ligação. Os efeitos da maioria deles são atribuídos às suas interações com os componentes macromoleculares, e essas interações alteram a função do componente envolvido, o que, por sua vez, promove modificações das respostas bioquímicas e fisiológicas, as quais caracterizam as respostas aos fármacos, isto é, o efeito farmacológico (Brunton; Chabner; Knollmann, 2012).

Basicamente, os fármacos podem se ligar a enzimas, a proteínas transportadoras, a canais iônicos e a proteínas receptoras. Para que essa ligação ocorra, os fármacos precisam realizar uma ligação química no alvo, a qual pode ser **fraca** – que acontece na maioria das vezes, sendo chamada de *ligação reversível* – ou **forte** (covalente) – denominada *irreversível*. Isso não significa que o fármaco ficará ligado por tempo indeterminado ao alvo, até porque esses alvos são proteicos e, frequentemente, são degradados. Quando um desses alvos sofre o processo de degradação, o fármaco se solta do alvo e segue seu processo farmacocinético. Essa ligação do fármaco com o alvo é garantida pela afinidade química, que o faz se ligar e ativar ou inibir sua função. Dessa forma, os fármacos que ativam o alvo são chamados de **agonistas**, e os que inibem, de **antagonistas**.

Os receptores constituem os principais alvos moleculares e, normalmente, estão presentes na superfície das células, mas também podem estar localizados nos compartimentos intracelulares, como no citosol ou mesmo no núcleo. Os receptores, de acordo com sua localização e função, são classificados em:

- **Do tipo canal iônico**: geram respostas intracelulares mediadas pela entrada de íons com carga negativa ou positiva e são considerados receptores de resposta rápida.
- **Acoplados à proteína G**: dependem de uma sinalização mediada pela ativação de subtipos de proteínas G.
- **Enzimáticos**: classificam-se em dois tipos, sendo os primeiros ativados através de uma longa cascata intracelular, conhecidos como *receptores do tipo tirosina quinase*, enquanto o outro subgrupo, considerado de resposta rápida, compreende a sinalização por meio do receptor guanilato ciclase, envolvido com respostas de vasodilatação.
- **Nucleares**: são os mais lentos, funcionando em uma escala que vai de minutos a horas.

É importante ressaltar que os fármacos não criam efeitos celulares, mas modulam funções, que são perdidas ou se tornam demasiadas, estando relacionados com doenças ou com a apresentação de seus sintomas.

5.4 Efeitos colaterais e adversos dos fármacos

Como descrito anteriormente, os fármacos podem ter origem natural, semissintética ou sintética. Independentemente disso, todos eles estão sujeitos a provocar eventos indesejados. É interessante notar que a maioria das pessoas têm crenças falsas e errôneas sobre os medicamentos. É frequente ouvir que "medicamento não faz mal", "medicamento cura tudo" ou "tem propaganda de remédio, então não faz mal". Essas crenças, criadas há muito tempo, são totalmente falsas, e é importante que o profissional de saúde atue educando a população a respeito dos medicamentos.

Nas farmácias, basicamente, há quatro tipos de medicamentos:

1. **Medicamentos isentos de prescrição (MIPs)**: não apresentam tarja e estão disponíveis para a venda no setor de autosserviço da farmácia; sua dispensação está destinada a condições que não requerem um diagnóstico preciso (transtornos menores ou autolimitados). Esses medicamentos foram liberados pela Anvisa para serem comercializados dessa forma porque, depois de passarem por rigorosa análise, concluiu-se que têm potencial tóxico baixo, com poucos eventos colaterais e adversos, além de disporem na própria embalagem todas as orientações relacionadas a seu uso. Ainda assim, trata-se de um medicamento e, como tal, não está isento de provocar problemas. O paracetamol é um bom exemplo. Esse medicamento é o mais vendido do Brasil, muito provavelmente em razão de suas propriedades antitérmicas e analgésicas. Existe uma apresentação de

750 mg de paracetamol em cada comprimido, e a posologia para uma situação de febre seria tomá-lo a cada quatro horas. Segundo dados da Anvisa (2014), doses maiores que 7 g de paracetamol em um período de 24 horas estão relacionadas a uma hepatotoxidade severa, que, até mesmo, pode levar a óbito por falência hepática. A FDA recomenda que a quantidade segura de paracetamol em um período de 24 horas não ultrapasse 2,7 g. Dessa maneira, pode-se perceber que não é muito difícil atingir a dose máxima recomendada. A hepatotoxicidade relacionada a seu uso está no fato de que o metabólito de fase I do paracetamol é hepatotóxico, mas sofre uma reação de conjugação com a glutationa, o que resulta na formação do metabólito de excreção do paracetamol. Acontece que os seres humanos apresentam concentrações pequenas de glutationa e é exatamente isso o que define a concentração máxima de paracetamol que pode estar na corrente sanguínea. Em indivíduos idosos, o problema é ainda maior, pois a taxa de metabolização é mais lenta, o que pode aumentar a concentração do metabólito tóxico na corrente sanguínea, provocando maior toxicidade. Somado a isso, deve-se considerar que o indivíduo idoso é polifarmácia, na maioria das vezes; isso significa que ele usa mais de cinco medicamentos por dia, o que gera uma sobrecarga hepática, piorando a função desse órgão. Apenas para relembrar, estamos tratando de um medicamento de venda livre, e talvez o fato de ser um MIP esteja relacionado com o uso do paracetamol em tentativas de suicídio.

2. **Medicamentos de venda controlada com receita**: não estão disponíveis no autosserviço, pois requerem um atendimento priorizado. São medicamentos que apresentam tarja vermelha, o que significa que só podem ser dispensados na presença de receita médica.
3. **Medicamentos psicoativos**: também precisam de receituário, mas este deve ser duplo, pois uma cópia tem de ficar na farmácia, para um maior controle. Os medicamentos psicoativos, como os antidepressivos, são aqueles que atuam no sistema nervoso central (SNC) e alteram o humor, o comportamento e a cognição.
4. **Medicamentos psicotrópicos**: são aqueles que requerem receituário especial (azul, por exemplo) e apresentam tarja preta. Esses medicamentos atuam no SNC, alteram o comportamento, o humor e a cognição e são passíveis de causar dependência. Exemplo são os benzodiazepínicos, como o diazepam e o clonazepam, medicamentos que funcionam como ansiolíticos e hipnóticos, muito usados pela população idosa.

Todos esses tipos de medicamentos, mesmo os MIPs, são passíveis de trazer malefícios, por isso deve-se ter cuidado em sua administração, nas orientações de como armazená-los, do que fazer em situações de efeitos tóxicos ou de superdosagens, entre outros aspectos.

Esses medicamentos podem provocar efeitos colaterais, os quais são previstos e provavelmente acontecerão, em maior ou menor grau, dependendo de uma série de características, muitas delas relativas ao indivíduo: idade, presença de comorbidades, estilo de vida, uso de outros medicamentos que possam provocar interação medicamentosa etc.

A natureza dos **efeitos colaterais** é conhecida, ou seja, o mecanismo pelo qual eles ocorrem é sabido; o que não se pode predeterminar, contudo, é a intensidade desse efeito nos pacientes. Por exemplo, o salbutamol, um broncodilatador, é um medicamento conhecido pelos seus efeitos colaterais referentes ao aumento da força e da frequência cardíaca. É comum os pacientes relatarem que, após o uso, sentem uma "batedeira" no peito. Isso ocorre pelo fato de o salbutamol interagir com receptores presentes no coração (β1), muito semelhantes ao receptor-alvo responsável pela ação farmacológica (β2).

Já os **efeitos adversos** são observados especialmente durante a fase clínica, etapa necessária para avaliar os efeitos terapêuticos e não desejáveis de um novo medicamento. Essa fase de testes é realizada com humanos, e um de seus objetivos é justamente o de avaliar esses efeitos, visto que não são previsíveis e geram uma resposta prejudicial e indesejável, não intencional.

As reações adversas são tão antigas quanto a própria medicina e cabe citar aqui alguns exemplos. Hipócrates, desde sua época, já defendia a ideia de que "primeiro não cause o mal"; isso porque os gregos entendiam que um medicamento que cura também pode causar dano à saúde (Storpirtis et al., 2008). Em 1929, os testes realizados com novos medicamentos eram falhos, porque as pessoas morriam de insuficiência renal em virtude do uso de etilenoglicol como diluente. Já em 1938, o governo americano exigiu maior rigor nos testes, mas ainda assim ocorreram falhas, até que surgiu o caso da talidomida.

Esse medicamento foi desenvolvido para tratar náuseas e vômitos e recebeu grande propaganda no sentido de sua oferta ao público que apresenta essas manifestações em maior grau: as gestantes. As propagandas ofereciam a promessa de que a talidomida era segura, pois haviam sido feitos testes com animais. O resultado foi o nascimento de crianças com focomelia e micromelia, sendo que, dos 4 mil casos, 15% não sobreviveram (Strom, 2000; Storpirtis et al., 2008). Em razão desse ocorrido, foram criadas ações para minimizar os danos e aumentar a eficácia dos ensaios clínicos, além de sistemas aprimorados de notificação de reações adversas. No Brasil, foi publicada a Lei n. 6.360, de 23 de setembro de 1976 (Brasil, 1976), em vigor até os dias de hoje, que estabelece a obrigatoriedade de notificação de qualquer efeito nocivo provocado por um produto para a saúde (Storpirtis et al., 2008).

Existem algumas **reações adversas clássicas** descritas na literatura, como: agranulocitose, anemia aplásica, necrose hepática, síndrome de Stevens-Johnson, rabdomiólise, síndrome de Reye e miocardite.

Comumente, quando notificações de suspeitas de reações adversas são encaminhadas a um centro de farmacovigilância, há o levantamento de casos já notificados no banco de dados, com avaliação das características mais comuns, e o desfecho do caso é acompanhado por meio de monitoração. A avaliação dos casos notificados é realizada por equipe multiprofissional, e são analisadas a qualidade da documentação, sua relevância, a avaliação de causalidade, entre outros aspectos. Todos esses dados são examinados e tratados de maneira estatística, para determinar a relevância do efeito; caso este último seja comprovado, a reação passa a ser descrita nos informes técnicos e na bula do medicamento em questão.

Tanto as reações colaterais quanto as adversas podem ser tratadas, e algumas delas podem ser evitadas, dependendo das características do medicamento e do paciente. Por exemplo, os *rashes* cutâneos, efeito adverso provocado por muitos fármacos, podem ser evitados, desde que o paciente seja orientado por um profissional da saúde, como o médico ou o farmacêutico, a aplicar cremes hidratantes na sola dos pés e nas palmas das mãos. Mucosites são reações adversas comuns no tratamento com antineoplásicos; o que ajuda a reduzir esse tipo de efeito é evitar a ingestão de alimentos ácidos.

Outro exemplo de reação adversa comum em pacientes medicados com agentes hipolipemiantes orais, como a sinvastatina, é a rabdomiólise, que consiste em lesão muscular. Na presença de dores, é possível tratá-las ou solicitar ao médico a substituição da sinvastatina por um agente com menor potencial para produzir esse efeito, como a pitavastatina.

5.5 Medicamentos considerados impróprios para pessoas idosas

A Organização Mundial da Saúde (OMS) estima que o número de indivíduos acima de 60 anos pode passar de 900 milhões para 2 bilhões até 2050 (Unric, 2022). Dados revelam que o segmento pessoa idosa é responsável pelo consumo de cerca de 50% do total de medicamentos usados por toda a população, sendo comum encontrar doses inapropriadas, utilização de medicamentos desnecessários, interações com outros fármacos ou alimentos, associações inapropriadas, entre outros aspectos (Costa e Silva; Santos; Marchini, 2014).

Exemplo prático

Em um projeto de extensão coordenado por uma instituição de ensino superior de Curitiba, fez-se um estudo para avaliar o uso irracional de medicamentos pela população idosa. Em uma dessas análises, apresentou-se uma senhora de 82 anos, que trouxe uma sacola plástica cheia de medicamentos. Após análise, foi encontrado um blister de sulfametoxazol e trimetoprima (antibiótico) e antiulcerosos, como a ranitidina, além de laxantes. Foi perguntado a ela se usava tais medicamentos com frequência, ao que ela respondeu afirmativamente; questionou-se também sobre o porquê do uso de antibiótico, e ela afirmou que não sabia, mas que, há algum tempo, certa vez lhe haviam prescrito esse medicamento, bem como todos os outros citados, e ela então achou que deveria fazer uso crônico desses fármacos. Em seguida, em resposta à pergunta sobre a forma de obtenção da receita para comprar o antibiótico, ela informou que conseguia com a vizinha ou na unidade de saúde. Relatou, ainda, que havia meses que não o tomava, e assim "ia seguindo o tratamento".

Infelizmente, esse retrato é comum. É preciso que toda e qualquer informação sobre o uso correto dos medicamentos seja transmitida de maneira clara ao paciente e, dependendo do caso, ao acompanhante, que pode ser um familiar ou o cuidador. É sabido que o uso de antibióticos, na grande maioria das vezes, deve ser feito por tempo predeterminado pelo prescritor, para tratar uma infecção ou para preveni-la. Depois, o medicamento deve ser suspenso; mesmo que haja sobras, ele deve ser descartado de maneira correta, pois não é recomendada sua reutilização.

O uso crônico de antiulcerosos, por exemplo, pode trazer desequilíbrio do pH do estômago, favorecer o aparecimento de gastrinomas e interagir no processo de absorção de outros fármacos, justamente por alterar o pH do meio, tornando-o mais alcalino. Igualmente, laxantes devem ser usados em casos esporádicos e restritos, e não de forma continuada. O que se conclui com o exemplo apresentado é que as pessoas idosas fazem uso equivocado de medicamentos por falta de orientação ou ajuda do familiar ou mesmo do cuidador.

Muitos autores, desde 1991, postulam a ideia de que, em virtude de todas as alterações fisiológicas e bioquímicas que ocorrem na pessoa idosa, existem medicamentos que devem ser considerados impróprios para essa população. Beers et al. (1991) foram alguns dos primeiros autores a publicar dados mostrando a significância de suas conclusões. Depois deles, muitos outros autores seguiram a mesma perspectiva, mas ainda se acredita que a clínica é soberana e que o prescritor deve avaliar com rigidez de critérios os riscos e os benefícios da terapia imposta. Além disso, a educação dos familiares e dos cuidadores quanto às medidas de segurança a serem adotadas é extremamente útil e importante.

Nessa perspectiva, existem alguns medicamentos que requerem cuidados redobrados por conta de seu potencial de causar efeitos tóxicos, adversos e colaterais graves, especialmente na população idosa.

Os **benzodiazepínicos** (BZD) encontram-se nessa lista, sobretudo aqueles que apresentam t1/2 vida longo, como o diazepam e o flurazepam. Isso porque seu uso está associado ao aumento da depressão do SNC, diminuindo o tempo de reação e de atenção desses pacientes, podendo ocasionar quedas frequentes. A situação fica ainda mais delicada porque esses pacientes tendem a ter níveis reduzidos de cálcio e menor atividade dos osteoclastos, o que provoca um estado de osteoporose. O uso de BDZ, dessa forma, pode aumentar o risco de fraturas e, ainda, parece aumentar estados de demência.

Alguns **antidepressivos**, como a amitriptilina, um tricíclico, está presente na lista por causa de seu potencial de causar efeitos anticolinérgicos. Esses efeitos são caracterizados pela presença de sinais e sintomas que quase sempre apresentam repercussão sistêmica, como taquicardia, secreções e peristaltismo diminuídos e retenção urinária, bem como sinais e sintomas neurológicos, como ansiedade, confusão, delírio e alteração das propriedades cognitivas (Beyth; Shorr, 2002; Thorn Burg, 1997). Outrossim, esse efeito sobre a função cardíaca potencializa outro efeito colateral desse medicamento, que é o de aumentar a força e a frequência cardíacas, além da elevar a PA por mecanismos relacionados ao aumento das concentrações de noradrenalina e adrenalina.

Sabe-se que uma das doenças mais prevalentes em pessoas idosas é a hipertensão arterial sistêmica (HAS), situação que complica ainda mais o uso desse medicamento. Todavia, a amitriptilina é conhecida por ter efetividade no tratamento da dor neuropática, outra comorbidade comum em pessoas idosas com diabetes tipo II, por exemplo. Entre o arsenal terapêutico para conter a dor, muitas vezes resta ao prescritor o controle desse sintoma com amitriptilina; é justamente nesse contexto que se deve analisar a situação com cautela, pois a aferição constante da PA é necessária e, às vezes, também ajustes de dose dos agentes anti-hipertensivos.

Entre os medicamentos que atuam no sistema cardiovascular está a **digoxina**, o que representa um verdadeiro paradoxo. Isso porque esse fármaco é indicado para o tratamento da ICC, uma condição prevalente na pessoa idosa. A digoxina apresenta índice terapêutico (IT) baixo, o que significa que a dose letal está próxima da dose eficaz, e grande toxicidade. Está na lista de medicamentos impróprios porque, como já descrito, seu IT é baixo e a depuração renal da pessoa idosa é mais lenta, podendo haver acúmulo do medicamento no sangue, o que eleva sua toxicidade.

Outra situação que deve ser pontuada é o uso de **álcool** pela população, o que interfere de vários modos no efeito dos medicamentos. O abuso de álcool entre a população idosa chega a 14% entre os homens e a 3% entre as mulheres, segundo dados americanos (Blazer; Wu, 2009). O álcool é um potente depressor do SNC, e o grau de depressão provocado é proporcional à dose. Portanto, o uso de medicamentos depressores (benzodiazepínicos, anticonvulsivantes, barbitúricos, antidepressivos, entre outros) na presença de álcool pode potencializar os efeitos desses fármacos. Os resultados podem ser desastrosos, visto que essa situação pode resultar em acidentes, como quedas e fraturas, acidentes de trânsito, depressão respiratória, coma e morte. É válido lembrar que esses eventos podem ocorrer durante uma única exposição ao álcool.

Ademais, o álcool é um indutor enzimático, ou seja, ele é capaz de aumentar a produção de algumas enzimas responsáveis pelas reações de metabolização de fase I. Isso significa que alguns fármacos podem ter sua biotransformação acelerada em razão da presença de álcool, o que leva à redução de seus efeitos farmacológicos. Dessa forma, é importante orientar as pessoas idosas a não usar álcool na presença de medicamentos.

Os **antibióticos** também requerem atenção, uma vez que representam um grupo bastante prescrito para a população idosa. O envelhecimento é um fator de risco para o desenvolvimento de infecções, e muitas pessoas idosas fazem uso de antibióticos como agentes profiláticos, especialmente aquelas residentes em lares ou instalações de grande duração. A presença de múltiplas comorbidades, as diferenças nos padrões farmacocinéticos e dinâmicos dos medicamentos em uso, além do fato de as pessoas idosas serem polifarmácia, intensificam os riscos de reações adversas, interações e intoxicação (Falcone et al., 2020). O grande desafio na prescrição de antibióticos para essa população está relacionado ao **encontro do equilíbrio entre eficácia, segurança e tolerabilidade**, devendo-se levar em conta a questão da resistência antimicrobiana.

Algumas classes de antibióticos, como os aminoglicosídeos, têm grande potencial de causar nefrotoxicidade e ototoxidade em indivíduos normais, o que significa que em pessoas idosas esse efeito é ainda mais relevante, por conta da redução da acuidade auditiva, natural da idade, e da redução do fluxo urinário. Muitas vezes é preciso ajustar as doses em situações nas quais é observado o aumento das concentrações plasmáticas desses fármacos, em decorrência de redução da eliminação renal.

Um estudo observacional avaliou a prescrição de 600 pacientes com idades superiores a 65 anos, com a finalidade de encontrar potenciais prescrições inapropriadas entre idosos (PIPs). No total analisado foi identificado um valor de 19,8% de PIPs, referente à prescrição de bloqueadores de canal de cálcio, como anlodipina e nifedipina, para pessoas idosas com hipertensão e constipação severa. Também foi encontrada a prescrição de AAS em doses superiores a 150 mg para pacientes com desordens hematológicas e histórico de doenças do TGI, como úlcera gástrica. Nesse estudo, também foram avaliadas as prescrições omissas, ou seja, as que não foram realizadas, e nessa situação se constatou a ausência da prescrição de estatinas para pacientes diabéticos com múltiplos riscos para doença cardiovascular (Karandikar et al., 2013).

Os **bloqueadores de canal de cálcio**, como a anlodipina, o verapamil e o diltiazem, são medicamentos eficazes no controle da pressão e usados no tratamento da angina pectoris. Contudo, são conhecidos por provocarem extensos efeitos adversos, como taquicardia reflexa e constipação. Por si só, a constipação já é uma condição prevalente na população idosa, o que reduz a qualidade de vida desses indivíduos, pois traz grande desconforto e aumenta os riscos de infecções intestinais, até mesmo de septicemia. O uso dessa classe, portanto, é contraindicado, uma vez que o bloqueio dos canais de cálcio reduz a motilidade da musculatura lisa, interferindo no funcionamento do TGI. Quando possível, o ideal é realizar o controle da hipertensão com outras classes.

Segundo as Diretrizes Brasileiras de Hipertensão (SBC; SBH; SBN, 2010), é contraindicado o uso de AAS, um potente agente antiplaquetário, para pacientes com desordens hematológicas e gástricas. Isso porque o AAS é um anti-inflamatório não esteroidal (AINE), inibidor da COX (ciclooxigenase), mais específico para COX1. A enzima COX1, além de produzir prostaglandinas (PGEs) inflamatórias, responsáveis por vários sinais e sintomas do processo inflamatório (como dor, febre, aumento da migração de leucócitos e vasodilatação), produz PGEs fisiológicas, como a PGE1. Essa substância é responsável pela produção de muco e redução da secreção ácida (pelas células parietais gástricas), as quais são elementos-chave de proteção para a mucosa gástrica. Com o uso de AAS, há uma redução na produção de PGE1, o que culmina em doenças gástricas, como gastrite, úlceras e esofagite, pela perda dos fatores de proteção. Pessoas idosas que usam o AAS todos os dias demonstram alto risco para doença gástrica; por essa razão, é necessária, muitas vezes, a substituição do AAS por outro agente antiplaquetário, como o clopidogrel, que não apresenta esse efeito (a troca dever ser feita pelo prescritor).

Ainda nesse contexto, é importante citar que desde há alguns anos se nota uma tendência de aumento da prescrição e do uso por conta própria de **inibidores de bomba de prótons**, como o omeprazol, para amenizar esses riscos. E não só isso: os inibidores de bomba costumam ser utilizados em pacientes polifarmácia para reduzir os efeitos gástricos. Essa prática chegou a ser considerada cultural por muitos pacientes, mas o fato é que vários trabalhos vêm mostrando a relação entre o uso crônico de inibidores de bomba e o aparecimento de gastrinomas, razão pela qual essa conduta vem sendo revista.

Além dos problemas gástricos, o AAS, por meio da inibição da COX1, reduz a formação do tromboxano (TXA), uma substância produzida dentro da plaqueta, responsável pela sua agregação. Aliás, a prescrição de tomada única diária de AAS é justificada por esse mecanismo de ação para a profilaxia de eventos trombóticos. Esses pacientes, no entanto, estão mais sujeitos a sangramentos e devem ser orientados a tomar cuidado com aparelhos e utensílios perfurocortantes. As doses ideais para os efeitos apresentados devem ser individualizadas, mas o recomendável, para pessoas idosas, é que estejam dentro da faixa de 100 mg diários.

É comum encontrar prescrições de outros medicamentos considerados impróprios, segundo Beers et al. (1991), como anti-histamínicos de primeira geração e glicocorticoides orais para tratamento de doenças respiratórias, bem como o uso de opioides e prescrições com medicamentos duplicados da mesma classe, como codeína e metadona (Karandikar et al., 2013).

Os **anti-histamínicos de primeira geração**, como a clorfeniramina e a prometazina, são medicamentos apolares, que apresentam alta capacidade de atravessar a barreira hematoencefálica e afetar funções do SNC, provocando, por exemplo, sedação. Esse efeito no paciente idoso pode ser altamente perigoso, em decorrência do risco de quedas; além disso, quando associados a outras drogas depressoras, como os benzodiazepínicos, podem potencializar as ações depressoras e causar depressão respiratória.

Nas doenças respiratórias, sempre que possível, o ideal é usar glicocorticoides inalatórios, que apresentam menor absorção sistêmica e menores efeitos adversos. Sabe-se que o uso crônico de glicocorticoides está relacionado com o aparecimento de hipertensão arterial farmacológica, hiperglicemia, redistribuição de gordura corpórea e, até mesmo, supressão de adrenal. O uso inalatório apresenta menores riscos.

Outro ponto a ser discutido é a prescrição de **medicamentos pelos nomes comerciais**. A World Health Organization (WHO, 2014) preconiza que os medicamentos sejam prescritos com a denominação comum, ou seja, pelo nome do princípio ativo. Prescrições assim aumentam as chances de ser dispensada ao paciente a medicação genérica. No Brasil, prescrições contendo nomes comerciais podem ser trocadas pelo seu correspondente genérico pelo próprio farmacêutico, mas, muitas vezes, o paciente idoso é relutante em relação à troca, pois, para ele, não se trata do mesmo medicamento prescrito pelo nome comercial. Essa má interpretação por parte do paciente é incentivada por muitos indivíduos sob a alegação de que o medicamento genérico não funciona, o que contradiz a maior parte dos trabalhos científicos que visam atestar a similaridade entre ambos. Partindo-se do princípio de que o paciente idoso é polifarmácia, ou seja, precisa de vários medicamentos, deve-se considerar que a utilização de genéricos tem um menor impacto financeiro (Karandikar et al., 2013).

5.6 Interações medicamentosas

Os pacientes idosos, de forma geral, são tratados com mais de um fármaco, seguem dietas diferentes e podem estar usando medicamentos de venda livre, vitaminas, homeopatia e demais terapias. Essa natureza polifarmacêutica favorece a ocorrência de interações medicamentosas (Brunton; Chabner; Knollmann, 2012). Assim, apesar de ser um problema que acomete toda a população, as interações entre fármacos e alimentos se tornam mais evidentes e preocupantes no paciente idoso, em virtude do número de medicamentos que esses pacientes utilizam, o que aumenta as chances de haver interação. Além disso, o metabolismo mais lento dos fármacos e a redução de sua excreção facilitam o aparecimento de interações.

Interações medicamentosas são tipos de respostas farmacológicas em que os efeitos de um ou mais medicamentos são alterados pela administração simultânea ou anterior de outros ou por meio da administração concomitante ao consumo de alimentos, tabaco ou álcool. As respostas decorrentes da interação podem acarretar potencialização do efeito terapêutico, redução da efetividade, aparecimento de reações adversas com distintos graus de gravidade ou não causar nenhuma modificação no efeito desejado.

As interações são classificadas em benéficas e maléficas. As **benéficas** são aquelas que não causam respostas adversas não previstas no regime terapêutico ou que têm pequeno significado clínico. Um exemplo de uma associação benéfica é a apresentação de levodopa e benzerazida. Esses medicamentos são usados para o tratamento da doença de Parkinson, uma condição que aparece frequentemente em pessoas idosas. Atualmente, não existe comercialização de levodopa isolada, isso porque esse medicamento é degradado extensivamente na periferia do corpo antes de chegar ao SNC, local em que o fármaco deve agir; por essa razão, é associada com a benzerazida, inibidor de uma das enzimas responsáveis por essa degradação, configurando, assim, uma interação positiva.

As interações **maléficas** são classificadas de acordo com a forma de interação: (1) farmacocinéticas, quando ocorrem em nível de absorção, distribuição, biotransformação e excreção de fármacos, ou (2) farmacodinâmicas, quando envolvem o alvo dos medicamentos, podendo ser reações sinérgicas, de potencialização ou mesmo antagônicas.

Como descrito anteriormente, os fármacos podem interagir com alimentos. Um exemplo de interação importante para pessoas idosas é a da levopa com proteínas, caracterizando uma interação farmacocinética de absorção. Isso porque, para ser absorvida, a levodopa interage com transportadores presentes nas membranas das células epiteliais do intestino. Esses mesmos transportadores realizam o transporte de aminoácidos derivados das proteínas ingeridas. Se o paciente administrar levodopa próximo das refeições ricas em proteínas, haverá uma competição entre os aminoácidos e o medicamento, e normalmente quem ganha essa competição é quem está em maior concentração. Dessa forma, recomenda-se que o paciente não administre a levedopa próximo das refeições ricas em proteínas.

Com relação às interações que envolvem a distribuição de fármacos, é importante levar em consideração a não administração de medicamentos com graus de afinidade diferentes por proteínas plasmáticas, como a albumina, para que não haja competição. Vários fármacos, como o AAS, a fenitoína, os barbitúricos, o ácido valproico e a varfarina, são exemplos de medicamentos com alto padrão de ligação com a albumina. Dessa maneira, podem provocar toxicidade caso o sítio de ligação da albumina esteja saturado, pois eles estão na forma livre.

Normalmente, as bulas informam a porcentagem de afinidade de um medicamento pela albumina; quando o paciente faz uso de duas medicações, é preciso avaliar essa taxa. Por exemplo, vamos supor que o fármaco A tenha uma capacidade de ligação de 30%, e o fármaco B, de 90%. As porcentagens são muito diferentes, e isso gera a competição. Nesse caso, o fármaco B poderá deslocar o A do sítio de ligação com a albumina e, em vez de esse fármaco ligar 30%, ligará menos, ficando na forma livre; estará, portanto, mais disponível, o que significa que poderá provocar efeitos tóxicos.

Os efeitos da varfarina, um anticoagulante, podem se tornar intensos em virtude de sua administração concomitante com o ácido valproico (anticonvulsivante), em decorrência do deslocamento da proteína, podendo haver sangramentos graves (Brunton; Chabner; Knollmann, 2012).

Quanto às interações de biotransformação, na Seção 5.2.3 foi discutida essa questão. Existem fármacos que aumentam a expressão de algumas CYPs, como o álcool, o fenobarbital, a carbazepina, o ácido valproico e a fenitoína. Esses medicamentos podem aumentar a velocidade de biotransformação de outros que são administrados concomitantemente, gerando menor eficácia. Também existem os inibidores de CYPS, como o omeprazol, a cimetidina e o fluconazol. Esses fármacos realizam uma interação direta com as enzimas, provocando sua inibição; consequentemente, fármacos metabolizados por essas enzimas ficam disponíveis por um tempo maior, provocando eventos tóxicos. Nesse contexto, tais interações apresentam grande relevância clínica em pessoas idosas: como vimos, estas já apresentam uma taxa de eliminação do fármaco reduzida, o que, quando somado a uma interação do tipo farmacocinética de biotransformação, em que há acúmulo de fármacos, pode gerar resultados desastrosos. É importante relembrar, ainda, que o álcool é um importante indutor, portanto seu consumo deve ser evitado por pessoas idosas.

Ademais, outra consideração deve ser comentada: o fenobarbital é indutor de algumas enzimas do complexo do citocromo P450, e não de todas elas. Um exemplo é a indução da CYP3A4. Isso significa que qualquer medicamento que seja metabolizado por essa CYP e administrado com o fenobarbital terá sua biotransformação aumentada, o que reduzirá seus efeitos.

Não se pode esquecer que existem os pró-fármacos, que são aqueles que precisam passar pela reação de biotransformação de fase I para se tornarem ativos. Se esses fármacos forem administrados com um inibidor enzimático, não haverá efeito farmacológico, pois sua conversão para a forma ativa não ocorrerá. Um exemplo de pró-fármaco é o enalapril, medicamento anti-hipertensivo.

Outro tipo de interação refere-se à competição entre fármacos em relação ao processo de excreção. Para que os metabólitos de um fármaco se concentrem dentro dos túbulos renais, é necessário que eles sejam transportados por meio de proteínas carreadoras, em um processo chamado de *secreção tubular*. Pode haver competição por diferentes metabólitos, de diferentes fármacos, provocando aumento da concentração plasmática de alguns deles, o que pode ocasionar efeitos tóxicos.

Entre as interações farmacodinâmicas, ou seja, aquelas que envolvem o sítio de ligação dos fármacos, estão as interações de somação ou aditivas, sinérgicas, de potencialização e antagônicas.

As **interações aditivas** são aquelas que ocorrem quando o efeito dos fármacos combinados é igual à soma dos efeitos individuais (1 + 1 = 2). O efeito **sinérgico** é aquele em que o efeito combinado é maior do que a soma dos efeitos isolados (1 + 1 = 3). Já a **potencialização** consiste no efeito tóxico de um dos fármacos na presença de outro. A combinação de qualquer benzodiazepínico e álcool resulta em um efeito de potencialização da sedação, causada por ambas as drogas, podendo provocar, até mesmo, depressão respiratória e morte.

A **reação antagônica** envolve a coadministração de fármacos com ações opostas – por exemplo, adrenalina e atenolol. A adrenalina aumenta os batimentos cardíacos, enquanto o atenolol os reduz. É verdade que esse tipo de interação pode oferecer uma vantagem terapêutica em casos de intoxicação, situação na qual a outra droga é administrada como um antídoto, para reverter os efeitos tóxicos (Brunton; Chabner; Knollmann, 2012).

Existem alguns aplicativos (*apps*) que auxiliam na busca por interações. Esses *apps* categorizam as interações em função da gravidade e de sua documentação, ou seja, considerando se há evidências de que elas impactam o tratamento do paciente.

5.7 Considerações gerais sobre alguns medicamentos de uso comum em geriatria

De forma geral, os anti-hipertensivos constituem a classe de fármacos mais usada pela população idosa, visto que as doenças cardiovasculares são comuns nessa população por fatores inerentes à idade, ao histórico de saúde e ao estilo de vida. Nessa classe, encontra-se, com frequência, a prescrição de captopril, medicamento efetivo no controle da PA, representante principal do grupo dos inibidores da enzima conversora de angiotensina (ECA). Todos os medicamentos desse grupo, no entanto, estão envolvidos na produção de tosse seca, especialmente no período noturno. Caso esse efeito esteja interferindo na qualidade do sono do paciente, é indicado que o prescritor reavalie e pense em alternativas com efetividade semelhante e efeitos menores, como a losartana.

Segundo estudo publicado por Marchini et al. (2011), os grupos de medicamentos mais usados por uma população composta de 300 idosos, divididos em institucionalizados ou não, foram anti-hipertensivos, diuréticos, anti-inflamatórios, antidiabéticos, suplementos e antiulcerosos. Muitos dos medicamentos de cada um desses grupos satisfazem os critérios de Beers-Fick, os quais permitem identificar medicamentos de uso impróprio para pessoas idosas, independentemente do diagnóstico e da condição clínica desses indivíduos. Nesse estudo, foram encontradas as prescrições de metildopa e de clorpropamida a esses pacientes. A metildopa consta na lista de critérios de Beers-Fick por causa de sua capacidade de exacerbar sintomas depressivos e de causar bradicardia, o que pode ocasionar quedas e, consequentemente, fraturas.

Ainda, na população idosa é comum o desenvolvimento de ICC, doença que descreve a expressão final para a disfunção miocárdica; para tal, muitas vezes é empregada a digoxina, um medicamento de uso delicado, em virtude de sua alta capacidade de provocar eventos tóxicos, incluindo uma intoxicação digitálica. Para evitar esses efeitos, é importante cuidar da dose e, em hipótese alguma, permitir que o paciente faça uso de doses maiores, o que geralmente está relacionado com o aparecimento de intoxicações.

As estatinas são outro grupo de medicamentos presentes na rotina medicamentosa de pacientes idosos. As estatinas devem ser prescritas para pacientes que apresentem risco para o desenvolvimento de doenças vasculares, como trombose, AVC e aterosclerose (SBC; SBH; SBN, 2010). O uso das estatinas previne o infarto agudo do miocárdio (IAM). Além disso, são agentes hipolipimiantes, que ajudam na redução do colesterol total e frações (VLDL e LDL), inibindo a síntese de colesterol endógeno. A questão central é que os pacientes que usam alguns representantes dessa classe, como a sinvastatina (que é a mais usada por seu custo-benefício), podem apresentar dores musculares intensas em razão de sua capacidade de causar rabdomiólise (lesão da musculatura esquelética). Os pacientes, quando associam o uso à dor, normalmente abandonam o tratamento, enquanto deveria ser considerado o manejo da dor. Atualmente, já é possível a escolha por estatinas com menor capacidade de provocar esse tipo de lesão, como é o caso da pitavastatina e da rosuvastatina; esses fármacos, porém, têm um custo mais elevado e, por essa razão, não são uma opção disponível para todos. Recentemente, foi introduzido o genérico da pitavastatina, que, por seu custo bem menor em comparação ao de referência (livalo), pode se tornar uma alternativa viável.

Muitas pessoas idosas, em decorrência do estilo de vida, podem desenvolver depressão, uma doença psiquiátrica extremamente comum na população. Segundo as diretrizes da Associação Brasileira de Psiquiatria (ABP, 2020), a depressão vem crescendo em escala exponencial. Tendo sido agravada pela situação vivida no ano de 2020, imposta pelo isolamento social, especialmente de pessoas idosas, consideradas fatores de risco para a Covid-19, a depressão apresenta chances de vir a ser a doença mais prevalente na população nos próximos anos.

Para o tratamento dessa condição, existem várias classes de antidepressivos com mecanismos de ação e eficácia clínica semelhantes. A escolha pela terapia é mais voltada para as individualidades e comorbidades encontradas. A classe de antidepressivos inibidores não seletivos da recaptação de noradrenalina e serotonina, como a imipramina, a amitriptilina e a venlafaxina, é contraindicada para pacientes hipertensos pelo risco de complicações da hipertensão; dessa forma, tendo em vista a prevalência da doença em pessoas idosas, é necessário prestar atenção a esse detalhe. É importante, assim, informar ao psiquiatra sobre a presença de hipertensão, para que outra classe possa ser considerada, a fim de afetar menos a função cardiovascular.

Os anti-inflamatórios também fazem parte dessa lista. Esses medicamentos são divididos em duas grandes classes: AINEs e AIEs. Os AIEs são conhecidos como *glicocorticoides* e, como já mencionado neste capítulo, seu uso crônico está atrelado à hipertensão e à hiperglicemia. Ainda, podem reduzir a cicatrização e a imunidade da pessoa idosa, deixando-a mais suscetível a infecções. É por essa razão que os riscos inerentes à sua administração devem ser avaliados pelo prescritor, e seus benefícios devem superar os riscos.

Os AINEs, como o diclofenaco, a nimesulida, o ibuprofeno e a dipirona, entre outros, também são bastante utilizados. O uso desses fármacos pode estar associado a problemas gástricos e a problemas vasculares, como o aumento da incidência de AVC (no caso do uso dos "coxibes"). Desse modo, seu uso, principalmente crônico, deve ser avaliado.

Síntese

A terapia farmacológica em indivíduos idosos é bastante complicada, mas imprescindível para seu bem-estar. Fazer uso da medicação de forma adequada, seguindo as recomendações do prescritor, é crucial para atingir metas e reduzir os riscos.

Neste capítulo, abordamos aspectos importantes referentes à farmacologia na pessoa idosa, para que especialmente o cuidador ou o familiar possam compreender melhor a terapia, a relação entre riscos e benefícios e as interações medicamentosas, em uma tentativa de minimizar os efeitos negativos gerados pelos fármacos.

Lembremos, todavia, que o julgamento clínico é sempre o mais importante e que qualquer dúvida acerca do tratamento deve ser discutida com o médico e com a equipe de saúde.

Para saber mais

Muitas diretrizes, as quais são escritas para profissionais de saúde, apresentam importantes informações pertinentes e atualizadas sobre medicamentos. Para isso, realiza-se ampla pesquisa em artigos, de modo a oferecer dados guiados por evidências científicas. Nelas há sempre um destaque quanto ao uso dos medicamentos para a população idosa, especialmente nas seções dedicadas a doenças crônicas, como diabetes, hipertensão, ICC e doenças mentais. Confira algumas delas em:

FERNANDES, F. L. A. et al. Recomendações para o tratamento farmacológico da DPOC: perguntas e respostas. **Jornal Brasileiro de Pneumologia**, v. 43, n. 4, p. 290-301, 2017. Disponível em: <https://www.scielo.br/j/jbpneu/a/CZ8X59VpDtMjKCb8tHHgxNf/?lang=pt&format=pdf>. Acesso em: 18 jan. 2022.

SBPT – Sociedade Brasileira de Pneumologia e Tisiologia. Diretrizes da Sociedade Brasileira de Pneumologia e Tisiologia para o Manejo da Asma – 2012. **Jornal Brasileiro de Pneumologia**, v. 38, supl. 1, p. S1-S46, abr. 2012. Disponível em: <https://www.sbp.com.br/fileadmin/user_upload/pdfs/Diretrizes__Sociedade_Brasileira_Pneumologia-Tisiologia_Manejo_Asma-2012.pdf>. Acesso em: 18 jan. 2022.

Questões para revisão

1. Com relação às vias de administração, qual delas impõe a maior taxa de efeito de primeira passagem, considerado negativo, especialmente para a pessoa idosa, e com potencial de agravar-se na presença de distúrbios gastrointestinais?
   a) Endovenosa.
   b) Oral.
   c) Intramuscular.
   d) Respiratória.
   e) Subcutânea.

2. A farmacocinética estuda todo o caminho que o medicamento faz pelo corpo. Tendo em vista esse processo, as pessoas idosas precisam, muitas vezes, de revisão de doses, especialmente ao se considerar um dos processos cinéticos, que se apresenta extensivamente mais lento nesse grupo, que é o da:
   a) absorção.
   b) distribuição.
   c) biotransformação.
   d) excreção.
   e) eliminação.

3. O estado nutricional geral, em especial a taxa de proteínas plasmáticas, é algo extremamente importante para que o medicamento possa chegar até seu alvo farmacológico. Dessa forma, um paciente idoso em estado de hipoproteinemia costuma apresentar:
   a) efeitos farmacológicos mais acentuados.
   b) efeitos farmacológicos menos acentuados.
   c) mais efeitos adversos.
   d) efeitos tóxicos.
   e) efeito sedativo.

4. Na lista de medicamentos considerados impróprios para uso entre pessoas idosas estão os antiulcerosos, como o omeprazol. Sobre isso, analise os itens a seguir.

   I) Alteração do pH local, que pode interferir no processo de absorção de outros fármacos.
   II) Gastrinomas, em razão do aumento drástico de pH, provocado pelos antiulcerosos.
   III) Menos efeitos tóxicos de outros medicamentos administrados concomitantemente aos antiulcerosos.

   Agora, assinale a alternativa que indica qual(is) dos itens anteriores é(são) consequência(s) do uso indiscriminado de antiulcerosos:

   a) Somente I.
   b) Somente II.
   c) Somente III.
   d) Somente I e II
   e) Somente II e III.

5. A digoxina é um medicamento muito prescrito para pessoas idosas, em virtude de ser usado no tratamento da insuficiência cardiocongestiva (ICC), condição bastante comum nessa população. Esse medicamento apresenta um índice terapêutico (IT) baixo, o que significa que:

   a) a dose letal está longe da dose eficaz.
   b) a dose letal está próxima da dose eficaz.
   c) a digoxina é segura em relação à dose.
   d) a digoxina não é biotransformada.
   e) Nenhuma das alternativas anteriores está correta.

6. Explique por que os medicamentos devem ser tomados nos horários corretos e com água, sempre que um profissional da saúde não indicar como alternativa o uso de outros tipos de líquidos.

7. Muitos familiares, cuidadores ou, até mesmo, o paciente podem ter condutas inadequadas no preparo do medicamento, como a abertura de cápsulas e a diluição de comprimidos. Quais são os problemas relacionados a essas práticas?

Questão para reflexão

1. O uso de álcool pode interferir de várias maneiras na administração de medicamentos. Indivíduos idosos sofrem mais com esses efeitos por serem pacientes polifármacia, o que gera maior número de interações com esses fármacos. Além disso, a pessoa idosa pode apresentar maior vulnerabilidade em relação tanto aos efeitos do álcool quanto a seu processo farmacodinâmico e às interações, pelo fato de sua metabolização ser mais lenta. Cite duas interações principais atreladas ao uso de álcool.

Capítulo 6
Nutrição em gerontologia

Edilceia Domingues do Amaral Ravazzani

Conteúdos do capítulo:

- Macronutrientes e micronutrientes.
- Noções e recomendações dietéticas e de nutrientes para pessoas idosas.
- Noções dietéticas para pessoas idosas com doenças dos sistemas: cardiovascular; endócrino-metabólico; digestivo; renal; musculoesquelético; e respiratório.
- Interação medicamento-nutriente em pessoa idosa.
- Alimentação enteral e parenteral.

Após o estudo deste capítulo, você será capaz de:

1. descrever os macronutrientes e os micronutrientes;
2. aplicar as principais recomendações nutricionais para pessoas idosas;
3. apontar as principais restrições alimentares nas patologias que acometem as pessoas idosas;
4. detalhar a interação medicamento-nutriente;
5. descrever as vias de alimentação enteral e parenteral.

A nutrição é a ciência que estuda a relação do alimento com o ser humano, considerando todas as suas fases, ou seja, seu estudo contempla a escolha, o preparo, a ingestão, a digestão, a absorção, o metabolismo e a excreção dos alimentos. Nesse contexto, a nutrição se torna de extrema relevância, uma vez que cada uma dessas etapas tem suas particularidades, assim como os ciclos da vida e as especificidades de cada indivíduo, aspectos que precisam ser avaliados e levados em conta.

A qualidade, a quantidade, a harmonia e a adequação são entendidas como princípios necessários na busca da promoção da saúde e da prevenção de doenças. Assim, os hábitos alimentares saudáveis associados a um estilo de vida adequado certamente contribuirão para uma melhor qualidade de vida do indivíduo e para o alcance da longevidade.

Atualmente, a longevidade não é mais uma utopia, e sim uma realidade, que vem se tornando cada vez mais comum em todo o mundo, atribuída ao desenvolvimento de novas tecnologias e aos avanços da medicina, além de outros fatores. Vive-se, assim, por mais tempo, porém algumas características associadas ao envelhecimento tornam a atenção e o cuidado um fator determinante em todas as áreas, com especial destaque para a alimentação e para a nutrição, pelas adequações indispensáveis que devem ser realizadas tendo em vista as modificações fisiológicas e metabólicas próprias do processo de envelhecimento.

Compreender, portanto, as mudanças e as adequações requeridas no envelhecimento é papel primordial do processo de cuidar.

6.1 Nutrição e envelhecimento

A nutrição é essencial à manutenção da vida e da energia, já que é o combustível usado pelo organismo para gerar trabalho. Os **processos metabólicos** são entendidos como o conjunto de reações que permitem ao organismo obter dos nutrientes contidos nos alimentos a energia para os processos vitais, entre outras funções.

Os **alimentos**, por definição, são substâncias sólidas e líquidas que, depois de degradadas, proporcionam ao organismo energia e outros componentes necessários para a construção, a reparação e a manutenção de tecidos e para a regulação dos processos orgânicos. Essas funções são atribuídas aos nutrientes encontrados nos diferentes alimentos. Por sua vez, os **nutrientes** – carboidratos, proteínas, lipídeos, vitaminas e minerais – são compostos químicos que fazem parte dos alimentos, em maior ou em menor proporção, e que garantem o fornecimento de energia, além de executarem outras importantes funções no organismo (Roach, 2009; Groff; Gropper; Smith, 2016).

Cada ciclo da vida exige uma adequação nutricional e, no processo de envelhecimento, algumas características se intensificam. Nessa fase ocorrem modificações morfológicas, funcionais, bioquímicas e psicológicas que levam a comprometimentos da autonomia e adaptações do organismo. Isso pode se acentuar em razão de processos patológicos, próprios do ciclo do envelhecimento, bem como de outras patologias crônicas que podem ter acompanhado os indivíduos até a velhice (Macena; Hermano; Costa, 2018).

Quando se consideram todas essas circunstâncias, é possível assegurar que a orientação nutricional deve ser parte integrante da atenção oferecida à pessoa idosa, pois pode contribuir, de maneira circunstancial, para melhorar a homeostasia, seriamente comprometida, e certamente atuará como coadjuvante no tratamento dos diferentes estados patológicos eventualmente presentes, favorecendo a promoção da saúde.

6.2 Necessidades energéticas

As necessidades nutricionais reduzem gradativamente com o avançar da idade, sendo a redução do metabolismo basal o principal fator associado a isso. Esse fato deve ser acompanhado, principalmente em pessoas idosas hospitalizadas, confinadas à residência ou institucionalizadas, em virtude de situações que podem dificultar a garantia de ingestão adequada de nutrientes, sobretudo de proteínas, o que pode desencadear processos de desnutrição.

Os **macronutrientes** – carboidratos, proteínas e lipídeos – são responsáveis, entre outras funções, pela geração de energia; já os **micronutrientes** – vitaminas e minerais – desempenham papéis vitais na regulação dos processos metabólicos e no equilíbrio do organismo como um todo. É pertinente destacar, contudo, que, com o processo natural de envelhecimento, ocorre uma redução da capacidade funcional, que abrange desde a sensibilidade do paladar até processos relacionados às atividades metabólicas do organismo. Desse modo, o equilíbrio e a adequação da alimentação repercutem positivamente nas condições de saúde e de nutrição das pessoas idosas (Campos; Monteiro; Ornelas, 2000; Ross et al., 2016).

6.2.1 Carboidratos

Carboidratos, também conhecidos como *hidratos de carbono*, *glicídios* e *açúcares*, são encontrados em alimentos vegetais, uma vez que são um produto da fotossíntese. São classificados, de acordo com o número de moléculas, em monossacarídeos, dissacarídeos, oligossacarídeos e polissacarídeos. Não podem ser sintetizados no organismo humano; precisam, assim, ser obtidos por meio da alimentação. As características e principais fontes alimentares dos carboidratos podem ser observados no Quadro 6.1.

Quadro 6.1 – Classificação, características e principais fontes alimentares dos carboidratos

Classificação/exemplo	Características	Principais fontes alimentares
Monossacarídeos • Glicose • Frutose • Galactose	Menor estrutura do carboidrato. Podem ser encontrados livres, em pequenas quantidades, em alguns alimentos, com exceção da galactose. Forma utilizada pelo organismo, no interior da célula, para geração de energia.	Glicose – frutas, milho doce, xarope de milho. Frutose – frutas. Galactose – encontrada no leite sempre ligada a outro monossacarídeo (glicose).
Dissacarídeos • Sacarose • Maltose • Lactose	Cadeias formadas pela união de duas moléculas de monossacarídeos, organizadas da seguinte forma: • Sacarose – união de uma molécula de glicose a uma molécula de frutose. • Maltose – união de duas moléculas de glicose. • Lactose – união de uma molécula de glicose a uma molécula de galactose.	Sacarose – açúcar de mesa. Maltose – encontrada em bebidas maltadas. Lactose – leite e seus derivados.
Oligossacarídeos • Rafinose • Estaquiose	Cadeias formadas pela união de três a dez unidades de monossacarídeos glicose, galactose e frutose. Resistentes à ação das enzimas digestivas, porém sofrem ação das bactérias que compõem a biota intestinal.	Feijões, ervilhas e grãos integrais.
Polissacarídeos • Amido • Celulose • Glicogênio	Cadeias longas de unidades de monossacarídeos, unidas apenas por glicose, ligados uns aos outros. São formados por mais de dez unidades, podendo chegar a centenas e até a milhares na estrutura.	Amido – grãos, cereais, batatas, legumes e demais vegetais. Celulose – frutas e vegetais (compondo, principalmente, as paredes das células). Glicogênio – forma de armazenamento de energia em humanos e em animais.

Fonte: Elaborado com base em Groff; Gropper; Smith, 2016.

Em virtude da composição estrutural, os monossacarídeos e os dissacarídeos são considerados e nominados como *carboidratos* ou *açúcares simples,* enquanto os polissacarídeos são denominados *carboidratos* ou *açúcares complexos.*

A ingestão adequada de carboidratos é fundamental para que desempenhem suas funções, tais como: são a principal fonte de energia corporal; poupam proteínas musculares, evitando que elas sejam empregadas como fonte de energia, na falta de carboidrato, e que gerem, assim, perda de tecido magro (perda de massa muscular); permitem o adequado metabolismo das gorduras; garantem, ainda, o suprimento apropriado de glicose para o cérebro (Pinheiro; Porto; Menezes, 2005).

Grande parte da energia diária necessária provém dos carboidratos; cerca de metade dessa demanda está relacionada à ingestão de carboidratos complexos, e a outra metade, à ingestão de carboidratos simples, em especial os dissacarídeos sacarose e lactose (Groff; Gropper; Smith, 2016).

Estudos apontam uma redução da capacidade gástrica em absorver os carboidratos com o avançar da idade e, ainda, maior prevalência de má digestão. O carboidrato, sobretudo o amido, tem sua digestão iniciada na boca, pela ação da amilase salivar, presente na saliva.

O processo mecânico da mastigação é eficaz e deve ser estimulado para que haja a realização desse processo. Com o envelhecimento, no entanto, há uma diminuição do fluxo salivar. A xerostomia, ou secura da boca, está associada à disfunção das glândulas salivares, decorrente do envelhecimento, e essa manifestação pode influenciar a ação da amilase salivar sobre a digestão dos polissacarídeos (Brasil, 2009; Lucena et al., 2010). A atenção dada à alimentação dos carboidratos deve focar tanto o tipo de carboidrato quanto o estímulo da mastigação, uma vez que se estimula, assim, a produção de saliva, devendo haver também a orientação relativa à ingestão de líquidos em quantidades adequadas.

Além de atentar para os aspectos mecânicos, que podem favorecer o processo de digestão, é importante considerar que os carboidratos oferecidos devem ser apropriados em termos tanto de quantidade quanto de tipo. É fundamental adequar a alimentação diária de forma a reduzir os danos associados a situações prejudiciais ao organismo. Deve-se, portanto, estimular o consumo de carboidratos integrais e diminuir o de carboidratos simples, uma vez que estes podem aumentar a prevalência do sobrepeso e da obesidade, bem como o risco de desenvolvimento de intolerância à glicose ou mesmo de diabetes, além de outros fatores de risco para doenças crônicas não transmissíveis (DCNT) (Schmidt et al., 2011; Deon et al., 2015; Macena; Hermano; Costa, 2018).

6.2.2 Fibras alimentares

As fibras alimentares são carboidratos não digeríveis pelas enzimas digestivas, havendo, porém, uma fração delas que sofre fermentação no intestino, pela ação das bactérias intestinais. Elas são responsáveis por desencadear uma série de reações fisiológicas que auxiliam na prevenção de danos ao organismo.

De acordo com sua solubilidade, as fibras alimentares são classificadas em solúveis e insolúveis, as quais compõem os alimentos em diferentes proporções. Em geral, são fontes de fibras os vegetais, as frutas e os cereais integrais. As fibras **insolúveis** são pouco fermentáveis, retêm água e aceleram o trânsito intestinal; já as fibras **solúveis** tornam o trânsito intestinal mais lento e são muito fermentáveis, ou seja, são fonte de alimentos (prebióticos) para as bactérias intestinais (biota) (Campos; Monteiro; Ornelas, 2000).

A ingestão recomendada de fibras é de 20 a 35 g/dia para adultos e pessoas idosas. O equilíbrio entre a ingestão de fibras solúveis e insolúveis na proporção de 1:2 deve ser viabilizado pela alimentação diária, garantindo-se, assim, os benefícios atribuídos a elas, isto é, o bom funcionamento intestinal, o controle da glicemia sanguínea, a prevenção contra doenças cardiovasculares e a prevenção do câncer de cólon retal (Albuquerque; Cavalcante, 2016; Dzierżanowski; Ciałkowska-Rysz, 2018). Frutas, legumes, vegetais e cereais integrais, ou seja, uma alimentação rica em fibras alimentares, acompanhados da ingestão adequada de líquidos, devem compor a refeição da população idosa, em razão do benefício que representam para a saúde.

6.2.3 Proteínas

As proteínas são nutrientes de grande relevância, pois têm funções muito específicas, as quais não podem ser desempenhadas por outros nutrientes. São formadas pela repetição de pequenas estruturas chamadas de *aminoácidos*. São vinte os aminoácidos importantes para o ser humano; eles se repetem em diferentes sequências, formando as moléculas de proteínas. Estas são responsáveis, ainda, por garantir funções estruturais, motoras, metabólicas, hormonais e imunológicas no organismo humano.

Proteínas provenientes dos alimentos (proteínas exógenas) são degradadas e fornecem os aminoácidos necessários à formação de proteínas corporais. Depois de ingeridos, os alimentos proteicos sofrem ação de enzimas proteolíticas, que quebram as cadeias, permitindo que os aminoácidos sejam absorvidos pela parede intestinal, caindo na corrente sanguínea para serem encaminhados ao fígado. O fígado tem o papel de encaminhá-los aos diferentes órgãos para que as proteínas orgânicas sejam sintetizadas, conforme a necessidade de cada órgão.

As principais fontes alimentares de proteínas são:

- **Alimentos de origem animal**: carnes, peixes, ovos, leite e derivados, considerados proteínas de alto valor biológico em razão da presença de aminoácidos essenciais em sua composição.
- **Alimentos de origem vegetal**: leguminosas, grãos e derivados.

As proteínas são os maiores componentes das estruturas corporais, assumindo essencial papel no crescimento, na manutenção da massa corporal e na imunidade. Dessa maneira, o déficit em sua ingestão pode ter repercussões negativas na saúde e na função física, principalmente em pessoas idosas, ocasionando a perda progressiva da massa muscular, debilitando a força e, muitas vezes, causando dificuldade de locomoção (Vaz et al., 2016).

A ingestão diária de proteínas deve atender às recomendações de nutrientes estabelecidas pelo *Dietary Reference Intakes* (DRI) (IOM, 2003), que estabelece de 0,8 g a 1,0 g de proteína por quilograma de peso corporal para indivíduos saudáveis. Já no envelhecimento, tendo em vista as condições fisiológicas que podem favorecer a perda de peso, a ingestão pode chegar a 1,5 g por quilograma de peso, diariamente, com prioridade para as proteínas de alto valor biológico (Sousa; Marucci; Sgarbieri, 2009; Vaz et al., 2016). Em situações de alterações renais ou hepáticas, no entanto, a ingestão recomendada pode ser reduzida, conforme critério e acompanhamento profissionais (Cichacewski; Leinig, 2011).

O processo de envelhecimento acarreta diminuição do conteúdo de proteínas corporais, especialmente dos músculos. Isso parece ter relação com o sedentarismo, com a redução da ingestão de alimentos que são fontes de proteínas ou mesmo com a presença de patologias que requerem uma ingestão elevada do nutriente. Durante o processo do cuidado, a atenção ao aspecto atrelado ao emagrecimento torna-se fundamental, permitindo o acompanhamento na tentativa de reversão ou de minimização dos problemas associados.

6.2.4 Lipídeos

Os lipídeos são macronutrientes de alto valor energético, sendo representados na alimentação por gorduras, óleos e componentes correlatos. Os alimentos ricos em lipídeos podem ser sólidos ou líquidos: os sólidos são representados pelas gorduras, e os líquidos, pelos óleos; respectivamente, correspondem a alimentos de origem animal e vegetal (Schmidt et al., 2011).

A gordura proveniente dos alimentos fornece grande quantidade de triglicerídeos, formados por glicerol e ácidos graxos, os quais são armazenados no tecido adiposo; o restante é constituído pelo colesterol. Os ácidos graxos, as menores estruturas de uma molécula de lipídeo, depois de hidrolisados, podem ser saturados ou insaturados. Os ácidos graxos saturados, que são sólidos em temperatura ambiente, são encontrados em alimentos de origem animal (carnes gordas, leite integral e seus derivados), ao passo que os ácidos graxos insaturados geralmente são líquidos em temperatura ambiente, sendo encontrados em alimentos de origem vegetal (oleaginosas, linhaça, abacate).

O colesterol é um lipídeo encontrado nas membranas celulares e transportado no plasma sanguíneo por lipoproteínas; é precursor de hormônios sexuais e necessário para a formação de sais biliares, porém em excesso, como os ácidos graxos saturados, tem alto potencial aterogênico (Ortolani; Goulart, 2015).

No organismo humano, há lipídeos em todas as células do organismo, uma vez que são parte integrante da membrana celular, no interior das células adiposas, entre outros locais. São fornecedores de energia, principalmente de reserva, são precursores de hormônios, auxiliam no transporte e na absorção de vitaminas lipossolúveis (A, D, E e K) e melhoram o sabor e a textura dos alimentos (Fuzaro Junior et al., 2016).

Para serem digeridos, os lipídeos dependem da ação dos sais biliares, que são liberados pela vesícula biliar assim que os lipídeos chegam ao duodeno; depois de terem sido emulsificados pela bile, são digeridos pelas enzimas pancreáticas e encaminhados às células do organismo.

Com o processo de envelhecimento, ocorre a redução da oxidação da gordura durante o repouso, no período pós-prandial e durante o exercício, o que leva ao acúmulo de gordura, de gordura total e de gordura na região central do corpo (Calixto et al., 2016). Dessa forma, a ingestão de lipídeos deve ser cuidadosa, não devendo ultrapassar 30% do valor energético diário total. Deve-se, ainda, dedicar atenção especial à ingestão elevada de gorduras saturadas e, principalmente, de gorduras de origem industrializada, uma vez que elas estão associadas ao aumento da prevalência de dislipidemias e problemas cardiovasculares. Assim, a ingestão dessa gordura presente em alimentos de origem animal não deve ultrapassar 10% da ingestão calórica, enquanto a ingestão de colesterol não deve ser superior a 300 mg/dia, sendo que, na presença de hipercolesterolemia, a ingestão deve ser limitada a 200 mg/dia (Kucera; Siviero; Bonatto, 2012).

6.3 Vitaminas e minerais

Com o avançar da idade e o consequente aumento da fragilidade, ganham especial importância, além dos macronutrientes, as vitaminas e os minerais, uma vez que esses nutrientes exercem um papel vital na saúde, principalmente de pessoas idosas (Figueiredo; Tonini, 2012).

As vitaminas são substâncias orgânicas, enquanto os minerais são substâncias inorgânicas, ambos encontrados nos alimentos, tanto nos de origem vegetal quanto nos de origem animal, porém em pequenas quantidades quando comparados aos macronutrientes, sendo, por isso, chamados de *micronutrientes*.

As vitaminas são fundamentais para a realização dos processos metabólicos; a construção e a reparação de tecidos; a produção de energia; o funcionamento adequado do sistema nervoso; e a promoção da função imunológica. Os minerais, por sua vez, são necessários para a regulação das funções corporais; estão presentes em líquidos corporais, como componente dos ossos; compõem tecidos; facilitam a passagem de compostos pelas membranas celulares, entre outras funções. Vale ressaltar que a atividade sinérgica entre esses micronutrientes, ou seja, o excesso ou a deficiência de alguns deles, interfere no processo metabólico de outros (Roach, 2009).

As vitaminas e os minerais são especialmente importantes para pessoas idosas em razão da capacidade absortiva comprometida desse grupo. Nos casos em que as necessidades não sejam atendidas pela alimentação, a suplementação será necessária.

6.3.1 Vitamina B12

A vitamina B12, ou cianocobalamina, pode ser considerada essencial e deve ser garantida pela ingestão alimentar, sendo encontrada em alimentos de origem animal.

Cabe destacar que, em decorrência da diminuição da produção de suco gástrico no indivíduo idoso, pode ocorrer redução da biodisponibilidade de vitamina B12, entre outras vitaminas e minerais.

Sua deficiência é capaz de gerar alterações no sistema nervoso central (SNC), o que pode repercutir no aparecimento de enfermidades neurológicas, depressão e degeneração cognitiva, podendo levar à demência. Como essas alterações podem ser agravadas com a idade, a ingestão de alimentos fontes de vitamina B12 deve ser encorajada na população idosa, já que cerca de 1% dos quadros de demência em pessoas idosas tem sido associado à deficiência dessa vitamina (Sánchez et al., 2014; Braun et al., 2017).

6.3.2 Vitamina C

A vitamina C, também conhecida como *ácido ascórbico*, é um nutriente hidrossolúvel com propriedades antioxidantes. Desempenha funções relacionadas à saúde da pele e mucosas, favorece a cicatrização de feridas e tem ação imunológica, aumentando a resistência às infecções.

A ingestão adequada de vitamina C pode auxiliar na minimização dos efeitos do envelhecimento, graças à sua ação antioxidante e a seu envolvimento na biossíntese de colágeno (Aranha, 2000). Assim, a hipovitaminose C ocasiona a dificuldade na cicatrização de feridas, a baixa resistência às infeções, entre outros problemas. Pessoas idosas com doença crônica debilitante são favorecidas com a ingestão adequada do nutriente ou mesmo pela sua suplementação, se necessária.

Importante destacar que, por ser uma substância solúvel em água, calor, exposição ao ar ou meio alcalino aceleram sua oxidação, ou seja, sua perda. Desse modo, alimentos que são fonte de vitamina C devem ser pouco manipulados e consumidos logo após o preparo.

6.3.3 Vitamina D

A osteoporose é caracterizada pela diminuição progressiva da massa óssea, o que pode acarretar maior risco de fraturas com o avançar da idade. A vitamina D tem um papel relevante na melhora da condição de funcionamento do músculo e é fundamental para garantir o metabolismo adequado do cálcio. Para ser ativada, contudo, ela precisa da exposição ao sol; dessa forma, baixa exposição ao sol e ingestão insuficiente de alimentos que são fonte da vitamina influenciam negativamente a manutenção da massa óssea e ocasionam a diminuição das condições de funcionamento dos músculos (Fuzaro Junior et al., 2016).

Por apresentarem a pele mais fina e menor quantidade de células para produção de vitamina D, as pessoas idosas demonstram menor eficiência de produção dessa vitamina, o que pode ainda ser agravado pela baixa exposição ao sol (Leite; Baratto; Silva, 2014).

Por outro lado, as fontes alimentares de vitamina D são escassas, de modo que a principal forma de obtenção é a síntese cutânea. Essa e outras especificidades podem justificar a elevação da incidência de quedas e fraturas no envelhecimento, a qual tem sido apontada, atualmente, como grave problema de saúde pública, o que justifica a preocupação com a manutenção de uma dieta rica em vitamina D e a garantia da exposição ao sol.

6.3.4 Cálcio

Entre os nutrientes basilares no processo do envelhecimento, pode-se destacar o cálcio, em virtude de sua ação preventiva em relação à osteoporose, à obesidade, à hipertensão e ao risco cardiovascular (Deon et al., 2015). O cálcio é constituinte dos ossos e dos dentes, ou seja, cerca de 99% dele desenvolve uma função estrutural no organismo, enquanto 1% desempenha funções metabólicas referentes à contração muscular, à liberação ou à ativação de enzimas, à transmissão de impulsos nervosos, à coagulação sanguínea, entre outras, atuando de forma conjunta com a vitamina D.

A deficiência de vitamina D impacta a redução da absorção de cálcio; dessa maneira, a manutenção de uma dieta que garanta o consumo adequado de ambos contribui sensivelmente para a atenuação do quadro de osteoporose e fraqueza muscular, melhorando, de modo expressivo, a qualidade de vida das pessoas idosas (Fuzaro Junior et al., 2016).

6.3.5 Zinco

Micronutriente de extrema importância no envelhecimento, o zinco tem relação com a síntese e a degradação dos macronutrientes, agindo, ainda, no sistema imunológico e na cicatrização. Assim, sua carência tem sido associada à redução da função imune, da cicatrização de feridas, da percepção gustativa, assim como da inapetência ou da anorexia, uma vez que esse mineral está atrelado a alterações do paladar e do olfato (Figueiredo; Tonini, 2012).

Apesar de a recomendação do consumo de zinco não aumentar com o envelhecimento, é preciso ficar atento quanto à ingestão de alimentos que são fonte do mineral, visto que a solidão, a resistência para comer ou mesmo as condições socioeconômicas baixas são capazes de influenciar negativamente a ingestão adequada de zinco, o que pode implicar agravos à saúde.

6.4 Recomendações e fontes alimentares de micronutrientes

Considerando-se a importante função desses micronutrientes, além do papel que desempenham na prevenção de algumas patologias e do fato de que pessoas idosas têm maior risco de desenvolver carências nutricionais, é necessário que, no contexto do cuidado, as recomendações de ingestão diária de micronutrientes sejam atendidas, principalmente ao se considerar que, no período do envelhecimento, essa conduta é capaz de otimizar o equilíbrio e a preservação das funções orgânicas.

O Quadro 6.2, a seguir, elenca recomendações de ingestão diária e fontes alimentares dos micronutrientes destacados.

Quadro 6.2 – Recomendações e fontes alimentares de micronutrientes para a população idosa, segundo o DRI

Micronutriente	Ingestão recomendada	Fontes alimentares
Vitamina B12	Homens – 2,4 µg/dia Mulheres – 2,4 µg/dia	Fígado, carne de porco, carne bovina, leite e derivados, ovos, peixes (salmão, truta, atum)
Vitamina D	Homens – 15 mcg Mulheres – 15 mcg	Carnes, peixes (salmão, sardinha) e frutos do mar, ovo, leite, fígado, queijos e cogumelos
Vitamina C	Homens – 90 mg/dia Mulheres – 75 mg/dia	Frutas (em especial, as cítricas) e hortaliças

(continua)

(Quadro 6.2 – conclusão)

Micronutriente	Ingestão recomendada	Fontes alimentares
Cálcio	Homens – 1.200 mg Mulheres – 1.200 mg	Alimentos lácteos Alimentos de origem vegetal: tofu, feijão, feijão de soja, brócolis, quiabo, couve, espinafre e beterraba cozidos, alface, castanhas, amendoim, avelã, amêndoas, ameixas secas, laranja, melado
Zinco	Homens – 11 mg/dia Mulheres – 8 mg/dia	Carne vermelha e branca, fígado, frutos do mar, ovos, cereais integrais, lentilha, feijão e gérmen de trigo

Fonte: Elaborado com base em IOM, 2003.

6.5 Hidratação

Pessoas idosas sofrem considerável diminuição da sensibilidade à sede; assim, a atenção destinada à hidratação deve ser redobrada. Ademais, a quantidade de água corporal diminui com a idade, porém o equilíbrio hídrico deve ser mantido de forma a não comprometer a saúde do indivíduo.

A água é um importante elemento do corpo: auxilia no controle da temperatura corporal, transporta nutrientes e participa dos processos dos sistemas digestório, respiratório, cardiovascular e renal. Por sua vez, a desidratação, caracterizada pela perda excessiva de água, culmina em distúrbios orgânicos.

Além da hidratação e do equilíbrio hídrico, a ingestão de líquidos favorece as funções orgânicas e o funcionamento intestinal, ao lado das fibras alimentares. A ingestão adequada recomendada para pessoas idosas deve ser de pelo menos dois litros, ou seja, de seis a oito copos, preferencialmente entre as refeições (Deon et al., 2015). No caso de restrição em razão de patologias, a quantidade deve ser calculada individualmente e monitorada, a fim de evitar futuras complicações (Brasil, 2009).

6.6 Impactos da nutrição no envelhecimento

A alimentação equilibrada é fundamental em todos os ciclos da vida e mostra-se igualmente relevante no processo de envelhecimento. Os cuidados relativos às práticas alimentares e nutricionais visam minimizar os problemas associados às deficiências nutricionais, bem como aos excessos, que podem desencadear processos patológicos (Figueiredo; Tonini, 2012).

Todos os grupos alimentares devem ser incluídos na alimentação das pessoas idosas de forma equilibrada: cereais, tubérculos e raízes, pães, em especial os integrais, hortaliças, frutas, leguminosas, leites e derivados, carnes e ovos. Adequações quanto à consistência podem ser necessárias, assim como a suplementação de micronutrientes, quando não supridos por meio da alimentação (Deon et al., 2015).

Cabe ressaltar que, em muitos casos, é necessária a implementação de ações de educação nutricional, com o intuito de estimular a mudança de hábitos alimentares e do estilo de vida, uma vez que a alimentação equilibrada, ao lado da prática de atividade física, pode contribuir expressivamente para a melhora ou mesmo o adiamento de complicações (Calixto et al., 2016).

Assim, o propósito da nutrição é atuar com vistas a garantir a saúde: pelo trabalho coadjuvante com outros aspectos inerentes ao cuidado; pelo auxílio no tratamento, quando necessário; e como parte integrante do cuidado, de modo a proporcionar qualidade de vida aos sujeitos idosos.

Estudo de caso

D. M., 88 anos, sexo feminino, viúva, mora sozinha, mas tem uma cuidadora que a assiste durante o dia e à noite. A família a visita a cada duas semanas, mas liga com frequência, conforme relato da cuidadora. A idosa vem sendo acompanhada em domicílio pela equipe de saúde da unidade de saúde de referência, após um período de internação de uma semana, em razão de um desconforto gastrintestinal.

Em consulta realizada pela equipe em sua residência, foram observadas queixas de dores e disfunção no sistema musculoesquelético; a cuidadora também relatou que a idosa vem apresentando dificuldade de caminhar, além de ter sofrido uma queda no dia anterior – felizmente, sem qualquer dano. Ademais, faz uso das seguintes medicações: escitalopram 10 mg, Haldol 1 mg, omeprazol 20 mg, sinvastatina 20 mg e AAS 100 mg.

Na consulta, a paciente se mostrou consciente, tranquila, respondendo aos comandos verbais, com sono preservado e alimentação normal, por via oral, com o auxílio da cuidadora; porém, esta alertou que a idosa tem se alimentado pouco e, por vezes, recusa-se a comer.

Verificou-se, também, que as funções fisiológicas estão presentes e a pele está íntegra, mas com ressecamento dos joelhos aos pés, unhas amareladas e espessas. Quanto ao estado nutricional, este foi classificado como baixo peso.

Análise e orientações alimentares

É sabido que diferentes fatores, em especial fisiológicos, são próprios do processo de envelhecimento. Contudo, é possível manter alguns cuidados capazes de aumentar a longevidade e a qualidade de vida da pessoa idosa.

Nesse contexto, a sarcopenia é um processo que pode ocorrer, principalmente em idades avançadas, quando há perda da musculatura, bem como alterações musculoesqueléticas relacionadas com a perda ou a diminuição funcional, que se refletem em problemas na marcha e no equilíbrio do indivíduo, aumentando o risco de quedas e fraturas. A diminuição da força muscular pode ser um dos fatores que mais influenciam a independência das pessoas idosas, sobretudo quando associada à fraqueza muscular.

No caso relatado, orienta-se que a idosa não seja mantida sozinha, principalmente durante a realização das refeições, que devem ser feitas sempre em ambiente agradável e tranquilo. Deve-se encorajar o consumo de alimentos que possam ser segurados com as mãos, tais como pães e frutas, para preservar a independência da pessoa idosa. Também devem ser oferecidos alimentos que sejam úmidos ou com maior teor de água, como gelatinas, sucos de frutas naturais, sopas e água entre as refeições, de modo a garantir o fornecimento adequado de líquidos. Por sua vez, as carnes, preferencialmente macias e pobre em gorduras, devem ser oferecidas em pequenos pedaços; outros alimentos ricos em proteína devem ser ofertados diariamente, a fim de evitar maior perda de massa magra.

Deve-se, ainda, proporcionar o alívio da dor, visto que esta pode ser um fator estressante, levando à diminuição do apetite. Todas as refeições devem ser oferecidas ao longo do dia, com ajustes na consistência para melhor aceitação.

Síntese

Neste capítulo, abordamos, inicialmente, aspectos relacionados à nutrição e à sua importância nos diferentes ciclos da vida, com ênfase nas condutas alimentares necessárias diante das mudanças fisiológicas decorrentes do envelhecimento.

Passamos, então, a discorrer sobre as necessidades energéticas das pessoas idosas, aprofundando-nos nas características e funções das principais fontes alimentares e nas recomendações de macronutrientes (carboidratos, proteínas e lipídeos) e fibras alimentares.

Versamos, ainda, sobre as vitaminas e os minerais, com ênfase naqueles micronutrientes que apresentam importante relação com o processo de envelhecimento.

Por fim, propusemos algumas reflexões sobre o papel da alimentação adequada e de seu impacto na qualidade de vida da pessoa idosa, finalizando este capítulo com o destaque atribuído à função da água e da hidratação no processo de envelhecimento.

Questões para revisão

1. Cada nutriente desempenha importantes funções no organismo humano. O carboidrato, por exemplo, além de ser o principal gerador de energia corporal para que as atividades diárias sejam realizadas, assume outras funções. Assinale a alternativa que apresenta apenas funções atribuídas a esse macronutriente:
    a) Poupa proteína e supre glicose para o cérebro.
    b) É um potente catalisador biológico e garante o metabolismo adequado das gorduras.
    c) Supre glicose para o cérebro e atua como protetor térmico.
    d) Atua na contração muscular e é um poupador de proteína.

2. As fibras alimentares são fundamentais para que o trânsito intestinal funcione apropriadamente, sendo divididas em duas frações, de acordo com sua solubilidade em água. A uma fração das fibras são atribuídas as funções de acelerar o trânsito intestinal, de reter água nas fezes e de conferir a estas maior peso e consistência adequada.

Assinale a alternativa que indica a fração de fibras incumbida dessas funções:

a) Fibras indissolúveis.
b) Fibras solúveis.
c) Fibras insolúveis.
d) Fibras atenuadas.

3. Um indivíduo idoso deve manter uma alimentação equilibrada e ajustada às suas condições de mastigação e de deglutição, bem como a outras modificações fisiológicas, de forma a manter seu estado nutricional nos padrões da normalidade. Assinale a alternativa que apresenta uma medida para a manutenção de uma alimentação saudável:

a) Fazer refeições ricas em lipídeos, considerando a necessidade energética e o fato de que são boas fontes de energia.
b) Estimular o consumo de açúcar e sal, sobretudo naqueles indivíduos sem diabetes ou hipertensão arterial, pois são minerais importantes para o equilíbrio orgânico.
c) Fazer refeições em locais agradáveis e ricas em proteínas para a manutenção da musculatura, de forma a evitar a desnutrição.
d) Ter uma alimentação variada e colorida, de modo que os macronutrientes e os micronutrientes estejam presentes, não se esquecendo de manter a regularidade na ingestão de líquidos.

4. Vitaminas e minerais desempenham funções vitais no organismo humano, e alguns são especialmente importantes quando se trata da pessoa idosa. Cite vitaminas e minerais considerados fundamentais por estarem envolvidos no processo de fortalecimento ósseo.

5. Dada a importância da hidratação para a pessoa idosa, aponte estratégias que podem ajudá-la a ingerir mais líquidos.

Questões para reflexão

Consideremos a seguinte situação:

> Um idoso de 75 anos, em atendimento com equipe de saúde, queixa-se de flatulência e de tendência à obstipação intestinal. Ao ser questionado sobre sua alimentação, diz que se considera bastante saudável, pois come pães, arroz, feijão, batata, macarrão e pelo menos duas frutas ao dia, das quais sempre retira a casca, pois ficou sabendo que as cascas não são boas para se comer. Também informa que, por não sentir sede, faz consumo de, no máximo, um copo de água por dia.

1. Você identifica algum erro alimentar que possa justificar as queixas apresentadas?

2. Que sugestões sobre a alimentação você daria ao idoso nessa situação?

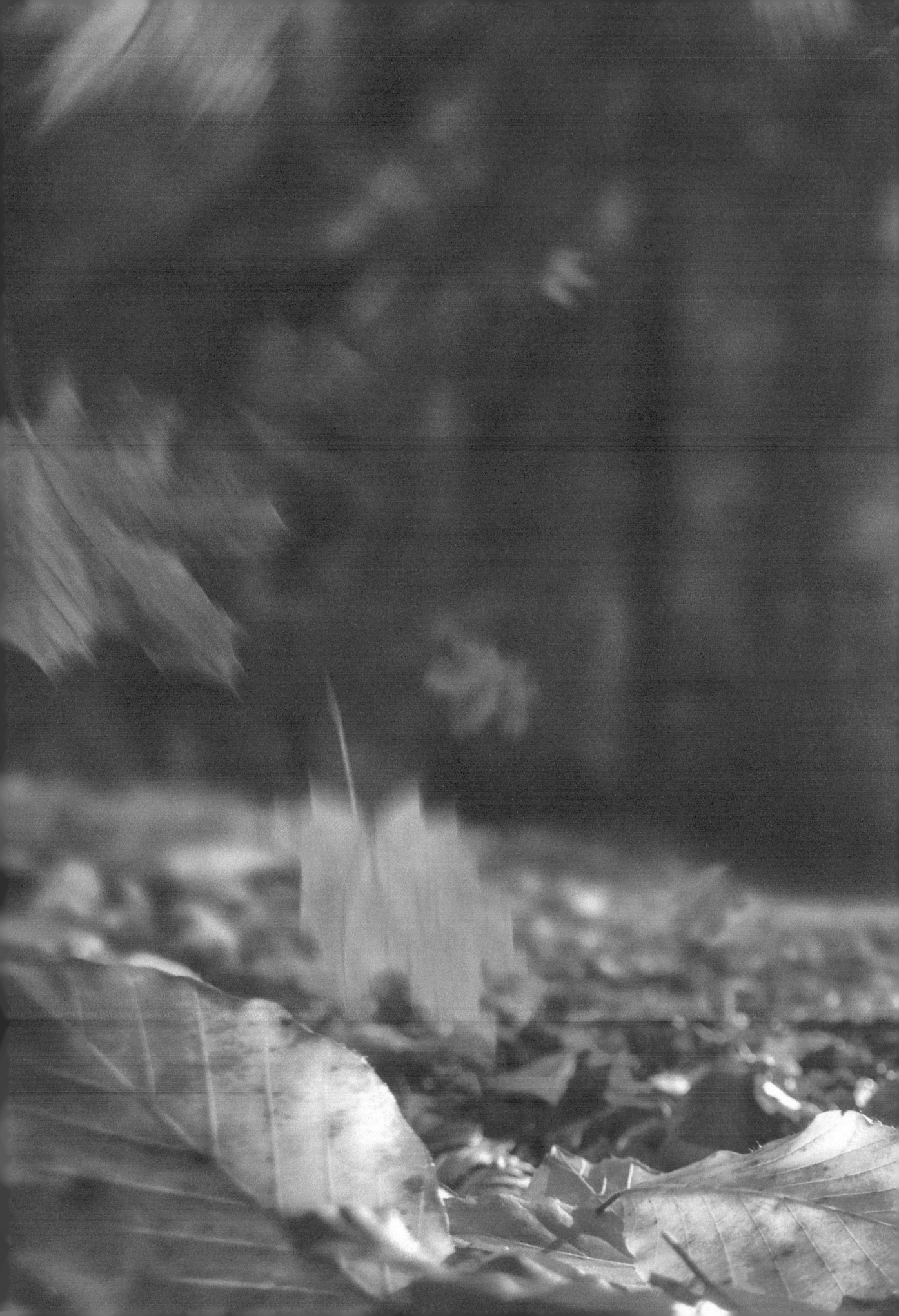

Considerações finais

Pensar no cuidado humano é empoderar-se como profissional para promover melhorias na autonomia e na autoestima das pessoas. Durante o processo de envelhecimento, muitos podem se sentir despersonalizados, desvalorizados, necessitando, assim, de um norte para uma transformação em sua vida.

O cuidar se reflete na expressão de aproximação com outro ser humano. Dessa forma, os profissionais que atuam na área do envelhecimento humano precisam deter certos conhecimentos para serem capazes de entender como ajudar o outro, da melhor maneira possível, em seu processo de desenvolvimento como ser humano. O cuidar refere-se, portanto, à valorização da pessoa, à ajuda e ao aprimoramento de capacidades.

Nesta obra, abordamos temas atrelados a conceitos da área do envelhecimento: necessidades biopsicossociais e espirituais, necessidades de cuidados com a pele, alterações na estrutura física do domicílio, aplicação de testes e avaliações, além da condução farmacológica e nutricional. Assim, esperamos contribuir para que os profissionais tenham sucesso na realização profícua do cuidado com a pessoa idosa.

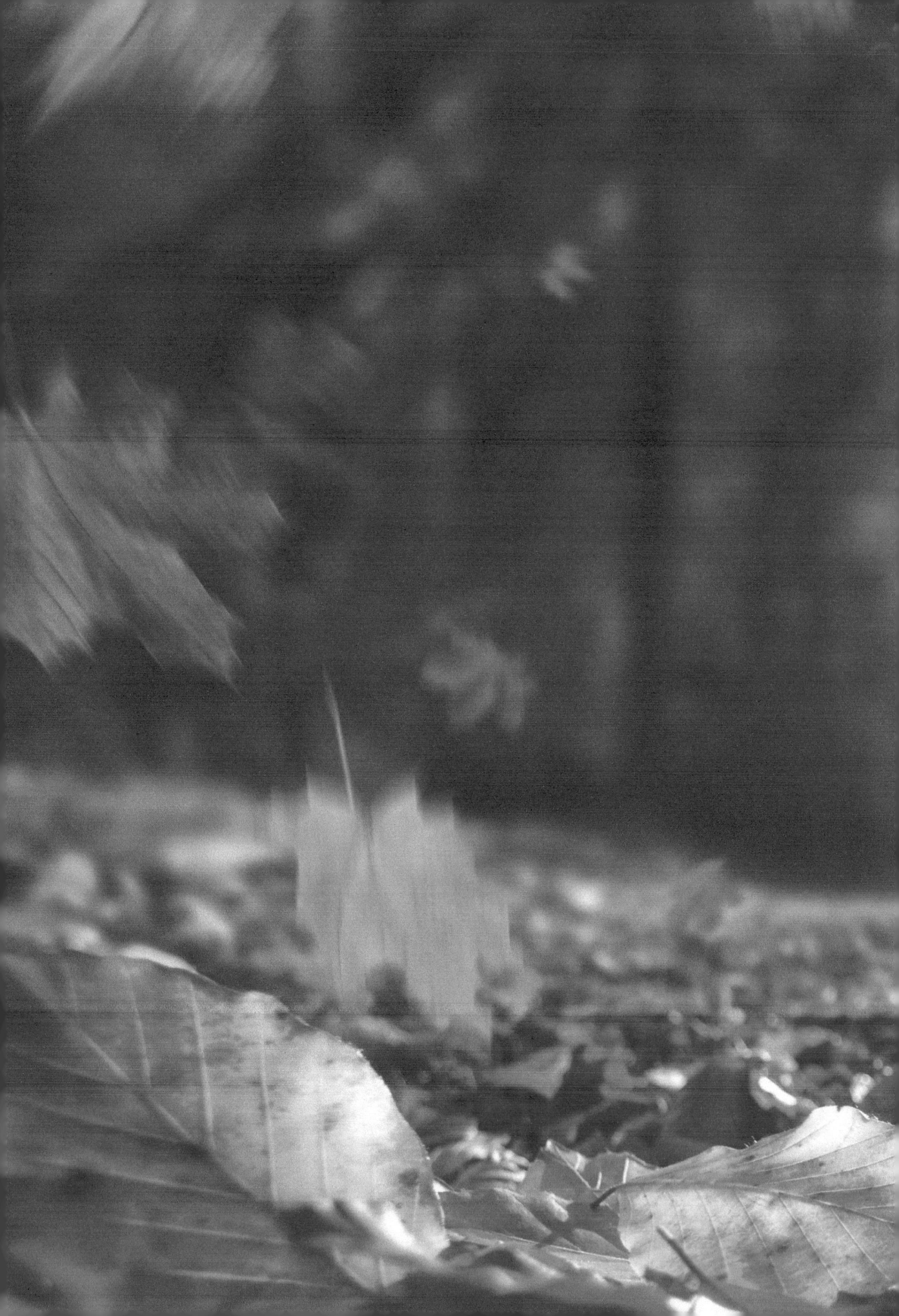

Lista de siglas

AAS	Ácido acetilsalicílico
ABP	Associação Brasileira de Psiquiatria
AINE	Anti-inflamatório não esteroidal
AIVD	Atividades Instrumentais de Vida Diária
AGA	Avaliação Geriátrica Ampla
Anvisa	Agência Nacional de Vigilância Sanitária
APS	Atenção Primária à Saúde
AUT	Autonomia
AVC	Acidente vascular cerebral
AVD	Atividades de Vida Diária
AVE	Acidente vascular encefálico
Boas	*Brazil Old Age Schedule*
Bomfaq	*Brazilian OARS Multidimensional Function Assessment Questionnaire*
BT	Escala Beavers-Timberlawn
BZD	Benzodiazepínicos
CAGE	*Cut Down, Annoyed, Guilty, Eye-Opener*
CBC	Carcinoma basocelular
CEC	Carcinoma espinocelular
CES-D	*Center for Epidemiologic Studies Depression Scale*
CF	Capacidade funcional
CFM	Conselho Federal de Medicina
ClCr	*Clearance* de creatinina
COX	Ciclooxigenase
CTSIB	*Clinical Test of Sensory Interaction and Balance*
DAI	Dermatite associada à incontinência
DCNT	Doença crônica não transmissível
DGI	*Dynamic Gait Index*
DRI	*Dietary Reference Intakes* (Ingestão dietética de referência)
ECA	Enzima conversora de angiotensina
EEH	Escala de Esperança de Herth
EEPP-R	Escala de Espiritualidade de Pinto e Pais-Ribeiro
Faces III	*Family Adaptability and Cohesion Evaluation Scales*
FDA	*Food and Drugs Administration*
FES-I	*Falls Efficacy Scale – International*
FIM	*Functional Independence Measure*

FIQL	*Fecal Incontinence Quality of Life*
Firo	*Fundamental Interpersonal Relations Orientation*
FPS	Fator de proteção solar
FS	Funcionamento do sensório
Garf	*Global Assessment of Relational Functioning*
GDS	*Geriatric Depression Scale*
GDS-15	Escala de Depressão Geriátrica Abreviada
GH	Hormônio do crescimento
HAS	Hipertensão arterial sistêmica
HES	*Home Environment Survey*
HHI	*Herth Hope Index*
HHIA	*Hearing Handicap Inventory for Adults*
HHIE-S	*Hearning Handicap Inventory for the Elderly – Screening Version*
HSSAT	*Home Self Safety Assessment Tool*
IA	Incontinência fecal/anal
IAM	Infarto agudo do miocárdio
ICC	Insuficiência cardiocongestiva
ICIDH	*International Classification of Impairments, Disabilities and Handicaps*
IF	Incapacidade funcional
Ilpi	Instituição de longa permanência para idosos
IMC	Índice de Massa Corporal
INS	Instituto Nacional de Saúde
INT	Intimidade
Ipaq	*International Physical Activity Questionnaire*
Ipaq-SF	*International Physical Activity Questionaire – Short Form*
IT	Índice terapêutico
IU	Incontinência urinária
IV	Infravermelha
IVCF-20	Índice de Vulnerabilidade Clínico-Funcional
KHQ	*King's Health Questionnaire*
LP	Lesão por pressão
LV	Luz visível
MEEM	Miniexame do Estado Mental
MEM	Morte e morrer
MET	Equivalente metabólico
MIF	Medida de Independência Funcional
MIP	Medicamento isento de prescrição
MMRI	Mapa Mínimo de Relações do Idoso
MMSE	*Mini-Mental State Exam*
MNA	Miniavaliação Nutricional
OHIP	*Oral Health Impact Profile*

OHIP-Bref	*Oral Health Impact Profile-Bref*
OMS	Organização Mundial da Saúde
ONU	Organização das Nações Unidas
OPAS	Organização Pan-Americana da Saúde
PA	Pressão arterial
PAEVPI	Plano de Ação para Enfrentamento da Violência contra a Pessoa Idosa
PAH	Perfil de Atividade Humana
PGE	Prostaglandina
pH	Potencial hidrogeniônico
PIP	Prescrição inapropriada entre idosos
PNSI	Política Nacional da Saúde do Idoso
Poma	*Performance Oriented Mobility Assessment*
PPF	Atividades passadas, presentes e futuras
PSO	Participação social
QOL-CS	*Quality of Life Cancer Survivor*
QS	Quociente sexual
QS-F	Quociente Sexual – Versão Feminina
QS-M	Quociente Sexual – Versão Masculina
RASs	Redes de Atenção à Saúde
RUV	Radiação ultravioleta
SAD	Serviço de Atenção Domiciliar
SBC	Sociedade Brasileira de Cardiologia
SBD	Sociedade Brasileira de Dermatologia
SBGG	Sociedade Brasileira de Geriatria e Gerontologia
SNC	Sistema nervoso central
Sobest	Associação Brasileira de Estomaterapia
SUS	Sistema Único de Saúde
TAU	Teste de Apoio Unipodal
TDR	Teste do Desenho do Relógio
TGI	Trato gastrointestinal
TUG	*Timed Up and Go*
TXA	Tromboxano
Unatis	Universidades Abertas à Terceira Idade
UV	Ultravioleta
VES-13	*Vulnerable Elderly Survey*
VPP	Velocidade de perda de peso
WHO	*World Health Organization*
WHODAS 2.0	*World Health Organization Disability Assessment Schedule*
WHOQOL	*World Health Organization Quality of Life Questionnaire*
ZBI	*Zarit Burden Interview*

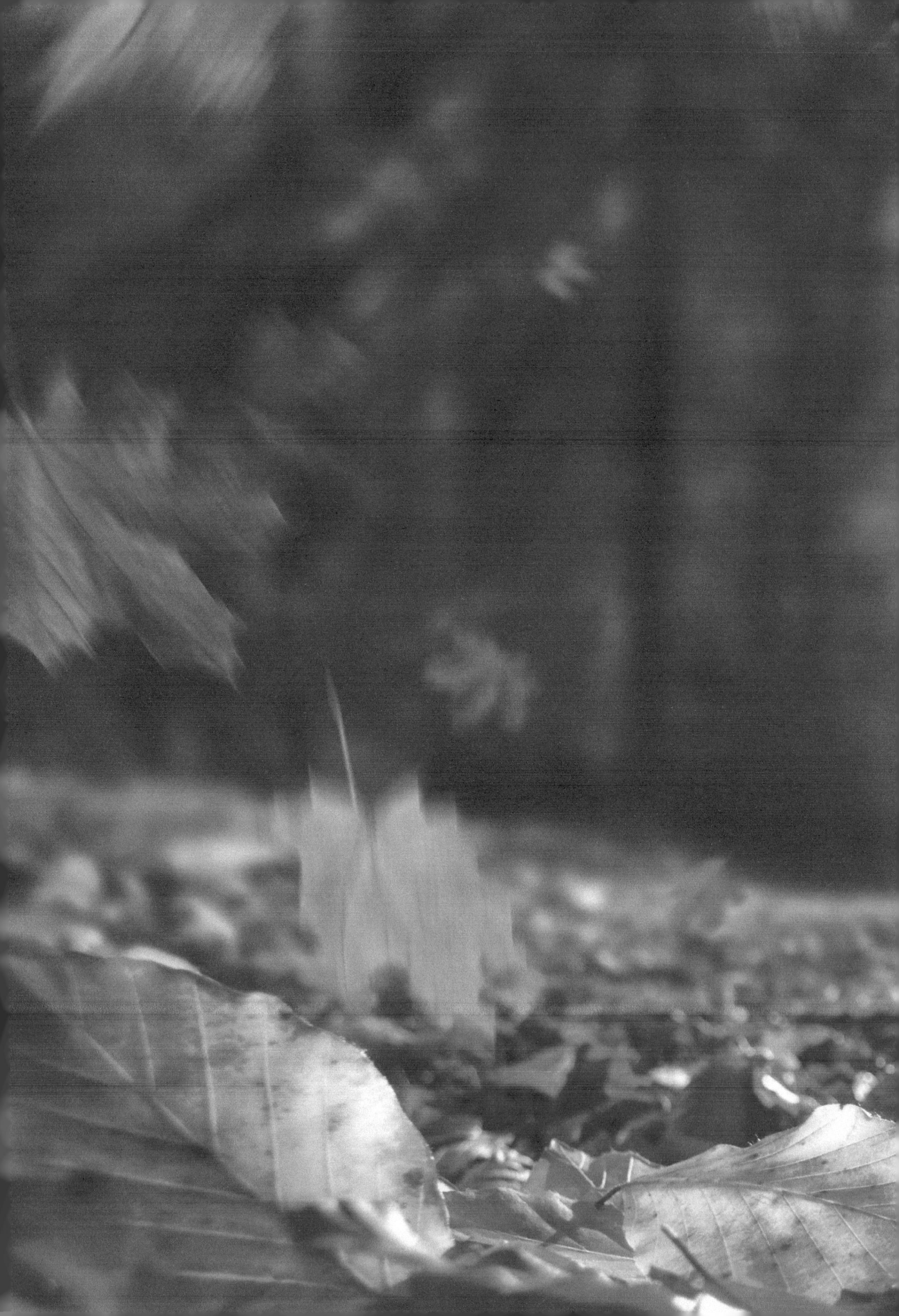

Referências

ABDO, C. H. N. Elaboração e validação do quociente sexual – versão feminina: uma escala para avaliar a função sexual da mulher. **Revista Brasileira de Medicina**, São Paulo, v. 63, n. 9, p. 477-482, set. 2006a.

ABDO, C. H. N. Elaboração e validação do quociente sexual – versão masculina: uma escala para avaliar a função sexual do homem. **Revista Brasileira de Medicina**, São Paulo, v. 63, n. 1-2, p. 42-46, jan./fev. 2006b.

ABP – Associação Brasileira de Psiquiatria. **Diretrizes para um modelo de atenção integral em saúde mental no Brasil**. Rio de Janeiro, 2020. Disponível em: <http://crp16.org.br/wp-content/uploads/2020/12/e0f082_988dca51176541ebaa8255349068a576.pdf>. Acesso em: 13 jan. 2022.

ABRAMS, P. et al. Fourth International Consultation on Incontinence Recommendations of the International Scientific Committee: Evaluation and Treatment of Urinary Incontinence, Pelvic Organ Prolapse, and Fecal Incontinence. **Neurourology and Urodynamics**, v. 29, n. 1, p. 213-240, 2010. Disponível em: <https://onlinelibrary.wiley.com/doi/epdf/10.1002/nau.20870>. Acesso em: 13 jan. 2022.

ALBUQUERQUE, D. da S. et al. Contribuições teóricas sobre o envelhecimento na perspectiva dos estudos pessoa-ambiente. **Psicologia USP**, v. 29, n. 3, p. 442-450, set./dez. 2018. Disponível em:<https://www.scielo.br/j/pusp/a/vcZNwsRKBxHcZdgxsFhpmTk/?format=pdf&lang=pt>. Acesso em: 13 jan. 2022.

ALBUQUERQUE, F. R. V. de S.; CAVALCANTE, J. L. P. Constipação intestinal e consumo alimentar em grupo de idosos: um estudo bibliográfico. **Revista Kairós Gerontologia**, São Paulo, v. 19, n. 4, p. 293-304, 2016. Disponível em: <https://revistas.pucsp.br/index.php/kairos/article/view/33761> Acesso em: 13 jan. 2022.

ALLEN, P. F.; LOCKER, D. Do Item Weights Matter? An Assessment Using the Oral Health Impact Profile. **Community Dental Health**, v. 14, n. 3, p. 133-138, Sept. 1997.

ALMEIDA, A. M.; LOUREIRO, C. A.; ARAÚJO, V. E. de. Um estudo transcultural de valores de saúde bucal utilizando o instrumento OHIP-14 (Oral Health Impact Profile) na forma simplificada: parte I – adaptação cultural e linguística. **Revista Brasileira de Pesquisa em Saúde**, v. 6, n. 1, 2015. Disponível em: <https://periodicos.ufes.br/rbps/article/view/10632>. Acesso em: 13 jan. 2022.

ALMEIDA, K. de. **Avaliação objetiva e subjetiva do benefício das próteses auditivas em adultos**. 144 f. Tese (Doutorado em Medicina) – Universidade Federal de São Paulo, São Paulo, 1998.

ALVARENGA, F. A. de S. et al. Impacto da saúde bucal na qualidade de vida de pacientes maiores de 50 anos de duas instituições públicas do município de Araraquara-SP, Brasil. **Revista de Odontologia da Unesp**, Araraquara, v. 40, n. 3, p. 118-124, maio/jun. 2011. Disponível em: <https://revodontolunesp.com.br/article/588018d37f8c9d0a098b4e36/pdf/rou-40-3-118.pdf>. Acesso em: 30 jan. 2022.

ANVISA – Agência Nacional de Vigilância Sanitária. **Paracetamol**: riscos hepáticos relacionados ao uso do medicamento em combinação, em doses acima de 325mg. 24 jan. 2014. Disponível em: <shorturl.at/dhzPR>. Acesso em: 14 fev. 2022.

ARANHA, F. Q. et al. O papel da vitamina C sobre as alterações orgânicas no idoso. **Revista de Nutrição**, Campinas, v. 13, n. 2, p. 89-97, maio/ago. 2000. Disponível em: <https://www.scielo.br/j/rn/a/chQTbz5yjK6VTwNm5XcQwBK/?lang=pt>. Acesso em: 13 jan. 2022.

BAKHTIN, M. M. **Para uma filosofia do ato responsável**. Tradução de Valdemir Miotello e Carlos Alberto Faraco. 2. ed. São Carlos: Pedro & João Editores, 2012.

BALBINOTTI, H. B. F. **Espelho, espelho meu... o que vejo sou eu?** São Borja: Conceito, 2009.

BATISTONI, S. S. T.; NERI, A. L.; CUPERTINO, A. P. F. B. Validade da escala de depressão do Center for Epidemiological Studies entre idosos brasileiros. **Revista de Saúde Pública**, v. 41, n. 4, p. 598-605, ago. 2007. Disponível em: <https://www.scielo.br/j/rsp/a/dZRPGJB5R8497638MykwBGp/?format=pdf&lang=pt>. Acesso em: 13 jan. 2022.

BEAUVOIR, S. de. **A velhice**. Tradução de Maria Helena Franco Martins. 3. ed. Rio de Janeiro: Nova Fronteira, 2018. (Biblioteca Áurea).

BEAVERS, W. R. Healthy, Midrange, and Severely Dysfunctional Families. In: WALSH, F. (Ed.). **Normal Family Processes**. New York: The Guilford Press, 1982. p. 45-66.

BEERS, M. H. et al. Explicit Criteria for Determining Inappropriate Medication Use in Nursing Home Residents. **Archives of Internal Medicine**, v. 151, n. 9, p. 1825-1832, Sept. 1991.

BERLEZI, E. M.; PILLATT, A. P.; FRANZ, L. B. B. (Org.). **Fragilidade em idosos**: causas e determinantes. Ijuí: Ed. da Unijuí, 2019.

BERTOLUCCI, P. H. F. et al. O Miniexame do Estado Mental em uma população geral: impacto da escolaridade. **Arquivos de Neuropsiquiatria**, v. 52, n. 1, p.1-7, 1994. Disponível em: <https://www.scielo.br/j/anp/a/Sv3WMxHYxDkkgmcN4kNfVTv/?format=pdf&lang=pt>. Acesso em: 13 jan. 2022.

BEYTH, R. J.; SHORR, R. I. Uso de medicamentos. In: DUTHIE, E. H.; KATZ, P. R. **Geriatria prática**. 3. ed. Rio de Janeiro: Revinter, 2002. p. 37-46.

BLACKBURN, G. L. et al. Nutritional and Metabolic Assessment of the Hospitalized Patient. **Journal of Parenteral and Enteral Nutrition**, Baltimore, v. 1, n. 1, p. 11-21, Jan. 1977.

BLACKBURN, G. L.; THORNTON, P. A. Nutritional Assessment of the Hospitalized Patients. **Medical Clinics of North America**, v. 63, p. 1103-115, 1979.

BLAY, S. L.; RAMOS, L. R.; MARI, J. J. de. Validity of a Brazilian Version of the Older Americans Resources and Services (OARS) Mental Health Screening Questionnaire. **Journal of the American Geriatrics Society**, v. 36, n. 8, p. 687-692, Aug. 1988.

BLAZER, D. G.; WU, L-T. The Epidemiology of At-Risk and Binge Drinking Among Middle-Aged and Elderly Community Adults: National Survey on Drug Use and Health. **The American Journal of Psychiatry**, v. 166, n. 10, p. 1162-1169, Oct. 2009. Disponível em: <https://ajp.psychiatryonline.org/doi/epdf/10.1176/appi.ajp.2009.09010016>. Acesso em: 13 jan. 2022.

BOSI, E. **Memória e sociedade**: lembranças de velhos. 3. ed. São Paulo: Companhia das Letras, 1994.

BRAGA, C.; GALLEGUILLOS, T. G. B. **Saúde do adulto e do idoso**. São Paulo: Érica, 2014. (Série Eixos).

BRASIL. Decreto n. 49.974-A, de 21 de janeiro de 1961. **Diário Oficial da União**, Poder Executivo, Brasília, DF, 28 jan. 1961. Disponível em: <https://www2.camara.leg.br/legin/fed/decret/1960-1969/decreto-49974-a-21-janeiro-1961-333333-publicacaooriginal-1-pe.html>. Acesso em: 13 jan. 2022.

BRASIL. Lei n. 6.360, de 23 de setembro de 1976. **Diário Oficial da União**, Poder Legislativo, Brasília, DF, 24 set. 1976. Disponível em: <http://www.planalto.gov.br/ccivil_03/leis/l6360.htm>. Acesso em: 13 jan. 2022.

BRASIL. Lei n. 10.098, de 19 de dezembro de 2000. **Diário Oficial da União**, Poder Executivo, Brasília, DF, 20 dez. 2000. Disponível em: <http://www.planalto.gov.br/ccivil_03/leis/l10098.htm>. Acesso em: 13 jan. 2022.

BRASIL. Lei n. 10.741, de 1º de outubro de 2003. **Diário Oficial da União**, Poder Legislativo, Brasília, DF, 3 out. 2003a. Disponível em: <http://www.planalto.gov.br/ccivil_03/leis/2003/l10.741.htm>. Acesso em: 13 jan. 2022.

BRASIL. Ministério da Saúde. Portaria n. 1.943, de 18 de outubro de 2001. **Diário Oficial da União**, Brasília, DF, 24 out. 2001. Disponível em: <http://www.funasa.gov.br/site/wp-content/files_mf/Pm_1943_2001.pdf>. Acesso em: 13 jan. 2022.

BRASIL. Ministério da Saúde. Portaria n. 2.528, de 19 de outubro de 2006. **Diário Oficial da União**, Brasília, DF, 2006a. Disponível em: <http://bvsms.saude.gov.br/bvs/saudelegis/gm/2006/prt2528_19_10_2006.html>. Acesso em: 13 jan. 2022.

BRASIL. Ministério da Saúde. Agência Nacional de Vigilância Sanitária. Resolução da Diretoria Colegiada n. 11, de 26 de janeiro de 2006. **Diário Oficial da União**, 2006b. Disponível em: <http://bvsms.saude.gov.br/bvs/saudelegis/anvisa/2006/res0011_26_01_2006.html>. Acesso em: 13 jan. 2022.

BRASIL. Ministério da Saúde. Agência Nacional de Vigilância Sanitária. Resolução da Diretoria Colegiada n. 283, de 26 de setembro de 2005. **Diário Oficial da União**, Brasília, DF, 27 set. 2005a. Disponível em: <http://bvsms.saude.gov.br/bvs/saudelegis/anvisa/2005/res0283_26_09_2005.html>. Acesso em: 21 abr. 2021.

BRASIL. Ministério da Saúde. Secretaria de Atenção à Saúde. Departamento de Atenção Básica. **Alimentação saudável para a pessoa idosa**: um manual para profissionais de saúde. Brasília, 2009. (Série A: Normas e Manuais Técnicos). Disponível em: <http://bvsms.saude.gov.br/bvs/publicacoes/alimentacao_saudavel_idosa_profissionais_saude.pdf>. Acesso em: 13 jan. 2022.

BRASIL. Ministério da Saúde. Secretaria de Atenção à Saúde. Departamento de Atenção Básica. **Caderno de atenção domiciliar**: melhor em casa – a segurança do hospital no conforto do seu lar. Brasília, 2013a. v. 2. Disponível em: <https://bvsms.saude.gov.br/bvs/publicacoes/caderno_atencao_domiciliar_melhor_casa.pdf>. Acesso em: 13 jan. 2022.

BRASIL. Ministério da Saúde. Secretaria de Atenção à Saúde. Departamento de Atenção Básica. **Envelhecimento e saúde da pessoa idosa**. Brasília, 2006c. (Cadernos de Atenção Básica, n. 19). Disponível em: <https://bvsms.saude.gov.br/bvs/publicacoes/evelhecimento_saude_pessoa_idosa.pdf>. Acesso em: 13 jan. 2022.

BRASIL. Ministério da Saúde. Secretaria de Atenção à Saúde. Departamento de Atenção Básica. **Rastreamento**. Brasília, 2013b. (Cadernos de Atenção Primária, n. 29, v. 2). Disponível em: <https://bvsms.saude.gov.br/bvs/publicacoes/rastreamento_caderno_atencao_primaria_n29.pdf>. Acesso em: 13 jan. 2022.

BRASIL. Ministério da Saúde. Secretaria de Políticas de Saúde. **As cartas da promoção da saúde**. Brasília, 2002. (Série B: Textos Básicos em Saúde). Disponível em: <https://bvsms.saude.gov.br/bvs/publicacoes/cartas_promocao.pdf>. Acesso em: 13 jan. 2022.

BRASIL. Secretaria Especial dos Direitos Humanos. Conselho Nacional dos Direitos do Idoso. **Plano de Ação Internacional para o Envelhecimento**. Tradução de Arlene Santos. Brasília, 2003b. Disponível em: <http://pfdc.pgr.mpf.mp.br/atuacao-e-conteudos-de-apoio/publicacoes/pessoa-idosa/plano-acao-internacional-envelhecimento>. Acesso em: 13 jan. 2022.

BRASIL. Subsecretaria de Direitos Humanos. **Plano de Ação para o Enfrentamento da Violência Contra a Pessoa Idosa**. Brasília, 2005b. Disponível em: <http://bvsms.saude.gov.br/bvs/publicacoes/plano_acao_enfrentamento_violencia_idoso.pdf>. Acesso em: 13 jan. 2022.

BRAUER, S.; BURNS, Y.; GALLEY, P. Lateral Reach: a Clinical Measure of Medio-Lateral Postural Stability. **Physiotherapy Research International**, v. 4, n. 2, p. 81-88, June 1999.

BRAUN N. M. et al. Cianocobalamina como tratamento de doenças neuropsicomotoras em idosos com déficit de vitamina B12: revisão da literatura. **Unisanta Health Science**, v. 1, n. 1, p. 80-87, 2017. Disponível em: <https://periodicos.unisanta.br/index.php/hea/article/view/1055>. Acesso em: 13 jan. 2022.

BRAZILIAN OARS Multidimensional Functional Assessment Questionnaire – Bomfaq. Disponível em: <https://edisciplinas.usp.br/pluginfile.php/143486/mod_folder/content/0/BOMFAQ.pdf?forcedownload=1>. Acesso em: 15 fev. 2022.

BRUNTON, L. L.; CHABNER, B. A.; KNOLLMANN, B. C. (Org.). **As bases farmacológicas da terapêutica de Goodman e Gilman**. Tradução de Augusto Langeloh et al. 12. ed. Porto Alegre: AMGH, 2012.

CALIXTO, S. C. S. et al. Prevalência da síndrome metabólica em idosos. **Revista Saúde em Foco**, Teresina, v. 3, n. 2, art. 9, p. 119-135, jul./dez. 2016. Disponível em: <http://www4.unifsa.com.br/revista/index.php/saudeemfoco/article/viewFile/1290/1218>. Acesso em: 13 jan. 2022.

CAMARGOS, F. F. O. et al. Adaptação transcultural e avaliação das propriedades psicométricas da Falls Efficacy Scale – International em idosos brasileiros (FES-I-BRASIL). **Revista Brasileira de Fisioterapia**, São Carlos, v. 14, n. 3, p. 237-243, maio/jun. 2010. Disponível em: <https://www.scielo.br/j/rbfis/a/G6DXXwm9TS4zvFpyWxwnQPs/?format=pdf&lang=pt>. Acesso em: 13 jan. 2022.

CAMPOS, M. T. F. de S.; MONTEIRO, J. B. R.; ORNELAS, A. P. R. de C. Fatores que afetam o consumo alimentar e a nutrição do idoso. **Revista de Nutrição**, Campinas, v. 13, n. 3, p 157-165, set./dez. 2000. Disponível em: <https://www.scielo.br/j/rn/a/QJmdTgcwFkDt74cxPH5BNwc/?format=pdf&lang=pt>. Acesso em: 13 jan. 2022.

CARVALHO, J. A. M. de; GARCIA, R. A. O envelhecimento da população brasileira: um enfoque demográfico. **Cadernos de Saúde Pública**, Rio de Janeiro, v. 19, n. 3, p. 725-733, maio/jun. 2003. Disponível em: <https://www.scielo.br/j/csp/a/wvqBNvKW9Y8YRqCcjNrL4zz/?format=pdf&lang=pt>. Acesso em: 13 jan. 2022.

CASTRO, S. M. de; PERRACINI, M. R.; GANANÇA, F. F. Versão brasileira do Dynamic Gait Index. **Revista Brasileira de Otorrinolaringologia**, v. 72, n. 6, p. 817-825, nov./dez. 2006. Disponível em: <https://www.scielo.br/j/rboto/a/yhtFk7DKP4kf45rNgPjFMgK/?format=pdf&lang=pt>. Acesso em: 13 jan. 2022.

CEISUC – Centro de Estudos e Investigação em Saúde da Universidade de Coimbra. **Questionário de Estado de Saúde (SF-36v2)**. 1997. Disponível em: <https://www.insa.min-saude.pt/wp-content/uploads/2019/06/SF36eBPI-DoencaFabry.pdf>. Acesso em: 16 fev. 2022.

CEZAR, A. L. S. **Análise exploratória do módulo de avaliação multidimensional do idoso do Plano de Atenção Gerontológica (PAGe)**. 116 f. Trabalho de Conclusão de Curso (Bacharelado em Gerontologia) – Universidade de São Paulo, São Paulo, 2012.

CEZAR, A. L. S. **Desenvolvimento e validação de conteúdo da avaliação multidimensional do idoso do Plano de Atenção Gerontológica – PAGe**. 264 f. Dissertação (Mestrado em Ciências) – Universidade de São Paulo, São Paulo, 2018. Disponível em: <http://www.teses.usp.br/teses/disponiveis/100/100141/tde-05072018-191211>. Acesso em: 13 jan. 2022.

CFM – Conselho Federal de Medicina. Resolução n. 1.638, de 10 de julho de 2002. **Diário Oficial da União**, Brasília, DF, 9 ago. 2002. Disponível em: <https://sistemas.cfm.org.br/normas/visualizar/resolucoes/BR/2002/1638>. Acesso em: 13 jan. 2022.

CICHACEWSKI, C. L. R.; LEINIG, C. E. O papel das proteínas dietéticas na progressão da doença renal crônica de pacientes em estágio três e quatro. **Revista Brasileira de Nutrição Clínica**, v. 26, n. 3, p. 216-221, 2011. Disponível em: <http://www.braspen.com.br/home/wp-content/uploads/2016/12/12-O-papel-das-prote%C3%ADnas-diet%C3%A9ticas-na-progress%C3%A3o.pdf>. Acesso em: 13 jan. 2022.

CICONELLI, R. M. **Tradução para o português e validação do Questionário Genérico de Avaliação de Qualidade de Vida "Medical Outcomes Study 36-Item Short-Form Health Survey (SF-36)"**. 145 f. Tese (Doutorado em Medicina) – Universidade Federal de São Paulo, São Paulo, 1997. Disponível em: <http://repositorio.unifesp.br/handle/11600/15360>. Acesso em: 13 jan. 2022.

CORTELLA, M. S. **Pensar bem nos faz bem!** Rio de Janeiro: Vozes, 2013.

COSTA E SILVA, P. V.; SANTOS, M. B. F. dos; MARCHINI, L. Alcohol and Medication Use among Elderly Community-Dwelling Brazilians. **International Journal of Gerontology**, v. 8, n. 3, p. 133-136, Sept. 2014. Disponível em: <https://www.sciencedirect.com/science/article/pii/S1873959814000623/pdfft?md5=d9f3ed06c34d077023e6d109d840db8e&pid=1-s2.0-S1873959814000623-main.pdf>. Acesso em: 13 jan. 2022.

COSTA, M. F. B. Rede de cuidado da pessoa idosa na Atenção Primária à Saúde. In: ABEn – Associação Brasileira de Enfermagem. et al. **Proenf**: Programa de Atualização em Enfermagem – saúde do idoso. Porto Alegre: Artmed, 2020. Ciclo 2. p. 63-92.

CRAIG, C. L. et al. International Physical Activity Questionnaire: 12-Country Reliability and Validity. **Medicine & Science in Sports & Exercise**, v. 35, n. 8, p. 1381-1395, Aug. 2003. Disponível em: <https://journals.lww.com/acsm-msse/Fulltext/2003/08000/International_Physical_Activity_Questionnaire_.20.aspx>. Acesso em: 14 jan. 2022.

CURITIBA. Prefeitura Municipal. Fundação de Ação Social. Diretoria de Proteção Social Especial. Secretaria Municipal de Saúde. Diretoria de Saúde Ambiental. **Protocolo Qualidade em Instituições de Longa Permanência para Idosos – PQILPIs**: orientação para gestores – pessoa idosa e familiares. 2009. Disponível em: <https://fas.curitiba.pr.gov.br/baixarMultimidia.aspx?idf=8122>. Acesso em: 14 jan. 2022.

DEBERT, G. G. Arenas de conflito em torno do cuidado. **Tempo Social**, São Paulo, v. 26, n. 1, p. 35-45, jun. 2014. Disponível em: <https://www.scielo.br/j/ts/a/YWcKy5CBmzKKPjyVZqRmqgD/?format=pdf&lang=pt>. Acesso em: 14 jan. 2022.

DEON, R. G. et al. Consumo de alimentos dos grupos que compõem a pirâmide alimentar americana por idosos brasileiros: uma revisão. **Ciência & Saúde**, v. 8, n. 1, p. 26-34, jan./abr. 2015. Disponível em: <https://doi.org/10.15448/1983-652X.2015.1.18065>. Acesso em: 14 jan. 2022.

DOLL, J.; RAMOS, A. C.; BUAES, C. S. Apresentação: educação e envelhecimento. **Educação & Realidade**, Porto Alegre, v. 40, n. 1, p. 9-15, jan./mar. 2015. Disponível em: <https://doi.org/10.1590/2175-623652407>. Acesso em: 14 jan. 2022.

DOMANSKY, R. de C.; BORGES, E. L. (Org.). **Manual para prevenção de lesões de pele**: recomendações baseadas em evidências. Rio de Janeiro: Rubio, 2012.

DOMINGUES, M.; DERNTL, A. M. Rede de suporte social: valorizando as relações significativas do idoso. **Jornal Brasileiro de Odontogeriatria**, v. 1, p. 315-335, 2006.

DUNCAN, P. W. et al. Functional Reach: a New Clinical Measure of Balance. **Journal of Gerontology**, v. 45, n. 6, p. M192-M197, Nov. 1990. Disponível em: <https://doi.org/10.1093/geronj/45.6.M192>. Acesso em: 14 jan. 2022.

DZIERŻANOWSKI, T.; CIAŁKOWSKA-RYSZ, A. The Occurrence and Risk Factors of Constipation in Inpatient Palliative Care Unit Patients vs. Nursing Home Residents. **Przegląd Gastroenterologiczny**, v. 13, n. 4, p. 299-304, 2018. Disponível em: <https://www.termedia.pl/The-occurrence-and-risk-factors-of-constipation-r-nin-inpatient-palliative-care-unit-patients-vs-nursing-home-residents,41,34207,1,1.html>. Acesso em: 14 jan. 2022.

ELIAS, A. C. A.; GIGLIO, J. S.; PIMENTA, C. A. M. Análise da natureza da dor espiritual apresentada por pacientes terminais e o processo de sua re-significação através da intervenção relaxamento, imagens mentais e espiritualidade (RIME). **Revista Latino-Americana de Enfermagem**, v. 16, n. 6, dez. 2008. Disponível em: <https://www.scielo.br/j/rlae/a/p6p3CZ3QQVS7ZzSpFjkDNpM/?lang=pt>. Acesso em: 14 fev. 2022.

ELMSTÅHL, S.; MALMBERG, B.; ANNERSTEDT, L. Caregiver's Burden of Patients 3 Years After Stroke Assessed by a Novel Caregiver Burden Scale. **Archives of Physical Medicine and Rehabilitation**, v. 77, n. 2, p. 177-182, Feb. 1996.

ELSAWY, B.; HIGGINS, K. E. The Geriatric Assessment. **American Family Physician**, v. 83, n. 1, p. 48-56, Jan. 2011.

EPUAP – European Pressure Ulcer Advisory Panel; NPIAP – National Pressure Injury Advisory Panel; PPPIA – Pan Pacific Pressure Injury Alliance. **Prevenção e tratamento de lesões**: úlceras por pressão. Guia de consulta rápida. Ed. Portuguesa. 2019. Disponível em: <https://www.epuap.org/wp-content/uploads/2020/11/qrg-2020-portuguese.pdf>. Acesso em: 14 jan. 2022.

ESCALA de Depressão Geriátrica (GDS). Disponível em: <http://www.eerp.usp.br/ebooks/Escala_de_Depress_Geriatrica_ebook_dezembo%5B1%5D.pdf>. Acesso em: 14 jan. 2022.

EVANGELISTA, D. G. et al. Impacto das feridas crônicas na qualidade de vida de usuários da Estratégia de Saúde da Família. **Revista de Enfermagem do Centro-Oeste Mineiro**, v. 2, n. 2, p. 254-263, maio/ago. 2012. Disponível em: <http://seer.ufsj.edu.br/index.php/recom/article/view/15/308>. Acesso em: 14 jan. 2022.

FALCETO, O. G.; BUSNELLO, E. D.; BOZZETTI, M. C. Validação de escalas diagnósticas do funcionamento familiar para utilização em serviços de atenção primária à saúde. **Revista Panamericana de Saúde Pública**, v. 7, n. 4, p. 255-263, 2000. Disponível em: <https://www.scielosp.org/pdf/rpsp/2000.v7n4/255-263>. Acesso em: 14 jan. 2022.

FALCONE, M. et al. Considerations for the Optimal Management of Antibiotic Therapy in Elderly Patients. **Journal of Global Antimicrobial Resistance**, v. 22, n. 2020, p. 325-333, Sept. 2020. Disponível em: <https://www.sciencedirect.com/science/article/pii/S2213716520300515/pdfft?md5=f5df0f354499efc10a61eff062a8b8ed&pid=1-s2.0-S2213716520300515-main.pdf>. Acesso em: 14 jan. 2022.

FAULKNER, C. M.; COX, H. L.; WILLIAMSON, J. C. Unique Aspects of Antimicrobial Use in Older Adults. **Clinical Infectious Diseases**, v. 40, n. 7, p. 997-1004, Apr. 2005. Disponível em: <https://academic.oup.com/cid/article/40/7/997/373878>. Acesso em: 14 fev. 2022.

FERNANDES, C. L. C.; CURRA, L. C. D. **Ferramentas de abordagem familiar**. Porto Alegre: Artmed, 2006.

FERRER, M. L. P.; PERRACINI, M. R.; RAMOS, L. R. Prevalência de fatores ambientais associados a quedas em idosos residentes na comunidade em São Paulo, SP. **Revista Brasileira de Fisioterapia**, v. 8, n. 2, p. 149-54, maio/ago. 2004.

FIGUEIREDO, N. M. A.; TONINI, T. (Org.). **Gerontologia**: atuação da enfermagem no processo de envelhecimento. 2. ed. São Caetano do Sul: Yendis, 2012.

FIX, A. J.; DAUGHTON, D. **Human Activity Profile**: Professional Manual. Nebraska: Psychological Assessment Resources, 1988.

FOLSTEIN, M. F.; FOLSTEIN, S. E.; MCHUGH, P. R. "Mini-Mental State": a Practical Method for Grading the Cognitive State of Patients for the Clinician. **Journal of Psychiatric Research**, v. 12, n. 3, p. 189-198, Nov. 1975.

FONSECA, E. S. M. et al. Validação do questionário de qualidade de vida (King's Health Questionnaire) em mulheres brasileiras com incontinência urinária. **Revista Brasileira de Ginecologia e Obstetrícia**, v. 27, n. 5, p 235-242, 2005. Disponível em: <https://www.scielo.br/j/rbgo/a/BhVKh8grVDp37bKJZ7LMjmD/?format=pdf&lang=pt>. Acesso em: 28 jan. 2022.

FONSECA, J. E.; CARMO, T. A. O idoso e os medicamentos. **Saúde em Revista**, v. 2, n. 4, p. 35-41, 2000.

FREITAS, E. V. de; MIRANDA, R. D. Avaliação Geriátrica Ampla. In: FREITAS, E. V. de; PY, L. (Ed.). **Tratado de geriatria e gerontologia**. 3. ed. Rio de Janeiro: Guanabara Koogan, 2013. p. 1375-1387.

FREITAS, M. C. de. et al. Úlcera por pressão em idosos institucionalizados: análise da prevalência e fatores de risco. **Revista Gaúcha de Enfermagem**, Porto Alegre, v. 32, n. 1, p. 143-150, mar. 2011. Disponível em: <http://www.scielo.br/pdf/rgenf/v32n1/a19v32n1.pdf>. Acesso em: 14 jan. 2022.

FURUICHI, T. Prevenção síndrome do desuso. In: **Textbook of Geriatric Medicine**. Tokyo: Medical View, 2008. p. 285-286.

FUZARO JUNIOR, G. et al. Alimentação e nutrição no envelhecimento e na aposentadoria. In: COSTA, J. L. R.; COSTA, A. M. M. R.; FUZARO JUNIOR, G. (Org.). **O que vamos fazer depois do trabalho?** Reflexões sobre a preparação para aposentadoria. São Paulo: Cultura Acadêmica, 2016. p. 103-116.

GAMEIRO, L. **Cuidados com a pele da pessoa idosa**. Rio de Janeiro: SBD, 2019. Cartilha. Disponível em: <https://www.sbd.org.br/mm/cms/2019/03/18/cartilha2sbd-cuidados-da-pessoa-idosasite.pdf>. Acesso em: 14 fev. 2022.

GIRONDI, J. B. et al. Gerenciamento do cuidado de enfermagem para skin tears em idosos. In: ABEn – Associação Brasileira de Enfermagem. et al. **Proenf**: Programa de Atualização em Enfermagem – saúde do idoso. Porto Alegre: Artmed, 2018. Ciclo 1. p. 127-162.

GOLAN, D. E. et al. **Princípios de farmacologia**: a base fisiopatológica da farmacologia. Tradução de Maria de Fátima Azevedo e Patricia Lydie Voeux. 3. ed. Rio de Janeiro: Guanabara Koogan, 2016.

GOLDIE, P. A.; BACH, T. M.; EVANS, O. M. Force Platform Measures for Evaluating Postural Control: Reliability and Validity. **Archives of Physical Medicine and Rehabilitation**, v. 70, n. 7, p. 510-517, July 1989.

GOMES, G. de C. **Tradução, adaptação transcultural e exame das propriedades de medida da escala "Performance-Oriented Mobility Assessment" (Poma) para uma amostragem de idosos brasileiros institucionalizados**. 110 f. Dissertação (Mestrado em Gerontologia) – Universidade Estadual de Campinas, Campinas, 2003. Disponível em: <https://docplayer.com.br/197419901-Universidade-estadual-de-campinas-faculdade-de-educacao-mestrado-em-gerontologia.html>. Acesso em: 14 jan. 2022.

GONZAGA, A. de C. P.; BENEVIDES, C. S. A importância de um ambiente adequado para o idoso. In: ABREU, C. B. B. de; RIBEIRO, M. I.; PIRES, N. R. (Org.). **Cuidando de quem já cuidou**: o livro do cuidador. São Paulo: Atheneu, 2009. p. 75-89.

GONZÁLEZ-SALVADOR, M. T. et al. The Stress and Psychological Morbidity of the Alzheimer Patient Caregiver. **International Journal of Geriatric Psychiatry**, v. 14, n. 9, p. 701-710, Sept. 1999.

GROFF, J. L.; GROPPER, S. S.; SMITH, J. L. **Nutrição avançada e metabolismo humano**. São Paulo: Cengage Learning, 2016.

HANLON, J. T. et al. Suboptimal Prescribing in Older Inpatients and Outpatients. **Journal of the American Geriatrics Society**, New York, v. 49, n. 2, p. 200-209, Feb. 2001.

HERTH, K. Abbreviated Instrument to Measure Hope: Development and Psychometric Evaluation. **Journal of Advanced Nursing**, v. 17, n. 10, p. 1251-1259, Oct. 1992. Disponível em: <https://www.researchgate.net/publication/21724346_Abbreviated_Instrument_to_Measure_Hope_Development_and_Psychometric_Evaluation>. Acesso em: 24 maio 2022.

HOROWITZ, B. P.; NOCHAJSKI, S. M.; SCHWEITZER, J. A. Occupational Therapy Community Practice and Home Assessments: Use of the Home Safety Self-Assessment Tool (HSSAT) to Support Aging in Place. **Occupational Therapy Health Care**, v. 27, n. 3, p. 216-227, July 2013.

IBGE – Instituto Brasileiro de Geografia e Estatística. **Censo 2010**. 2010. Disponível em: <https://censo2010.ibge.gov.br/>. Acesso em: 14 jan. 2022.

IBGE – Instituto Brasileiro de Geografia e Estatística. **Projeção da população idosa no Brasil**. 2020. Disponível em: <https://ftp.ibge.gov.br/Projecao_da_Populacao/Projecao_da_Populacao_2018/projecoes_2018_populacao_2010_2060_20200406.xls>. Acesso em: 14 jan. 2022.

IOM – Institute of Medicine. **Dietary Reference Intakes**: Applications in Dietary Planning. Washington, DC: National Academies Press, 2003.

ISAACS, B.; NEVILLE, Y. The Needs of Old People: the 'Interval' as a Method of Measurement. **British Journal of Preventive and Social Medicine**, v. 30, n. 2, p. 79-85, June 1976. Disponível em: <https://www.jstor.org/stable/25565892>. Acesso em: 14 jan. 2022.

IVCF-20. **Questionário on-line**. Disponível em: <https://ivcf20.org/#section-10909181>. Acesso em: 26 jan. 2022.

KARANDIKAR, Y. S. et al. Inappropriate Prescribing in the Elderly: a Comparison of Two Validated Screening Tools. **Journal of Clinical Gerontology and Geriatrics**, v. 4, n. 4, p. 109-114, Dec. 2013. Disponível em: <https://www.sciencedirect.com/science/article/pii/S2210833513000361/pdfft?md5=92788d89af2e5d8e0e6822d86ed7349b&pid=1-s2.0-S2210833513000361-main.pdf>. Acesso em: 14 jan. 2022.

KARSCH, U. Idosos dependentes: famílias e cuidadores. **Cadernos de Saúde Pública**, Rio de Janeiro, v. 19, n. 3, p. 861-866, maio/jun. 2003. Disponível em: <https://doi.org/10.1590/S0102-311X2003000300019>. Acesso em: 14 jan. 2022.

KASLOW, F. W. History, Rationale and Philosophic Overview of Issues and Assumptions. In: KASLOW, F. W. (Ed.). **Handbook of Relational Diagnosis and Dysfunctional Family Patterns**. New York: John Wiley & Sons, 1996. p. 3-28.

KELLEHER, C. J. et al. A New Questionnaire to Assess the Quality of Life of Urinary Incontinent Women. **Journal of Obstetrics and Gynaecology**, v. 104, n. 12, p. 1374-1379, Dec. 1997.

KINNEY, J. M.; STEPHENS, M. A. P. Caregiving Hassles Scale: Assessing the Daily Hassles of Caring for a Family Member with Dementia. **The Gerontologist**, v. 29, n. 3, p. 328-332, June 1989. Disponível em: <https://doi.org/10.1093/geront/29.3.328>. Acesso em: 14 jan. 2022.

KOENIG, H. G.; MCCULLOUGH, M. E.; LARSON, D. B. **Handbook of Religion and Health**. Oxford: Oxford University Press, 2001.

KUCERA, M. de O. R.; SIVIERO, J.; BONATTO, S. Consumo de lipídeos e estado nutricional de idosos participantes do projeto Nutenv da Universidade de Caxias do Sul. **RBCEH**, Passo Fundo, v. 9, n. 3, p. 426-438, set./dez. 2012. Disponível em: <http://seer.upf.br/index.php/rbceh/article/view/2811>. Acesso em: 14 jan. 2022.

LAMA, D.; CUTLER, H. C. **A arte da felicidade**: um manual para a vida. Tradução de Waldéa Barcellos. São Paulo: M. Fontes, 2000.

LANSKA, D. J.; GOETZ, C. G. Romberg's Sign: Development, Adoption, and Adaptation in the 19th Century. **Neurology**, v. 55, n. 8, p. 1201-1206, Oct. 2000.

LAWLER, K. A.; YOUNGER, J. W. Theobiology: an Analysis of Spirituality, Cardiovascular Responses, Stress, Mood, and Physical Health. **Journal of Religion and Health**, v. 41, n. 4, p. 347-362, 2002.

LAWTON, M. P. **Environment and Aging**. New York: Center for the Study of Aging, 1986.

LAWTON, M. P.; BRODY, E. M. Assessment of Older People: Self-Maintaining and Instrumental Activities of Daily Living. **The Gerontologist**, v. 9, n. 3, p. 179-186, Oct. 1969.

LEITE S. C.; BARATTO, I.; SILVA, R. Consumo de cálcio e risco de osteoporose em uma população de idosos. **Revista Brasileira de Obesidade, Nutrição e Emagrecimento**, São Paulo, v. 8, n. 48, p. 165-174, nov./dez. 2014. Disponível em: <http://www.rbone.com.br/index.php/rbone/article/view/350>. Acesso em: 17 jan. 2022.

LENARDT, M. H. et al. Cuidados de enfermagem ao idoso na síndrome da fragilidade física. In: ABEn – Associação Brasileira de Enfermagem. et al. **Proenf**: Programa de Atualização em Enfermagem – saúde do idoso. Porto Alegre: Artmed, 2019. Ciclo 1. p. 11-44.

LISPECTOR, C. **A hora da estrela**. Rio de Janeiro: Rocco, 1998.

LISPECTOR, C. **Correspondências**. Rio de Janeiro: Rocco, 2002.

LONG, M. **Functional Reach Test [FRT]**. 15 out. 2016. Disponível em: <https://sites.google.com/site/calimariphysicaltherapy/blog/functionalreachtestfrt?tmpl=%2Fsystem%2Fapp%2Ftemplates%2Fprint%2F&showPrintDialog=1>. Acesso em: 15 fev. 2022.

LOURENÇO, R. A. et al. Consenso Brasileiro de Fragilidade em Idosos: conceitos, epidemiologia e instrumentos de avaliação. **Geriatrics, Gerontology and Aging**, v. 12, n. 2, p. 121-135, 2018. Disponível em: <https://cdn.publisher.gn1.link/ggaging.com/pdf/v12n2a10.pdf>. Acesso em: 17 jan. 2022.

LUCCHETTI, G. et al. O idoso e sua espiritualidade: impacto sobre diferentes aspectos do envelhecimento. **Revista Brasileira de Geriatria e Gerontologia**, Rio de Janeiro, v. 14, n. 1, p. 159-167, 2011. Disponível em: <https://doi.org/10.1590/S1809-98232011000100016>. Acesso em: 17 jan. 2022.

LUCENA, A. A. G. de. et al. Fluxo salivar em pacientes idosos. **Revista Gaúcha de Odontologia**, Porto Alegre, v. 58, n. 3, p. 301-305, jul./set. 2010. Disponível em: <http://revodonto.bvsalud.org/scielo.php?script=sci_arttext&pid=S1981-86372010000300003>. Acesso em: 17 jan. 2022.

LUZ, L. L. et al. Primeira etapa da adaptação transcultural do instrumento The Vulnerable Elders Survey (VES-13) para o português. **Cadernos de Saúde Pública**, Rio de Janeiro, v. 29, n. 3, p. 621-628, mar. 2013. Disponível em: <https://doi.org/10.1590/S0102-311X2013000300019>. Acesso em: 17 jan. 2022.

MACENA, W. G.; HERMANO, L. O.; COSTA, T. C. Alterações fisiológicas decorrentes do envelhecimento. **Revista Mosaicum**, v. 15, n. 27, p. 223-238, jan./jun. 2018. Disponível em: <https://doi.org/10.26893/rm.v15i27.64>. Acesso em: 17 jan. 2022.

MAIA, F. de O. M. et al. Adaptação transcultural do Vulnerable Elders Survey-13 (VES-13): contribuindo para a identificação de idosos vulneráveis. **Revista da Escola de Enfermagem da USP**, v. 46, n. espec., p. 116-122, 2012. Disponível em: <https://doi.org/10.1590/S0080-62342012000700017>. Acesso em: 17 jan. 2022.

MANSO, M. E. G.; VERAS, E. C. A. Educação em gerontologia: a interdisciplinaridade na teoria; mas, e na prática? **Revista Kairós-Gerontologia**, São Paulo, v. 20, n. 3, p. 273-286, 2017. Disponível em: <https://revistas.pucsp.br/index.php/kairos/article/view/2176-901X.2017v20i3p273-286/25620>. Acesso em: 17 jan. 2022.

MARCHINI, A. M. P. da S. et al. Use of Medicines among a Brazilian Elderly Sample: a Cross-Sectional Study. **International Journal of Gerontology**, v. 5, n. 2, p. 94-97, June 2011. Disponível em: <https://www.sciencedirect.com/science/article/pii/S1873959811000445/pdfft?md5=f447cc8173b49f47f7c97df4e1d36031&pid=1-s2.0-S1873959811000445-main.pdf>. Acesso em: 17 jan. 2022.

MARQUES, F. P.; BULGARELLI, A. F. Os sentidos da atenção domiciliar no cuidado ao idoso na finitude: a perspectiva humana do profissional do SUS. **Ciência & Saúde Coletiva**, Rio de Janeiro, v. 25, n. 6, p. 2063-2072, 2020. Disponível em: <http://www.scielo.br/scielo.php?script=sci_arttext&pid=S1413-81232020000602063&lng=pt>. Acesso em: 17 jan. 2022.

MARTINEZ, L. B. A.; EMMEL, M. L. G. Elaboração de um roteiro para avaliação do ambiente e do mobiliário no domicílio de idosos. **Revista de Terapia Ocupacional da USP**, v. 24, n. 1, p. 18-27, 2013. Disponível em: <https://www.revistas.usp.br/rto/article/view/61986>. Acesso em: 17 jan. 2022.

MASLOW, A. H. A Theory of Human Motivation. **Psychological Review**, v. 50, n. 4, p. 370-396, 1943.

MASSI, G. et al. Autonomia e velhice participativa: um trabalho dialógico. **Revista CEFAC**, v. 21, n. 6, p. 1-8, 2019. Disponível em: <https://www.scielo.br/pdf/rcefac/v21n6/pt_1982-0216-rcefac-21-06-e14219.pdf>. Acesso em: 17 jan. 2022.

MASUR, J.; MONTEIRO, M. G. Validation of the "CAGE" Alcoholism Screening Test in a Brazilian Psychiatric Inpatient Hospital Setting. **Brazilian Journal of Medical and Biological Research**, v. 16, n. 3, p. 215-218, 1983.

MATSUDO, S. et al. Questionário Internacional de Atividade Física (Ipaq): estudo de validade e reprodutibilidade no Brasil. **Revista Brasileira de Atividade Física & Saúde**, v. 6, n. 2, p. 5-18, 2001. Disponível em: <https://rbafs.org.br/RBAFS/article/view/931>. Acesso em: 17 jan. 2022.

MCDOWELL, I.; NEWELL, C. **Measuring Health**: a Guide to Rating Scales and Questionnaires. 2. ed. New York: Oxford University Press, 1996.

MEDLOGIC. **Identificação de fragilidade do idoso e os primeiros cuidados**. Disponível em: <https://www.medlogic.com.br/single-post/2017/03/07/identificac3a7c3a3o-de-fragilidade-do-idoso-e-os-primeiros-cuidados>. Acesso em: 17 jan. 2022.

MEHRABAN, A. H.; MACKENZIE, L. A.; BYLES, J. E. A Self-Report Home Environment Screening Tool Identified Older Women at Risk of Falls. **Journal of Clinical Epidemiology**, v. 64, n. 2, p. 191-199, Feb. 2011.

MENDONÇA, C. S. et al. Violência na Atenção Primária em Saúde no Brasil: uma revisão integrativa da literatura. **Ciência & Saúde Coletiva**, v. 25, n. 6, p. 2247-2257, Jun. 2020. Disponível em: <https://doi.org/10.1590/1413-81232020256.19332018>. Acesso em: 17 jan. 2022.

MORAES, E. N. de. et al. A New Proposal for the Clinical-Functional Categorization of the Elderly: Visual Scale of Frailty (VS-Frailty). **The Journal of Aging Research & Lifestyle**, v. 5, n. 1, p. 24-30, 2016. Disponível em: <https://www.jarlife.net/1808-a-new-proposal-for-the-clinical-functional-categorization-of-the-elderly-visual-scale-of-frailty-vs-frailty.html>. Acesso em: 17 jan. 2022.

MORAES, E. N. de; MORAES, F. L. de. **Avaliação multidimensional do idoso**. 4. ed. rev. e ampl. Belo Horizonte: Folium, 2014. (Coleção Guia de Bolso em Geriatria e Gerontologia, n. 1).

MORAES, E. N. de; MORAES, F. L. de. **Avaliação multidimensional do idoso**. 5. ed. Belo Horizonte: Folium, 2016. (Coleção Guia de Bolso em Geriatria e Gerontologia, n. 1).

MORIGUCHI, Y.; BONARDI, G.; MORIGUCHI, E. H. **Geriatria e gerontologia preventivas**: novos conceitos. Porto Alegre: EdiPUCRS, 2014.

NAJAS, M.; NEBULONI, C. C. Risco nutricional: saúde do idoso. In: PRADO, F. C.; RAMOS, J. de A.; VALLE, J. R. do. **Atualização terapêutica**: diagnóstico e tratamento. 26. ed. São Paulo: Artes Médicas, 2018. p. 688-691.

NANDA – North American Nursing Diagnosis Association. **Diagnósticos de enfermagem da Nanda-I**: definições e classificação – 2018-2020. Tradução de Regina Machado Garcez. 11. ed. Porto Alegre: Artmed, 2018.

NARDI, E. de F. R.; SAWADA, N. O.; SANTOS, J. L. F. Associação entre a incapacidade funcional do idoso e a sobrecarga do cuidador familiar. **Revista Latino-Americana de Enfermagem**, v. 21, n. 5, p. 1096-1103, set./out. 2013. Disponível em: <https://doi.org/10.1590/S0104-11692013000500012>. Acesso em: 17 jan. 2022.

NESTLÉ NUTRITION INSTITUTE. **Mini Nutritional Assessment – MNA**. 2009. Disponível em: <https://www.mna-elderly.com/sites/default/files/2021-10/MNA-portuguese.pdf>. Acesso em: 15 fev. 2022.

NEWMAN, C. W. et al. The Hearing Handicap Inventory for Adults: Psychometric Adequacy and Audiometric Correlates. **Ear and Hearing**, v. 11, n. 6, p. 430-433, Dec. 1990. Disponível em: <https://journals.lww.com/ear-hearing/Abstract/1990/12000/The_Hearing_Handicap_Inventory_for_Adults_.4.aspx>. Acesso em: 17 jan. 2022.

NÓBREGA, O. de T.; KARNIKOWSKI, M. G. de O. A terapia medicamentosa no idoso: cuidados na medicação. **Ciência & Saúde Coletiva**, v. 10, n. 2, p. 309-313, 2005. Disponível em: <https://www.scielo.br/scielo.php?pid=S1413-81232005000200008&script=sci_abstract&tlng=pt>. Acesso em: 17 jan. 2022.

NUNES, M. G. S. et al. Idosos longevos: avaliação da qualidade de vida no domínio da espiritualidade, da religiosidade e de crenças pessoais. **Saúde em Debate**, Rio de Janeiro, v. 41, n. 115, p. 1102-1115, out./dez. 2017. Disponível em: <https://doi.org/10.1590/0103-1104201711509>. Acesso em: 17 jan. 2022.

OLIVEIRA, R. **Entendendo o Mini-Mental**. 15 jun. 2017. Disponível em: <https://www.rafaeloliveiraneuro.com/post/2017-06-15-entendendo-o-mini-mental>. Acesso em: 15 fev. 2022.

OLIVEIRA, R. A. A pele nos diferentes ciclos da vida. In: DOMANSKY, R. de C.; BORGES, E. L. (Org.). **Manual para prevenção de lesões de pele**: recomendações baseadas em evidências. Rio de Janeiro: Rubio, 2012. p. 9-41.

OLIVEIRA, T. M. C. **Teste de Apresentação da Prótese (TAP)**: avaliação de um novo teste para triagem de comprometimento cognitivo em usuários de próteses totais. 67 f. Dissertação (Mestrado em Odontologia) – Universidade Federal de Goiás, Goiânia, 2022. Disponível em: <https://repositorio.bc.ufg.br/tede/bitstream/tede/11855/3/Disserta%C3%A7%C3%A3o%20-%20Talitha%20Maria%20Cabral%20Oliveira%20-%202021.pdf>. Acesso em: 15 fev. 2022.

OLSON, D. H.; SPRENKLE, D. H.; RUSSELL, C. S. Circumplex Model of Marital and Family Systems: I. Cohesion and Adaptability Dimensions, Family Types, and Clinical Applications. **Family Process**, v. 18, n. 1, p. 3-28, Apr. 1979.

OREM, D. E. **Nursing**: Concepts of Practice. St. Louis: Mosby, 1995.

ORSTED, H. L. et al. **Skin**: Anatomy, Physiology and Wound Healing. Canadian Association of Wound Care, 2017. Disponível em: <www.woundscanada.ca/docman/public/health-care-professional/bprworkshop/166-wc-bpr-skin-physiology/file>. Acesso em: 17 jan. 2022.

ORTOLANI, F. P. B.; GOULART, R. M. M. Doenças cardiovasculares e estado nutricional no envelhecimento: produção científica sobre o tema. **Revista Kairós-Gerontologia**, v. 18, n. 1, p. 307-324, jan./mar. 2015. Disponível em: <https://revistas.pucsp.br/index.php/kairos/article/view/26063>. Acesso em: 17 jan. 2022.

OSTERWEIL, D. Comprehensive Geriatric Assessment: Lessons in Progress. **The Israel Medical Association Journal**, v. 5, n. 5, p. 371-374, June 2003.

PALMER, J. B.; DRENNAN, J. C.; BABA, M. Evaluation and Treatment of Swallowing Impairments. **American Family Physician**, v. 61, n. 8, p. 2453-2462, Apr. 2000. Disponível em: <https://www.aafp.org/afp/2000/0415/p2453.html>. Acesso em: 15 fev. 2022.

PARGAMENT, K. I. et al. Religious Coping Methods as Predictors of Psychological, Physical and Spiritual Outcomes among Medically Ill Elderly Patients: a Two-Year Longitudinal Study. **Journal of Health Psychology**, v. 9, n. 6, p. 713-730, Nov. 2004. Disponível em: <https://journals.sagepub.com/doi/pdf/10.1177/1359105304045366>. Acesso em: 17 jan. 2022.

PEDREIRA, L. C. Avaliação e assistência de enfermagem à cuidadora familiar idosa. In: ABEn – Associação Brasileira de Enfermagem. et al. Proenf: Programa de Atualização em Enfermagem – saúde do idoso. Porto Alegre: Artmed, 2020. Ciclo 2. v. 3. p. 113-141.

PEREIRA, A. M. V. B.; ROSA, A. C. D. S. **Linha Guia da Saúde do Idoso**. Curitiba: Sesa, 2018. Disponível em: <https://www.saude.pr.gov.br/sites/default/arquivos_restritos/files/documento/2020-04/linhaguiasaudeidoso_2018_atualiz.pdf>. Acesso em: 17 jan. 2022.

PEREIRA, D.; PONTE, F.; COSTA, E. Preditores das atitudes negativas face ao envelhecimento e face à sexualidade na terceira idade. **Análise Psicológica**, Lisboa, v. 36, n. 1, p. 31-46, mar. 2018. Disponível em: <http://www.scielo.mec.pt/scielo.php?script=sci_arttext&pid=S0870-82312018000100003&lng=pt&nrm=iso>. Acesso em: 17 jan. 2022.

PEREIRA, E. V. de. et al. (Ed.). **Manual prático de geriatria**. 2. ed. Rio de Janeiro: Guanabara Koogan, 2017.

PINHEIRO, D. M.; PORTO, K. R. de A.; MENEZES, M. E. da S. **A química dos alimentos**: carboidratos, lipídeos, proteínas, vitaminas e minerais. Maceió: Edufal, 2005.

PINTO, C.; PAIS-RIBEIRO, J. L. Construção de uma escala de avaliação da espiritualidade em contextos de saúde. **Arquivos de Medicina**, v. 21, n. 2, p. 47-53, 2007. Disponível em: <https://jvilelas.webnode.pt/_files/200000095-65ec16669e/Escala%20de%20Avalia%C3%A7%C3%A3o%20da%20Espiritualidade.pdf>. Acesso em: 17 jan. 2022.

PODSIADLO, D.; RICHARDSON, S. The Timed "Up & Go": a Test of Basic Functional Mobility for Frail Elderly Persons. **Journal of the American Geriatrics Society**, v. 39, n. 2, p. 142-148, Feb. 1991. Disponível em: <https://doi.org/10.1111/j.1532-5415.1991.tb01616.x>. Acesso em: 17 jan. 2022.

PREVENÇÃO. In: **Dicio – Dicionário Online de Português**. Disponível em: <https://www.dicio.com.br/prevencao/>. Acesso em: 17 jan. 2022.

QUALIDADE de Vida no Idoso: WHOQOL-Old. Disponível em: <http://www.cefid.udesc.br/arquivos/id_submenu/1173/whoqol_old.pdf>. Acesso em: 16 fev. 2022.

REGIS, M. O. R.; ALCÂNTARA, D.; GOLDSTEIN, G. C. de A. Prevalência da síndrome da fragilidade em idosos residentes em Instituição de Longa Permanência na cidade de São Paulo. **Revista Kairós-Gerontologia**, São Paulo, v. 16, n. 2, p. 251-262, jun. 2013. Disponível em: <http://revistas.pucsp.br/index.php/kairos/article/view/18802>. Acesso em: 17 jan. 2022.

RITCH, A. History of Geriatric Medicine: from Hippocrates to Marjory Warren. **Journal of the Royal College of Physicians of Edinburgh**, v. 42, n. 4, p. 368-374, 2012. Disponível em: <http://www.rcpe.ac.uk/journal/issue/journal_42_4/ritch.pdf>. Acesso em: 17 jan. 2022.

ROACH, S. **Enfermagem na saúde do idoso**. Rio de Janeiro: Guanabara Koogan, 2009.

ROCHA, A. C. A. L. da; CIOSAK, S. I. Doença crônica no idoso: espiritualidade e enfrentamento. **Revista da Escola de Enfermagem da USP**, v. 48, n. espec. 2, p. 92-98, 2014. Disponível em: <https://doi.org/10.1590/S0080-623420140000800014>. Acesso em: 17 jan. 2022.

ROCKWOOD, T. H. et al. Patient and Surgeon Ranking of the Severity of Symptoms Associated with Fecal Incontinence. **Diseases of the Colon & Rectum**, v. 42, n. 12, p.1525-1531, Dec. 1999.

RHODEN, E. L. et al. **Urologia no consultório**. Porto Alegre: Artmed, 2009.

RODRIGUES, R. A. et al. Assistência de enfermagem gerontológica na segurança: enfoque na queda. In: ABEn – Associação Brasileira de Enfermagem. et al. **Proenf**: Programa de Atualização em Enfermagem – saúde do idoso. Porto Alegre: Artmed, 2018. Ciclo 1. p. 55-87.

RODRIGUEZ, J. G. et al. A Standardized Instrument to Assess Hazards for Falls in the Home of Older Persons. **Accident Analysis and Prevention**, v. 27, n. 5, p. 625-631, Oct. 1995.

ROSS, A. C. et al. **Nutrição moderna de Shils na saúde e na doença**. 11. ed. Barueri: Manole, 2016.

SALCI, M. A. et al. Educação em saúde e suas perspectivas teóricas: algumas reflexões. **Texto & Contexto Enfermagem**, Florianópolis, v. 22, n. 1, p. 224-230, jan./mar. 2013. Disponível em: <https://www.scielo.br/j/tce/a/VSdJRgcjGyxnhKy8KvZb4vG/?format=pdf&lang=pt>. Acesso em: 17 jan. 2022.

SALIBA, D. et al. The Vulnerable Elders Survey: a Tool for Identifying Vulnerable Older People in the Community. **Journal of the American Geriatrics Society**, v. 49, n. 12, p. 1691-1699, Dec. 2001.

SALTHOUSE, T. Consequences of Age-Related Cognitive Declines. **Annual Review of Psychology**, v. 63, p. 201-226, Jan. 2012.

SÁNCHEZ, H. et al. Déficit de vitamina B12 asociado con altas dosis de metformina en adultos mayores diabéticos. **Nutrición Hospitalaria**, v. 29, n. 6, p. 1394-1400, 2014. Disponível em: <https://dx.doi.org/10.3305/nh.2014.29.6.7405>. Acesso em: 17 jan. 2022.

SANTOS, A. C. O. dos; MACHADO, M. M. de O.; LEITE, E. M. Envelhecimento e alterações do estado nutricional. **Geriatria e Gerontologia**, v. 4, n. 3, p. 168-175, 2010. Disponível em: <https://cdn.publisher.gn1.link/ggaging.com/pdf/v4n3a09.pdf>. Acesso em: 15 fev. 2022.

SANTOS, C. R. de S.; SANTOS, V. L. C. de G. Epidemiologia das incontinências urinária e anal combinadas. **Acta Paulista de Enfermagem**, v. 22, n. 3, p. 328-330, 2009. Disponível em: <http://www.scielo.br/scielo.php?script=sci_arttext&pid=S0103-21002009000300015&lng=en>. Acesso em: 17 jan. 2022.

SANTOS, S. M. A. dos. **Consulta de enfermagem ao idoso**: avaliação gerontológica breve. Disponível em: <https://repositorio.ufsc.br/xmlui/bitstream/handle/123456789/170072/Slides%20-%20Consulta%20de%20Enfermagem%20ao%20Idoso.pdf?sequence=2&isAllowed=y>. Acesso em: 15 fev. 2022.

SARTORE, A. C.; GROSSI, S. A. A. Escala de Esperança de Herth: instrumento adaptado e validado para a língua portuguesa. **Revista da Escola de Enfermagem da USP**, São Paulo, v. 42, n. 2, p. 227-232, 2008. Disponível em: <https://doi.org/10.1590/S0080-62342008000200003>. Acesso em: 17 jan. 2022.

SBD – Sociedade Brasileira de Dermatologia. **Fotoproteção no Brasil**: recomendações da Sociedade Brasileira de Dermatologia. Rio de Janeiro, 2014. Disponível em: <https://issuu.com/sbd.br/docs/consensob.fotoprote___oleigo-web?e=0/6449812>. Acesso em: 17 jan. 2022.

SBD – Sociedade Brasileira de Diabetes. **Diretrizes da Sociedade Brasileira de Diabetes**: 2019-2020. São Paulo: Clannad, 2019. Disponível em: <http://www.saude.ba.gov.br/wp-content/uploads/2020/02/Diretrizes-Sociedade-Brasileira-de-Diabetes-2019-2020.pdf>. Acesso em: 17 jan. 2022.

SBC – Sociedade Brasileira de Cardiologia; SBH – Sociedade Brasileira de Hipertensão; SBN – Sociedade Brasileira de Nefrologia. VI Diretrizes Brasileiras de Hipertensão. **Arquivos Brasileiros de Cardiologia**, v. 95, supl. 1, p. 1-51, 2010. Disponível em: <http://publicacoes.cardiol.br/consenso/2010/Diretriz_hipertensao_associados.pdf>. Acesso em: 17 jan. 2022.

SBGG – Sociedade Brasileira de Geriatria e Gerontologia; SBIM – Sociedade Brasileira de Imunizações. **Guia de vacinação**: 2014/2015. 2015. Disponível em: <https://sbgg.org.br/wp-content/uploads/2014/11/Guia-Geriatria_SBIM-SBGG-2a-ed-140902a-141205-1210-web.pdf>. Acesso em: 17 jan. 2022.

SCHÄFER, I. et al. Multimorbidity Patterns in the Elderly: a New Approach of Disease Clustering Identifies Complex Interrelations between Chronic Conditions. **PLoS One**, v. 5, n. 12, p. 1-10, Dec. 2010. Disponível em: <https://journals.plos.org/plosone/article/file?id=10.1371/journal.pone.0015941&type=printable>. Acesso em: 17 jan. 2022.

SCHMIDT, M. I. et al. Doenças crônicas não transmissíveis no Brasil: carga e desafio atual. **The Lancet**, Londres, v. 377, n. 9.781, p. 1949-1961, June 2011. Disponível em: <https://doi.org/10.1016/S0140-6736(11)60135-9>. Acesso em: 17 jan. 2022.

SHUMWAY-COOK, A.; HORAK, F. B. Assessing the Influence of Sensory Interaction on Balance: Suggestion from the Field. **Physical Therapy & Rehabilitation Journal**, v. 66, n. 10, p. 1548-1550, Oct. 1986.

SHUMWAY-COOK, A.; WOOLLACOTT, M. H. Assessment and Treatment of the Patient with Mobility Disorders. In: SHUMWAY-COOK, A.; WOOLLACOTT, M. H. **Motor Control**: Theory and Practical Applications. Philadelphia: Williams & Wilkins, 1995. p. 315-354.

SISVAN – Sistema de Vigilância Alimentar e Nutricional. **Notas técnicas**. Disponível em: <http://tabnet.datasus.gov.br/cgi-win/SISVAN/CNV/notas_sisvan.html>. Acesso em: 15 fev. 2022.

SLUZKI, C. E. **A rede social na prática sistêmica**: alternativas terapêuticas. São Paulo: Casa do Psicólogo, 1997.

SOUSA, V. M. C. de.; MARUCCI, M. de F. N.; SGARBIERI, V. C. Necessidades de proteínas para a população idosa: revisão. **Nutrire**, São Paulo, v. 34, n. 1, p. 199-209, abr. 2009. Disponível em: <http://sban.cloudpainel.com.br/files/revistas_publicacoes/225.pdf>. Acesso em: 17 jan. 2022.

SOUZA, A. C.; MAGALHÃES, L. de C.; TEIXEIRA-SALMELA, L. F. Adaptação transcultural e análise das propriedades psicométricas da versão brasileira do Perfil de Atividade Humana. **Cadernos de Saúde Pública**, Rio de Janeiro, v. 22, n. 12, p. 2623-2636, dez. 2006. Disponível em: <https://doi.org/10.1590/S0102-311X2006001200012>. Acesso em: 17 jan. 2022.

STIVAL, M. M. et al. Fatores associados à qualidade de vida de idosos que frequentam uma Unidade de Saúde do Distrito Federal. **Revista Brasileira de Geriatria e Gerontologia**, Rio de Janeiro, v. 17, n. 2, p. 395-405, 2014. Disponível em: <https://www.scielo.br/pdf/rbgg/v17n2/1809-9823-rbgg-17-02-00395.pdf>. Acesso em: 17 jan. 2022.

STORPIRTIS, S. et al. **Farmácia clínica e atenção farmacêutica**. Rio de Janeiro: Guanabara Koogan, 2008.

STROM, B. L. **Pharmacoepidemiology**. 3. ed. Chinchester: Jonh Wiley & Sons, 2000.

SUNDERLAND, T. et al. Clock Drawing in Alzheimer's Disease: a Novel Measure of Dementia Severity. **Journal of the American Geriatrics Society**, v. 37, n. 8, p. 725-729, Aug. 1989.

TAMANINI, J. T. N. et al. Validação do "King's Health Questionnaire" para o português em mulheres com incontinência urinária. **Revista de Saúde Pública**, v. 37, n. 2, p. 203-211, 2003. Disponível em: <http://www.scielo.br/scielo.php?script=sci_arttext&pid=S0034-89102003000200007&lng=pt.>. Acesso em: 17 jan. 2022.

TERRA, N. L. et al. (Org.). **Previna-se das doenças geriátricas**. Porto Alegre: EdiPUCRS, 2011.

THE WHOQOL GROUP. The World Health Organization Quality of Life Assessment (WHOQOL): Development and General Psychometric Properties. **Social Science & Medicine**, v. 46, n. 12, p. 1569-1585, June 1998.

THE WHOQOL GROUP. The World Health Organization Quality of Life Assessment (WHOQOL): Position Paper from the World Health Organization. **Social Science & Medicine**, v. 41, n. 10, p. 1403-1409, Nov. 1995.

THORN BURG, J. E. Farmacologia geriátrica. In: BRODY, T. M. et al. **Farmacologia humana**: da molecular à clínica. 2. ed. Rio de Janeiro: Guanabara Koogan, 1997.

TINETTI, M. E. Performance-Oriented Assessment of Mobility Problems in Elderly Patients. **The Journal of American Geriatrics Society**, v. 34, n. 2, p. 119-126, Feb. 1986.

UFPEL – Universidade Federal de Pelotas. **Avaliação da sobrecarga dos cuidadores**: Escala de Zarit. Disponível em: <https://dms.ufpel.edu.br/casca/modulos/zarit-main#comp/zarit-main>. Acesso em: 17 jan. 2022.

UFPR – Universidade Federal do Paraná. **Medida de Independência Funcional**. Disponível em: <https://toneurologiaufpr.files.wordpress.com/2013/04/mif.pdf>. Acesso em: 17 jan. 2022.

UNRIC – Centro Regional de Informação das Nações Unidas. **Envelhecimento**. Disponível em: <https://unric.org/pt/envelhecimento/>. Acesso em: 17 jan. 2022.

VAILLANT, J. **Kinésithérapie et amélioration du contrôle de l'équilibre du sujet âgé**: effets de traitements cognitifs, manuels et instrumentaux. 258 f. Tese (Doutorado em Engenharia para a Saúde, Cognição e Meio Ambiente) – Universidade Joseph Fourier, Grenoble, 2004. Disponível em: <https://www.researchgate.net/publication/281160804_Improvement_of_control_of_balance_in_elderly_subjects_following_a_physical_therapy_program_effects_of_cognitive_manual_and_instrumental_treatments/download>. Acesso em: 15 fev. 2022.

VAZ, T. L. et al. Consumo de proteínas e sua relação com a sarcopenia em idosos. **Disciplinarum Scientia**, Santa Maria, v. 17, n. 1, p. 41-51, 2016. Disponível em: <https://periodicos.ufn.edu.br/index.php/disciplinarumS/article/view/1907>. Acesso em: 17 jan. 2022.

VILELA JUNIOR, G. de B. **Escala de Barthel**. 28 ago. 2006. Disponível em: <https://bdigital.ufp.pt/bitstream/10284/2503/5/%C3%8Dndice%20de%20Barthel.pdf>. Acesso em: 15 fev. 2022.

WALDOW, V. R. **Cuidado humano**: o resgate necessário. Porto Alegre: Sagra Luzzatto, 1998.

WARE, J. E.; GANDEK, B. The SF-36 Health Survey: Development and Use in Mental Health Research and the IQOLA Project. **International Journal of Mental Health**, v. 23, n. 2, p. 49-73, 1994.

WARE JR., J. E.; SHERBOURNE, C. D. The MOS 36-Item Short-Form Health Survey (SF-36): I. Conceptual Framework and Item Selection. **Medical Care**, v. 30, n. 6, p. 473-483, June 1992.

WEINSTEIN, B. E.; SPITZER, J. B.; VENTRY, I. M. Test-Retest Reliability of the Hearing Handicap Inventory for the Elderly. **Ear & Hearing**, v. 7, n. 5, p. 295-299, Oct. 1986.

WHO – World Health Organization. **Global Status Report on Alcohol and Health 2014**. Geneva, 2014. Disponível em: <https://apps.who.int/iris/bitstream/handle/10665/112736/9789240692763_eng.pdf>. Acesso em: 17 jan. 2022.

WHO – World Health Organization. **International Classification of Impairments, Disabilities, and Handicaps**. Geneva, 1980. Disponível em: <https://apps.who.int/iris/bitstream/handle/10665/41003/9241541261_eng.pdf;jsessionid>. Acesso em: 30 jan. 2022.

WHO – World Health Organization. **Manual do WHO Disability Assessment Schedule (WHODAS 2.0)**. Tradução de C. Osterbrock, M. T. Santos e R. Adery. 2015. Disponível em: <https://apps.who.int/iris/bitstream/handle/10665/43974/9788562599514_por.pdf?sequence=19>. Acesso em: 28 jan. 2022.

WONG, P. T. P.; FRY, P. S. (Ed.). **The Human Quest for Meaning**: a Handbook of Psychological Research and Clinical Applications. New Jersey: Lawrence Erlbaum Associates, 1998.

XAVIER, I. L. et al. Triagem auditiva e percepção da restrição de participação social em idosos. **Audiology Communication Research**, v. 23, p. 1-6, 2018. Disponível em: <https://www.scielo.br/j/acr/a/tThbcy7XW6vQKWkzrVh5HRd/?format=pdf&lang=pt>. Acesso em: 15 fev. 2022.

YAMADA, B. F. A. **Pele**: o manto protetor – higiene e hidratação. São Paulo: Andreoli, 2015.

YESAVAGE, J. A. et al. Development and Validation of a Geriatric Depression Screening Scale: a Preliminary Report. **Journal of Psychiatric Research**, v. 17, n. 1, p. 37-49, 1982-1983.

YUSUF, S. A. I. et al. Avaliação da qualidade de vida na incontinência anal: validação do questionário FIQL (Fecal Incontinence Quality of Life). **Arquivos de Gastroenterologia**, v. 41, n. 3, p. 202-208, jul./set. 2004. Disponível em: <https://doi.org/10.1590/S0004-28032004000300013>. Acesso em: 17 jan. 2022.

ZARIT, S. H.; REEVER, K. E.; BACH-PETERSON, J. Relatives of the Impaired Elderly: Correlates of Feelings of Burden. **The Gerontologist**, v. 20, n. 6, p. 649-655, Dec. 1980. Disponível em: <https://doi.org/10.1093/geront/20.6.649>. Acesso em: 17 jan. 2022.

ZENEVICZ, L.; MORIGUCHI, Y.; MADUREIRA, V. S. F. A religiosidade no processo de viver envelhecendo. **Revista da Escola de Enfermagem da USP**, São Paulo, v. 47, n. 2, p. 427-433, 2013. Disponível em: <https://doi.org/10.1590/S0080-62342013000200023>. Acesso em: 17 jan. 2022.

ZIESEMER, N. de B. S. et al. Profile of Professional Home Caregivers of Senior Citizens from a Southern Brazil Setting. **Research, Society and Development**, v. 9, n. 11, p. 1-19, 2020. Disponível em: <https://rsdjournal.org/index.php/rsd/article/view/10111>. Acesso em: 17 jan. 2022.

Respostas[1]

Capítulo 1

Questões para revisão

1. a
2. e
3. b

Questão para reflexão

1. Para avaliar a capacidade funcional (CF) e a extensão da ajuda que a pessoa idosa precisa receber, é possível aplicar a escala de Isaacs e Neville.

Capítulo 2

Questões para revisão

1. b

   Com o envelhecimento, ocorrem alterações significativas na pele, entre elas redução de 50% da renovação celular da epiderme, da produção de colágeno e elastina, bem como de células de Langerhans.

2. c

   Pessoas que se expõem ao sol e com história prévia de câncer de pele devem usar fator de proteção solar (FPS) acima de 30, considerando-se que o FPS recomendado é de, no mínimo, 30, podendo ser aplicado 15 minutos antes da exposição ao sol. A utilização de protetor solar deve estar associada ao uso de óculos, chapéus ou bonés e guarda-sol, quando da necessidade de exposição ao sol.

3. c

   As lesões por pressão (LP) são um dano localizado na pele e/ou tecidos moles subjacentes, geralmente sobre uma proeminência óssea ou relacionado ao uso de dispositivo médico ou outro artefato. Para higienização da pele, recomendam-se produtos com pH próximo ao pH da pele, ligeiramente ácido.

4. d

   Diversos fatores podem contribuir para a violência contra as pessoas idosas: econômicos, sociais, familiares, físicos, psicoafetivos, entre outros, e a notificação dessas ocorrências é compulsória no Brasil.

---

[1] Todas as fontes citadas nesta seção constam na lista final de referências.

5. a

A Resolução n. 283, de 2005, da Anvisa (Brasil, 2005a) aprova o regulamento técnico que define normas de funcionamento para esses locais, considerando, entre outros pontos, a necessidade de prevenção e de redução dos riscos à saúde, bem como a de qualificação de prestação de serviços públicos e privados, de modo a estabelecer padrões mínimos para seu funcionamento.

Capítulo 3

Questões para revisão

1. a
2. e
3. b

Questão para reflexão

1. As escalas são as seguintes:
- *Falls Efficacy Scale InternaTional* (FES-I);
- *Timed Up and Go* (TUG);
- *Performance Oriented Mobility Assessment* (Poma);
- testes podológicos: teste de sensibilidade cutânea, de sensibilidade dolorosa e de sensibilidade térmica.

Capítulo 4

Questões para revisão

1. b

    O epônimo Diuramid ajuda a lembrar as principais causas da incontinência urinária (IU): *delirium*, infecção urinária, uretrite e vaginite atrófica, restrição da mobilidade, aumento de débito urinário, medicamentos, impactação fecal e distúrbios psíquicos.

2. a

    Como fatores de risco para quedas, destacam-se: pisos escorregadios; tapetes soltos; ausência de barras de apoio e corrimãos em diferentes ambientes; presença de móveis instáveis, como cadeiras que possam se quebrar facilmente; camas muito altas, que dificultam a mobilidade; sofás, cadeiras e vasos sanitários muito baixos; degraus de escadas irregulares; prateleiras de difícil alcance; ambientes desorganizados, com objetos deixados ao chão; presença de animais domésticos; uso de chinelos e sapatos em más condições ou mal-adaptados; e iluminação inadequada de ambientes.

3. c

    O familiar/cuidador e a pessoa idosa com algum nível de dependência de cuidados formam um binômio indissociável na relação de cuidado.

4. d

    Pessoas idosas frágeis apresentam declínio funcional estabelecido, tornando-se, portanto, incapazes de gerenciar a própria vida.

5. c

Nas instituições de longa permanência para idosos (Ilpis), há necessidade de registro de indicadores, como as taxas de mortalidade, de doenças diarreicas agudas, de escabiose, de desidratação, de lesões por pressão (LP) e a prevalência da desnutrição (Brasil, 2005a).

Capítulo 5

Questões para revisão

1. b
2. c
3. d
4. d
5. b
6. Os medicamentos devem ser tomados nos horários certos para que as concentrações plasmáticas sejam atingidas nos tempos corretos e predeterminados por meio de ensaios clínicos. Os fármacos apresentam um tempo de meia-vida conhecido; dessa forma, é possível saber o tempo necessário para que uma nova dose seja administrada a fim de manter o efeito farmacológico. O uso de água sempre é o mais indicado por não alterar o pH do trato gastrointestinal (TG) e não interferir no grau de ionização das moléculas do fármaco.
7. Essas práticas são consideradas impróprias pois podem alterar a velocidade de dissolução dos fármacos e o grau de ionização das moléculas, afetando, por consequência, tanto a velocidade de absorção dos fármacos quanto seu efeito farmacológico.

Questão para reflexão

1. Interação farmacodinâmica, na qual o álcool potencializa as ações depressoras de outros fármacos depressores, como os benzodiazepínicos, e antagoniza as ações excitatórias de fármacos como os antidepressivos; (2) interação farmacocinética, na qual o álcool é um indutor enzimático, o que reduz a biodisponibilidade de muitos fármacos, como os antibióticos.

Capítulo 6

Questões para revisão

1. a

   Além de serem a principal fonte de energia para o organismo, os carboidratos poupam proteínas musculares e, assim, evitam sua utilização, na falta de carboidrato; garantem que o metabolismo das gorduras ocorra de forma adequada; e fornecem suprimento energético para o cérebro.

2. c

   As fibras alimentares são classificadas, de acordo com sua solubilidade, em solúveis e insolúveis, as quais compõem os alimentos em diferentes proporções. Em geral, são fontes de fibras os vegetais, as frutas e os cereais integrais. As fibras insolúveis são pouco fermentáveis, retêm água, melhorando a consistência das fezes, e aceleram o trânsito intestinal; como não sofrem a ação das enzimas digestivas, aumentam de peso, pois não são digeridas. Já as fibras solúveis tornam o trânsito intestinal mais lento e são muito fermentáveis, servindo, assim, de alimento para as bactérias intestinais.

3. d

Todos os grupos alimentares devem ser incluídos na alimentação das pessoas idosas, sempre de forma equilibrada: cereais, tubérculos e raízes, pães, em especial os integrais, hortaliças, frutas, leguminosas, leites e derivados, carnes e ovos. Macronutrientes e micronutrientes precisam estar presentes, devendo também ser mantida a hidratação adequada, pois a água é um importante elemento do corpo, e sua perda leva à desidratação, gerando graves distúrbios orgânicos.

Questões para reflexão

1. O consumo excessivo de carboidratos e o baixo consumo de fibras e água podem certamente explicar as queixas apresentadas. O consumo de duas frutas pode ser um fator que auxilie no funcionamento intestinal, desde que sejam ingeridas preferencialmente *in natura* e com a casca.

2. O idoso deve ingerir diariamente alimentos ricos em fibras solúveis e insolúveis, presentes, por exemplo, no feijão, nas frutas e nas hortaliças, a fim de melhorar o trânsito intestinal. É importante que as frutas e as hortaliças sejam bem higienizadas para se evitar contaminação por meio dos alimentos. Outra orientação importante é que o idoso passe a ingerir um volume maior de líquidos durante o dia, mesmo que não sinta sede. A hidratação é parte de uma vida saudável e da nutrição adequada..

Sobre os autores

Adriana de Oliveira Christoff é doutora e mestra em Farmacologia e graduada em Farmácia e Bioquímica. Trabalha como docente na área de farmacologia e realiza pesquisas nas áreas de farmacologia do sistema nervoso central e farmácia clínica com pessoas idosas institucionalizadas.

Ana Paula Hey é mestra em Cirurgia (2014) pela Pontifícia Universidade Católica do Paraná (PUCPR), especialista em Estomaterapia (2006) pela mesma instituição e em Terapia Intensiva (2018) pelo Icetec e graduada em Enfermagem (2001) pela Universidade Tuiuti do Paraná (UTP). Em 2019, cursou especialização em Cuidados Paliativos na PUCPR; o Módulo Práctico Internacional sobre Cuidados Paliativos no Centro Universitario de Enfermería San Juan de Dios; e o Master em Cuidados Paliativos pela Universidad de Sevilla. Atua na área de enfermagem em estomaterapia e em cuidados paliativos. É docente do curso de Enfermagem da UTP.

Cristiano Caveião é doutor em Enfermagem (2016) pela Universidade Federal do Paraná (UFPR), mestre em Biotecnologia Aplicada à Saúde da Criança e do Adolescente (2013) pela Faculdades Pequeno Príncipe (FPP), especialista em Enfermagem de Urgência e Emergência, em Enfermagem em UTI e em Gestão em Saúde e Auditoria e graduado em Enfermagem (2007) pela Faculdade de Pato Branco (Fadep). Tem experiência na área de saúde do adulto e da pessoa idosa.

Edilceia Domingues do Amaral Ravazzani é mestra em Ensino nas Ciências da Saúde pela Faculdades Pequeno Príncipe (FPP), especialista em Nutrição Clínica pela Universidade Federal do Paraná (UFPR) e graduada em Nutrição pela mesma instituição. É presidente da Associação Paranaense de Nutrição e foi por seis anos nutricionista conselheira do Conselho Regional de Nutricionistas (CRN-8). Tem experiência na área de nutrição, com ênfase em ensino, saúde coletiva e nutrição clínica, atuando principalmente nos seguintes temas: competência profissional, perfil nutricional, segurança alimentar e nutricional, avaliação nutricional, educação nutricional e qualidade em saúde.

Impressão:
Junho/2022